CASE STUDIES

症例から学ぶ
戦略的
急性期脳卒中診断・治療

大阪市立大学大学院医学研究科神経内科学 教授　**伊藤義彰**　編

STRATEGY FOR
ACUTE STROKE
MANAGEMENT

南山堂

執筆者一覧（執筆順）

伊藤　義彰	大阪市立大学大学院医学研究科　神経内科学　教授	
入江　研一	国立循環器病研究センター　脳血管内科・脳神経内科	
豊田　一則	国立循環器病研究センター　副院長／脳血管部門長	
公平　瑠奈	国立循環器病研究センター　脳血管内科・脳神経内科	
大木　宏一	東京都済生会中央病院　神経内科・脳卒中センター　医長	
堀口　　崇	慶應義塾大学医学部　脳神経外科　専任講師	
秋山　武紀	慶應義塾大学医学部　脳神経外科　専任講師	
長尾　毅彦	日本医科大学多摩永山病院　脳神経内科　部長	
山中　　圭	九州大学大学院医学研究院　病態機能内科学	
脇坂　義信	九州大学大学院医学研究院　病態機能内科学　講師	
北園　孝成	九州大学大学院医学研究院　病態機能内科学　教授	
高島　正光	九州大学大学院医学研究院　病態機能内科学	
星野　岳郎	東京女子医科大学　脳神経内科　助教	
北川　一夫	東京女子医科大学　脳神経内科　教授・講座主任	
野川　　茂	東海大学医学部付属八王子病院　副院長／神経内科　教授	
平野　照之	杏林大学医学部　脳卒中医学　教授	
長田　高志	埼玉医科大学国際医療センター　神経内科・脳卒中内科　講師	
大槻　俊輔	近畿大学病院　脳卒中センター　教授	
松本　真林	近畿大学病院　脳卒中センター　医学部講師	
黒田　　敏	富山大学医学部　脳神経外科　教授	
齋藤　久泰	富山大学医学部　脳神経外科　助教	
菅　　貞郎	東京歯科大学市川総合病院　脳神経外科　教授	
片山　正輝	東京歯科大学市川総合病院　脳神経外科　准教授	

序

　脳卒中急性期は，"Time is Brain"といわれるように刻一刻と脳細胞が失われていくため，いかに早く診断し，治療していくかというスピード感が求められます．検査にしても，頭部CTを取るのか，MRI/MRAが必要かの判断が求められますし，治療も血栓溶解療法なのか，血栓回収療法でいくのか，即時に決断しなければなりません．このような実戦での迅速な対応のためには総論的知識では歯が立たず，日頃から症例ベースでのケーストレーニングが不可欠です．脳卒中専門医はじめ脳卒中の臨床に携わる医師は，病態についての深い理解とともに最新のエビデンスを整理しておき，それぞれの症例でどう活用するのか，よくシミュレーションしておく必要があります．

　こうした中でシリーズ「症例から学ぶ」に新たに「急性期脳卒中」の分野が加わることになりました．本書は，脳梗塞，脳出血，くも膜下出血にわけて，それぞれの代表的な病型，病態が一通り網羅されるように症例を選択しました．各症例の提示は，病歴聴取，身体診察・神経診察，一般検査・画像検査，そして治療と進んでいく過程を段階ごとに，実践的な注釈を加えながら展開し，最後に総論的な解説を付け加えるスタイルで構成されています．特にMRI，CT，血管撮影，脳血流シンチグラフィと画像をふんだんにとりいれビジュアルな症例提示を重視しました．実践のケーストレーニングには最適な構成です．

　執筆にはまさに脳卒中の第一線で活躍されている先生方，また現場で若手を指導されている先生方にお願いし，最新の実臨床の情報をもとにご執筆いただきました．本書は外科・内科を問わず脳卒中診療に携わる多くの先生方に，必ずお役に立てていただけるものと確信いたしております．迅速な対応が迫られる割には難題が多い脳卒中の実臨床において，本書の「戦略」が問題解決の一助となるを切望いたします．

2019年2月

大阪市立大学大学院医学研究科　神経内科学

伊 藤 義 彰

Contents

総論

I 戦略的脳卒中診察 … 2
- A 脳卒中が疑われる症例での病歴聴取 … 2
- B 診察の仕方：意識障害のある患者をどう診るか … 3
- C NIHSS（National Institutes of Health Stroke Scale） … 5
- D 病巣診断 … 5

II 戦略的脳卒中検査 … 8
- A 脳卒中の検査手順 … 8
- B 脳梗塞 … 9
- C 脳出血 … 13
- D くも膜下出血 … 13

III 戦略的脳卒中治療 … 15
- A 脳梗塞の戦略的治療 … 15
- B 脳出血の戦略的治療 … 19
- C くも膜下出血の戦略的治療 … 19

症例

I 脳梗塞 … 22

Case 1 失語発症から46分後に搬送となり，超急性期脳梗塞の診断でrt-PA静注療法を行い，著効した症例　71歳，女性 … 22
　主訴　発語困難

Case 2 急性期心原性脳塞栓症に対して機械的血栓回収療法を実施した症例　74歳，女性 … 29
　主訴　左手足に力が入らない

Case 3 心原性脳塞栓症：抗凝固療法中に起きた脳塞栓症症例　74歳，男性 … 38
　主訴　意識障害

Case 4	アテローム血栓性脳梗塞：外減圧術施行症例　64歳，男性 …………… 46
	主訴　意識障害，右片麻痺

Case 5	抗血小板剤抵抗性の不安定プラークを伴う症候性右頸部頸動脈狭窄に対し頸動脈内膜剝離術（CEA）を施行した症例　72歳，男性 …………… 55
	主訴　左不全片麻痺，構音障害

Case 6	片麻痺症状で発症した対側閉塞を伴う頸部頸動脈高度狭窄症例 77歳，男性 ……………………………………………………………… 63
	主訴　一過性の下肢脱力

Case 7	めまい症状を繰り返した進行性椎骨動脈狭窄症例　63歳，男性 …………… 72
	主訴　めまい

Case 8	アテローム血栓性脳梗塞　62歳，男性 …………………………………… 81
	主訴　変動する右片麻痺

Case 9	アテローム血栓性脳梗塞　72歳，男性 …………………………………… 90
	主訴　意識障害，四肢不全麻痺

Case 10	branch atheromatous diseaseにより麻痺症状の動揺を呈した症例 70歳，女性 ……………………………………………………………… 96
	主訴　左手足の動かしにくさ

Case 11	緩徐に進行するラクナ梗塞を発症した症例　62歳，男性 …………… 105
	主訴　右手が動かない

Case 12	総頸動脈高度狭窄によりTIAを繰り返した症例　80歳，男性 ………… 113
	主訴　一過性の反応低下，運動障害

Case 13	高度の脱水が誘引と考えられた脳静脈洞血栓症の症例　69歳，男性 …… 122
	主訴　頭痛，嘔気，痙攣

Case 14	上部内視鏡検査中に発症した奇異性脳塞栓症の症例　76歳，男性 ……… 133
	主訴　左上下肢の脱力

Case 15	椎骨動脈解離によるOpalski症候群を呈した症例　54歳，女性 ………… 142
	主訴　後頸部痛，めまい，嚥下障害

Case 16	トルソー症候群　69歳，女性 ································· **151**
	主訴　左片麻痺，発語障害

Case 17	可逆性脳血管収縮症候群　62歳，女性 ························· **162**
	主訴　雷鳴頭痛

Case 18	塞栓源の同定に苦慮した脳塞栓症　67歳，男性 ················· **170**
	主訴　突発した構音障害と右半身の感覚障害

Case 19	脳梗塞を繰り返し高度の白質病変を呈した症例　65歳，女性 ······· **177**
	主訴　左口角周囲と左手指の感覚障害

II　脳出血 ································· **184**

Case 1	抗凝固療法中に発症した小脳出血の症例　77歳，女性 ············· **184**
	主訴　浮動性めまい

Case 2	内視鏡下脳内血種除去術を施行した被殻出血の症例　48歳，男性 ··· **190**
	主訴　意識障害

Case 3	アルツハイマー型認知症で通院中に発症した皮質下出血発症の症例 86歳，女性 ································· **195**
	主訴　左半身麻痺

Case 4	抗血栓薬内服中の高血圧性脳内出血　70歳代，男性 ··············· **202**
	主訴　右上下肢脱力

Case 5	透析患者の脳出血　61歳，女性 ································· **209**
	主訴　しゃべりにくい

Case 6	妊娠12週に脳室内出血で発症したもやもや病の症例　30歳，女性 ··· **217**
	主訴　頭痛，嘔気

Case 7	脳室内出血で発症したもやもや病の症例　43歳，女性 ············· **222**
	主訴　突然の頭痛

Case 8	出血で発症した脳動静脈奇形の症例　11歳，男児 ················· **227**
	主訴　突然の頭痛，嘔吐

III くも膜下出血 …………………………………………………………………… 234

Case 1 頭痛を自覚した2日後に，意識障害で発症したくも膜下出血の症例
59歳，女性 ………………………………………………………………… 234

主訴 意識障害

Case 2 クリッピング術23年後，再発動脈瘤破裂によるくも膜下出血
70歳，女性 ………………………………………………………………… 240

主訴 意識障害，失禁

索　引 ………………………………………………… 247

総　論

I 戦略的脳卒中診察

A 脳卒中が疑われる症例での病歴聴取

脳卒中急性期は"Time is Brain"ともいわれ，刻一刻と脳の障害が進行する．病歴聴取や診察，検査は最小限の時間にとどめ，少しでも早く治療に取り掛かる必要がある．

本人から病歴聴取が困難な場合は，付き添ってきた家族や現場から患者を搬送してきた救急隊に発症状況を聴取する．

❶ 発症様式

a 脳梗塞（アテローム血栓性脳梗塞）

しばしば梗塞巣が完成する前に一過性脳虚血発作 transient ischemic attack（TIA）が先行する．TIA はプラークからの微小血栓塞栓症により発症する場合（microembolism）や動脈の高度狭窄に伴い末梢の灌流圧が低下する場合（血行力学不全症 hemodynamic insufficiency），それらが組み合わされた血栓塞栓の洗い出し不全症（impaired washout）などの機序により発症する．TIA の症状の持続は 10 分以内が最も多い．起立時，横臥位から坐位に変わったときなど，血圧の低下に伴って一過性の神経徴候をきたすときは，血行力学的機序が示唆される．発作回数，間隔はさまざまで，1 回だけのことも，1 日に多発することもある．また症状は数時間から数日にわたって階段状に進行することが多く，この時期を脳梗塞切迫期（切迫脳卒中 impending stroke）ともいう．

b 心原性脳塞栓症

再開通した場合には症状が劇的に軽快する（spectacular shrinking deficit）が，完全に症状が消失し TIA となる頻度はアテローム血栓症よりも低く，しばしば突然に重篤な症状で発症する．また，続けて複数の血管に塞栓を生じることもあり，1 つの血管支配領域では説明がつかない症状の場合，心原性脳塞栓症が強く疑われる．

c ラクナ梗塞

TIA が先行することはまれで，比較的軽度な神経症状が突発する．穿通枝領域におきる梗塞で，大脳皮質症状（失語，失行，失認，失算，失書など）や意識障害はきたさない．

d 分枝粥腫病

分枝粥腫病 branch atheromatous disease（BAD）は軽度な神経症状で発症し，画像上も穿通枝領域に限局した病巣であるためラクナ梗塞と鑑別が困難な場合があるが，発症後に症状が進行することがあり注意が必要である．

e 脳出血

突然の神経症状にて発症する．運動麻痺，感覚異常，高次脳機能障害といった巣症状および，頭痛，めまい感，意識障害，呼吸異常などの非特異的症状で発症する．その後，血腫の増大，脳浮腫，水頭症，脳ヘルニアなどに伴い症状の増悪を認めることが多く，特に発症後3～6時間は血腫増大により意識障害が進行し，呼吸抑制が出現するなど症状が劇的に進行しやすい．脳圧の亢進によって徐脈，高血圧をきたすものをCushing現象という．脳出血では血腫そのものにより発症早期より脳圧の亢進をきたしやすく，Cushing現象を介した二次的な高血圧となりやすく，もともと脳出血の背景にある高血圧症を増悪させる．また脳出血では中枢性の発熱をきたしやすい．

f くも膜下出血

突然これまで経験したことのない激しい頭痛で発症し，悪心・嘔吐を伴うことが多い．頭痛は「バットで殴られたように」「頭が割れるように」突然で激しく，後頭部から頭頂部に放散することが多い．脳動脈瘤破裂の患者では，大きい出血を起こす前に，約半数で一過性の軽い頭痛，視力障害，複視，めまい感が先行し，これは微小な血液流出（minor leakage）と考えられる．この時期での診断，治療が望ましい．出血が多量な場合，急速に昏睡に陥る．

❷ 既往症

動脈硬化のリスク因子として頻度および関連性から重要なのは，高血圧，脂質異常症，糖尿病，肥満，喫煙，過量飲酒である．また，アテローム血栓性脳梗塞は他の血管領域での陳旧性脳梗塞を合併することが多いほか，全身のアテローム血栓症として心筋梗塞や末梢動脈疾患を合併することが多い．

心原性塞栓症の原因としては，心房細動などの不整脈，弁膜症・弁置換後（特に機械弁），心不全，最近発症した心筋梗塞などが重要である．

❸ 内服薬

抗血栓薬内服の有無をチェックする．抗凝固薬は，怠薬による血栓塞栓症の発症や過剰投与による脳出血の合併をきたすことがある．また，内服薬からリスク因子の有無や重症度がわかる場合もある．利尿剤，性ホルモン補充療法，片頭痛薬トリプタン製剤，過量な降圧剤などは脳梗塞を誘発する場合がある．

B 診察の仕方：意識障害のある患者をどう診るか

意識レベルが低下すると十分な神経診察が困難になる．限られた神経所見を要領よく評価して，病巣診断を行う．

❶ 一般身体所見

バイタル，血圧の左右差，不整脈，呼吸状態，頸動脈雑音，心音，腹部大動脈や足背動脈の触診，皮疹などをチェックする．

❷ 失　語

　　失語は，しばしば意識障害と混同される．優位半球前頭葉障害で運動性失語となり，発語低下，非流暢性失語となるが，開眼しており従命反応も保たれていることから意識障害と鑑別できる．優位半球側頭葉障害で感覚性失語となり，言語理解不能のため従命反応不良となり，意味不明な言語を発する流暢性失語をきたす．

❸ 視野障害

　　軽度な意識レベルの低下の場合には，手刀法による瞬目反射から同名半盲の有無を評価する．

❹ 眼位，眼球運動障害

　　テント上では病巣側への共同偏視をきたすが，脳幹では眼球は健側へ偏倚する．片麻痺の側と共同偏視の方向から，病巣がテント上かテント下かの推測ができる．また視床出血では鼻先をにらむ眼位が特徴的である．

　　従命による追視が困難な場合でも，眼頭位反射により眼球運動障害や脳幹障害を推測することができる．

❺ 瞳孔，対光反射

　　中脳の病変やテント切痕ヘルニアにより，瞳孔散大，直接対光反射消失を伴う動眼神経麻痺をきたす．また交感神経の障害により同側の Horner 徴候をきたす．

❻ 三叉神経，顔面神経麻痺

　　口角の下垂や空気の漏れから，顔面神経麻痺を推測できる．また睫毛反射により，三叉神経，橋，顔面神経の機能を評価できる．眼窩上縁を圧迫することで，痛覚に対する反応を評価できる．

❼ 四肢の麻痺

　　麻痺側の下肢は外旋位をとることが多い．また下垂テストによって上下肢の麻痺が推測できる．疼痛に対する逃避反射により麻痺を推測できるが，脊髄反射に注意する．

❽ 腱反射，病的反射

　　急性期には腱反射の亢進や病的反射を認めず，亜急性期以降に出現することが多い．

C NIHSS (National Institutes of Health Stroke Scale)

表 1-1 NIHSS

項　目	スコア	番号
意識レベル	0＝覚醒　　　　　　　　　　　　2＝反復刺激や強い刺激で覚醒 1＝簡単な刺激で覚醒　　　　　　3＝（反射的肢位以外は）無反応	1A
意識レベル　質問	0＝2問とも正答　　　　　　　　2＝2問とも誤答 1＝1問に正答	1B
意識レベル　従命	0＝両方の指示動作が正確に行える　2＝いずれの指示動作も行えない 1＝片方の指示動作のみ正確に行える	1C
注　視	0＝正常　　　　　　　　　　　　2＝完全注視麻痺 1＝部分的注視麻痺	2
視　野	0＝視野欠損なし　　　　　　　　2＝完全半盲（同名半盲を含む） 1＝部分的半盲（四分盲を含む）　3＝両側性半盲（皮質盲を含む全盲）	3
顔面麻痺	0＝正常　　　　　　　　　　　　2＝部分的麻痺 1＝軽度の麻痺　　　　　　　　　3＝完全麻痺	4
左　腕	0＝下垂なし（10秒間保持可能）　3＝重力に抗する動きがみられない 1＝10秒以内に下垂　　　　　　4＝全く動きがみられない 2＝重力に抗するが10秒以内に落下	5a
右　腕	0＝下垂なし（10秒間保持可能）　3＝重力に抗する動きがみられない 1＝10秒以内に下垂　　　　　　4＝全く動きがみられない 2＝重力に抗するが10秒以内に落下	5b
左　脚	0＝下垂なし（5秒間保持可能）　3＝重力に抗する動きがみられない 1＝5秒以内に下垂　　　　　　　4＝全く動きがみられない 2＝重力に抗するが5秒以内に落下	6a
右　脚	0＝下垂なし（5秒間保持可能）　3＝重力に抗する動きがみられない 1＝5秒以内に下垂　　　　　　　4＝全く動きがみられない 2＝重力に抗するが5秒以内に落下	6b
運動失調	0＝なし　　　　　　　　　　　　2＝2肢にあり 1＝1肢にあり	7
感　覚	0＝正常　　　　　　　　　　　　2＝高度の障害 1＝軽度～中等度の障害	8
言　語	0＝正常　　　　　　　　　　　　2＝高度の失語 1＝軽度の失語　　　　　　　　　3＝無言または全失語	9
構音障害	0＝正常　　　　　　　　　　　　2＝高度の障害 1＝軽度～中等度の障害	10
消去/無視	0＝正常　　　　　　　　　　　　2＝高度の障害 1＝軽度～中等度の障害	11

合計点＝　　　／42

(Lyden P, Brott T, Tilley B, et al.: Improved reliability of the NIH Stroke Scale using video training. NINDS TPA Stroke Study Group. Stroke 25：2220-2226, 1994 より作成)

D 病巣診断

　急性期は短時間で診察する所見であり，意識障害や失語などから限られた局在徴候 focal sign しか得られない場合も多い．こうした所見に基づく病巣診断は，テント上かテント下か，脳梗塞ならばどの血管支配領域か，穿通枝領域か皮質枝領域か，などの大まかな病巣診断となることもある．

あくまで緊急の評価とし，治療が落ち着いたところで再評価する．
脳梗塞では，次のように障害された脳血管の支配領域に応じた神経症状を呈する．

a 前大脳動脈

一次運動皮質が支配する身体部位に局在性がある（inverted motor homunculus）ため，前大脳動脈の閉塞により対側の下肢に強い片麻痺をきたす．また前頭葉が障害され運動性失語，失禁，意欲の喪失（無為 abulia），原始反射の出現（吸引反射，口尖らし反射，把握反射，手掌頤反射）などをきたす．

b 中大脳動脈

前頭葉の障害により運動性失語，対側片麻痺，病側への共同偏視などが生じる．また頭頂葉の障害により感覚性失語，皮質性感覚障害，観念運動性失行を生じる．優位半球ではゲルストマン症候群 Gerstman syndrome，劣位半球では半側空間無視，身体失認，病態失認，地誌的失認を生じる．また視放線，後頭葉の障害により対側の同名半盲を生じる．

c 内頸動脈

全領域の梗塞を生じる場合は，前大脳動脈領域の症状と中大脳動脈の症状を合わせて生じる．また臨床症状として，総頸動脈からの分岐部に狭窄を有する場合は頸動脈雑音 carotid bruits を聴取する．

d 後大脳動脈

同名半盲を中核に，失語，失読，記銘力障害，不全片麻痺，視床症候群を生じる．

e 視床症候群

傍正中視床動脈の閉塞により，意識障害，垂直性眼球運動障害，動眼神経麻痺を生じる．視床膝状体動脈の閉塞により対側の全感覚障害，手口感覚症候群，対側の不全片麻痺，視床痛を生じる．

f 脳底動脈

脳底動脈が閉塞すると，脳幹部を中心に，小脳，後頭葉に梗塞を生じる．脳梗塞の中では最も重症で，意識障害，呼吸不全から急死することもある．アテローム血栓性脳梗塞の場合，一過性のめまい，意識障害，頭痛，構音障害，四肢の脱力発作が先行することがあり，また発症後も症状は動揺しながら進行することが多い．心原性塞栓症の場合，脳底動脈を閉塞しながら血栓が移動すると小脳，脳幹部に散在性の病変を生じ，やがて脳底動脈先端部に血栓が詰まると（basilar-top syndrome），中脳，両側視床，後頭葉に梗塞を生じる．

g 脳幹梗塞

脳幹は基本的に，1）傍正中動脈，2）短周辺動脈，3）長周辺動脈によって灌流されている．頻度も高く特徴的な症状を有するのが延髄外側症候群（ワレンベルク症候群 Wallenberg syndrome）で，椎骨動脈または後下小脳動脈の閉塞により，病側の小脳失調症状，顔面の温痛覚障害，ホルネル症候群，舌咽・迷走神経麻痺，および対側の上下肢の温痛覚障害をきたす．

h 小脳梗塞

　小脳を支配する血管は後下小脳動脈，前下小脳動脈，上小脳動脈の3対であるが個人差が大きく，また末梢で豊富な吻合を形成する．上小脳動脈の灌流域が最も広いが，小脳梗塞は後下小脳動脈の領域に好発する．めまい，ふらつき，頭痛にて発症し，眼振，四肢の運動失調，体幹失調，構語障害を認める．大きい梗塞では脳幹部を圧迫し意識障害をきたし，さらに小脳扁桃ヘルニアや上行性ヘルニアを生じ呼吸停止をきたす．

〈伊藤義彰〉

II 戦略的脳卒中検査

A 脳卒中の検査手順

　聴取した病歴と神経学的所見から脳卒中が疑われる場合，迅速に血液，心電図，画像検査を施行して，脳卒中の確認，病型の分類を行い，病態に応じた特異的な治療に取り掛かる．脳卒中のうち脳梗塞と脳出血の鑑別は画像が中心となり，画像所見が得られるまでは共通の検査手順となるが，迅速で積極的な介入効果がより確立している脳梗塞のプロトコール（図 2-1）で検査が進められる施設が多い．

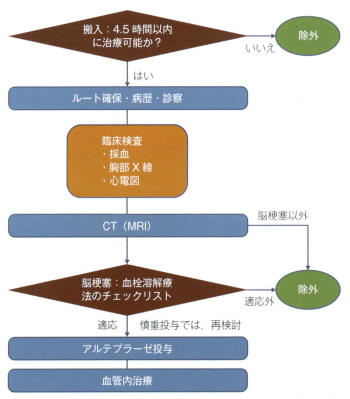

図 2-1　脳梗塞急性期の血栓溶解療法を念頭においた検査手順

B 脳梗塞

❶ 血液検査

　一般採血にて，脂質異常症，糖尿病，血小板減少症，凝固異常症を評価する（表 2-1A，B）．これらのうち，血糖，血小板数，肝機能，および PT-INR と APTT（抗凝固療法中や凝固異常症が疑われる場合）のチェックは血栓溶解療法の適応を決めるために必須であり，大至急検査する．緊急性は低いが，詳細なリスク因子の評価や，特殊な病型の診断も忘れずに行う（表 2-1C）．

❷ 心電図，胸部レントゲン

　十二誘導心電図では，心房細動などの不整脈，心筋梗塞，心筋症の有無などを評価し，心原性塞栓症の可能性を検討する．十二誘導だけでなく，救急外来，入院後では引き続き心電図をモニターし心房細動の検出などに努める必要がある．

　また胸部レントゲンは心拡大のほか，血栓溶解療法では禁忌となる大動脈解離を見落とさないようにする（図 2-2）．

❸ 頭部 CT

　頭部 CT 単純画像では，発症後 3〜6 時間後から初期 CT 徴候 early CT sign として，
- レンズ核構造の不鮮明化
- 皮質髄質境界の消失
- 脳溝の消失

表 2-1　主要脳卒中の病型と採血検査

A．アテローム血栓症を念頭においた採血項目	C．特殊な脳梗塞と採血検査
生化学 ・脂質（TG，TC，LDL-C，HDL-C，EPA/AA） ・Lp（a） ・ホモシステイン，葉酸 ・高感度 CRP ・糖（Glc，HbA1c，（尿糖））	凝固異常症（トルーソー症候群，DIC，先天性血栓性素因，真性多血症，血小板増多症）
	・白血球数，分画，赤血球数，血小板数 ・APTT，PT，FDP，D ダイマー，フィブリノーゲン ・凝固第 V 因子異常（FV Leiden）プロテイン C，プロテイン S，AT Ⅲ
B．心原性・奇異性塞栓症を念頭においた採血項目	・腫瘍マーカー
凝固系（FDP，D ダイマー，Fbg）	抗リン脂質抗体症候群
生化学 ・BNP or NT-proBNP ・CK-MB，TpT	・血小板数 ・APTT ・ループス凝固阻止因子（LA），抗カルジオリピン抗体 ・抗 β2-GPI 抗体
D．脳出血患者における重要採血項目	血管炎症候群
末梢血（赤血球，ヘモグロビン，ヘマトクリット，血小板数）	・抗核抗体（ANA，抗 SS-A 抗体，抗 SS-B 抗体） ・抗好中球細胞質抗体（MPO-ANCA，PR3-ANCA 抗体） ・γ グロブリン，血沈，補体，好酸球，IgE
凝固系（PT，APTT，FDP，D ダイマー，フィブリノーゲン）	Fabry 病
	・α-Gal 酵素活性
	MELAS
	乳酸，ピルビン酸，CK，ミトコンドリア遺伝子異常

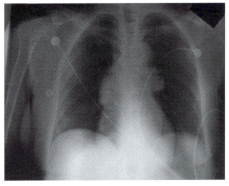

図 2-2 脳梗塞をきたした大動脈解離の胸部 X 線

(Flemming KD, Brown RD Jr：Acute cerebral infarction caused by aortic dissection：caution in the thrombolytic era. Stroke 30：477-478, 1999 より)

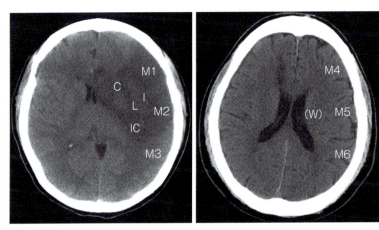

ASPECTS	C：尾状核 I：島皮質 L：レンズ核 IC：内包（膝，後脚のみ） M1：ant MCA	M2：lat MCA M3：post MCA M4：sup M1 M5：sup M2 M6：sup M3
		Total score 0〜10
ASPECTS-DWI	W：深部白質（放線冠）	Total score 0〜11

図 2-3 ASPECTS（図およびスコア）および ASPECTS-DWI（スコア）
10 点または 11 点から梗塞領域の数を減点する．

・島皮質の消失

などを認める．中大脳動脈領域に起きた脳梗塞の大きさを評価する方法に Alberta Stroke Programme Early CT Score（ASPECTS）値がある（図 2-3）．これは中大脳動脈領域を 10 ヵ所に分割し前述の梗塞所見を認めた領域数を減点する方法で，点数が低い方が，梗塞領域が広く血栓溶解療法や血管内治療の効果が低いことを意味する．

また発症直後より「高吸収中大脳動脈徴候 hyperdense MCA sign（中大脳動脈主幹部閉塞）」，「dot sign（中大脳動脈分枝閉塞）」として血栓を認めることがある．発症 6〜12 時間すると，脳梗

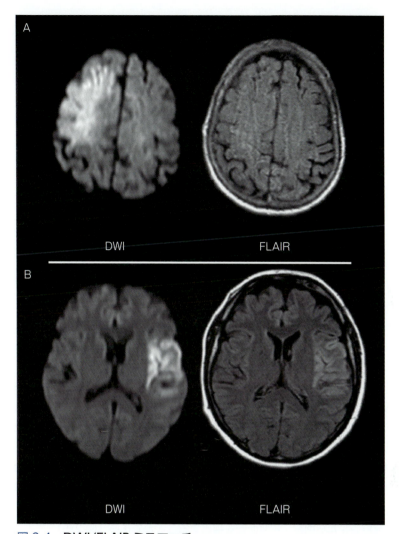

図 2-4 DWI/FLAIR ミスマッチ
発症早期（A）の病巣は DWI 陽性で FLAIR 陰性であるが，3〜6 時間以後（B）は DWI，FLAIR ともに陽性になる．

塞巣は徐々に低吸収域として鮮明となる．さらに発症1週間目をピークに脳浮腫の増悪を認め，側脳室の圧排，中心線の偏倚 midline shift，帯状回ヘルニアやテント切痕ヘルニアが出現してくる．心原性脳梗塞では，発症2日目以降に梗塞巣内に出血を認めることがある（出血性梗塞化 hemorrhagic transformation）．

❹ 頭部 MRI

　頭部 MRI 単純画像では，細胞障害性浮腫を反映して早ければ発症1時間以内に拡散強調画像 diffusion weighted image（DWI）にて脳梗塞巣が検出されてくる．拡散強調画像は急性期の梗塞だけを早期から明瞭に描出することができ，急性期脳梗塞の診断に極めて有用である（図 2-4A）．
　緊急画像は，CT にて脳出血を除外した後で必要に応じて MRI をとる施設と，最初から MRI しかとらない施設があり，一長一短である．MRI のメリットとしては，DWI は CT と比較して早期から梗塞巣を検出でき，健常部位とのコントラストも高い．また MRI の際には MR 血管造影 MR angi-

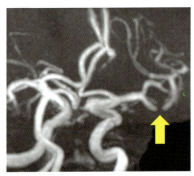

図 2-5 脳梗塞発症直後の MR 血管撮影（MRA）
M2 での途絶を認めるが，末梢の描出は良好．

ography（MRA）にて血管系の評価も可能である．一方で脳出血の検出は頭部 CT の方が容易であり，安価で普及率が高く，短時間に撮像できる．

MRI-DWI を用いた中大脳動脈領域の脳梗塞巣の大きさの評価法に DWI-ASPECTS がある（図 2-3）．CT による ASPECTS の 10 領域に白質病変を加えた 11 領域を評価する方法であり，CT よりも病変部の広がりが判断しやすい．

発症 3～6 時間ほどすると梗塞巣は FLAIR 画像にて高信号域として描出される（図 2-4B）．したがって DWI 陽性かつ FLAIR 陰性の梗塞巣は発症後 3～6 時間以内である可能性が高い．このように DWI/FLAIR ミスマッチは血栓溶解療法が可能な時間内にあることを示す目安として有効性が報告されている．

脳出血を特異的に検出するには susceptibility weighted imaging（SWI）または T2* 画像を撮る必要がある．脳卒中の診断スクリーニングに CT 画像を撮らずこうした出血検出画像を追加する施設もある．

MRA は発症直後から閉塞・狭窄血管を描出することができる（図 2-5）．ただし狭窄の遠位側など流速の遅い動脈は血流があっても描出されない可能性があり，注意する．

❺ 灌流画像，脳血流画像

脳梗塞急性期に血栓溶解療法や血管内治療が効果を呈するには，虚血範囲に比較して不可逆的となった梗塞部位（虚血コア）が限局していることが必要である（図 2-6）．虚血範囲を迅速に判定するのが灌流画像 perfusion image であり，ボーラスで投与した造影剤の脳組織での変化を動的スキャンで撮像する（図 2-6）．血流低下部位はトレーサーがピークに達するまでの時間（Tmax），ピークからの半減期（T1/2），平均通過時間 mean transit time（MTT）などの指標が長いことで判定する．

脳血流を定量するには単一フォトン断層撮影 single photon emission computed tomography（SPECT）や Xe-CT が有用であるが，緊急で短時間には施行できない．

❻ 頸動脈エコー，心エコー

頸動脈エコーは分岐部付近の内頸動脈の評価に適している．狭窄の程度やプラークの性状，潰瘍形成の有無を評価できる．経胸壁心エコー，経食道心エコーは心内血栓，弁膜症，心壁運動異常，心筋症などを描出するのに有用である．

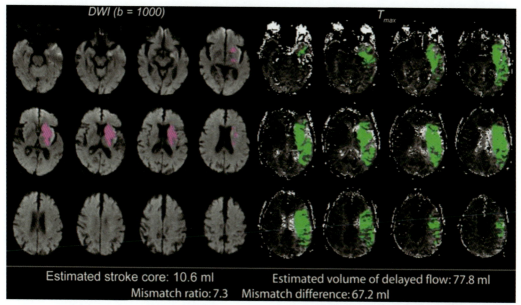

図2-6　脳梗塞部位を示す拡散強調画像（DWI）および虚血範囲を示す還流画像（Tmax）
(Straka M, Albers GW, Bammer R : Real-time diffusion-perfusion mismatch analysis in acute stroke. J Magn Reson Imaging 32 : 1024-1037, 2010 より)

C 脳出血

　一般採血では，血小板数，凝固能の評価が重要である（表2-1D参照）．
　画像検査のうち頭部CT単純画像では，発症直後から高吸収域として描出される（図2-7）．発症後数日より脳浮腫が増強し，1〜2週でピークに達する．このころより徐々に血腫は分解され，血腫辺縁より高吸収域の信号は低下する．その後，血腫の分解が進むと血腫は高吸収域から低吸収域に変化し，さらに数ヵ月の内に完全に分解されスリット状の囊胞として終息する．
　頭部MRI単純画像では，24時間以内ではT1強調画像にて等信号域として，T2強調画像では高信号域として描出される．その後，数日から数週間はT1強調画像では高信号域に変わる．また血腫周辺に浮腫が形成され，T2強調画像にて血腫周囲の高吸収域として描出される．数ヵ月して血腫が吸収され囊胞化すると，T1強調画像では低信号となる．このように脳出血のMRIは複雑で特異度が低いため，これまで脳出血の診断にはCTの方が有用とされてきた．最近T2*強調画像が普及し，急性期から慢性期に至るまで血腫が低信号域として描出され特異度が高いため有用である．またT2*強調画像は無症候性の微小出血microbleedsを検出することができ，脳出血のリスクを評価するのに役立つ．
　また，二次性の脳出血の評価を進める上でも画像診断は重要であり，基礎にある器質性疾患を検索する．

D くも膜下出血

　頭部CT単純画像では，脳底部の鞍上槽，シルヴィウス裂あるいは脳溝といったくも膜下腔に血

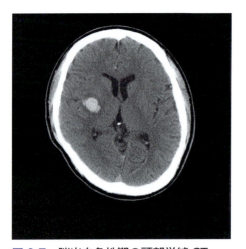 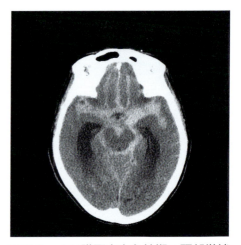

図 2-7　脳出血急性期の頭部単純 CT
右被殻に高吸収域として血腫が描出される．

図 2-8　くも膜下出血急性期の頭部単純 CT
脳底部くも膜下腔に広範な高吸収域を認める．

　腫による高吸収域を認める（図 2-8）．出血が多量の場合，高吸収はびまん性に分布するが，出血が少量の場合，高吸収域は出血源近くに限局し出血源が同定できることもある．脳室内にも逆流した血腫を認めることがある．前交通動脈の動脈瘤破裂の場合，前頭葉内に血腫を形成することもある．造影 CT 画像にて脳動静脈奇形など出血源が明らかとなることもある．動脈瘤が疑われる場合，3D-CT 血管撮影（3D-CTA）にて動脈瘤の部位，形態を検索する．minor leakage など少量のくも膜下出血では CT 上血腫が検出されないため，髄液検査にて血性（直後から）あるいはキサントクロミー（2〜3 時間後から）を確認する．髄液採取は最小限にしないと髄圧低下から出血を助長する．

　頭部 MRI 単純画像では，FLAIR 画像が脳溝内の血腫の検出に優れる．また MR 血管撮影にて動脈瘤を検索すると同時に，血管攣縮の評価を行う．単純/造影 MRI にて動脈瘤以外の出血源を評価する．

　動脈瘤が疑われる場合，脳血管撮影を行う．脳動静脈奇形が明らかになることもある．脳血管攣縮の評価にも血管撮影は有用である．初回の血管撮影にて動脈瘤が描出されなくても繰り返しの脳血管撮影により，再検査にて新たに 1〜12.5％の同定が可能とされる．

文献

1) Flemming KD, Brown RD Jr：Acute cerebral infarction caused by aortic dissection：caution in the thrombolytic era. Stroke 30：477-478, 1999.
2) Straka M, Albers GW, Bammer R：Real-time diffusion-perfusion mismatch analysis in acute stroke. J Magn Reson Imaging 32：1024-1037, 2010.

〈伊藤義彰〉

III 戦略的脳卒中治療

A 脳梗塞の戦略的治療

❶ 血栓溶解療法

- **適応疾患**

脳梗塞発症 4.5 時間以内に治療開始可能な症例．最終健常確認時刻が 4.5 時間を超える症例でも，拡散強調画像 diffusion weighted image（DWI）による梗塞巣と灌流画像による虚血範囲に大きな差（ミスマッチ）があれば血栓溶解療法の効果があると報告されている．また DWI が陽性であっても FLAIR 画像で陰性（ミスマッチ）であれば，発症 4.5 時間以内である可能性が高く，起床時の脳梗塞など発症時間が不明であっても血栓溶解療法が効果的と報告されている．

- **適応病型**

アテローム血栓症，心原性脳塞栓症，ラクナ梗塞のいずれの場合も適応．

- **投与方法**

遺伝子組み換えプラスミノーゲンアクチベーター recombinant tissue plasminogen activator（rt-PA，アルテプラーゼ）0.6 mg/kg 静注．

- **慎重投与**

表 3-1 を参照．

- **禁　忌**

表 3-2 を参照．

- **投与後の管理**

脳出血の合併に迅速に対応するため，頻回に神経学的評価を施行し，急変時は緊急 CT にて脳出血を確認する．

❷ 血栓除去療法

- **適応疾患**

前方循環の主幹動脈（内頸動脈または中大脳動脈 M1）閉塞による発症 6 時間以内の急性期脳梗塞．血栓溶解療法の適応がある場合は，アルテプラーゼ静注に追加して血管内治療を行う．梗塞の大きさは ASPECTS または DWI-ASPECTS で 6 点以上にとどまること，National Institute of Health Stoke Scale（NIHSS）は 6 以上の重症度であること，が条件となる．

- **脳血栓回収用機器**

Merci®，Penumbra System®，Solitaire™，Trevo®，Revive®

- **適応拡大**

DAWN 試験[1]，DEFUSE3 試験[2]により，最終健常確認時刻から 6 時間を超えていてもミスマッ

表 3-1　血栓溶解療法の慎重投与例

慎重投与（適応の可否を慎重に検討する）	あり	なし
年齢　　81歳以上	☐	☐
既往歴		
10日以内の生検・外傷	☐	☐
10日以内の分娩・流早産	☐	☐
1ヵ月以上経過した脳梗塞（とくに糖尿病合併例）	☐	☐
3ヵ月以内の心筋梗塞	☐	☐
蛋白製剤アレルギー	☐	☐
神経症候		
NIHSS値26以上	☐	☐
軽症	☐	☐
症候の急速な軽症化	☐	☐
痙攣（既往歴などからてんかんの可能性が高ければ適応外）	☐	☐
臨床所見		
脳動脈瘤・頭蓋内腫瘍・脳動静脈奇形・もやもや病	☐	☐
胸部大動脈瘤	☐	☐
消化管潰瘍・憩室炎，大腸炎	☐	☐
活動性結核	☐	☐
糖尿病性出血性網膜症・出血性眼症	☐	☐
血栓溶解薬，抗血栓薬投与中（とくに経口抗凝固薬投与中）	☐	☐
※抗Xa薬やダビガトランの服薬患者への本治療の有効性と安全性は確立しておらず，治療の適否を慎重に判断せねばならない.		
月経期間中	☐	☐
重篤な腎障害	☐	☐
コントロール不良の糖尿病	☐	☐
感染性心内膜炎	☐	☐

（日本脳卒中学会脳卒中医療向上・社会保険委員会，rt-PA（アルテプラーゼ）静注療法指針改訂部会：rt-PA（アルテプラーゼ）静注療法適正治療指針第二版．2012より）

チが残されていれば予後が改善することが示された．NIHSS が 10 以上で，DWI-ASPECTS が 7 以上であれば最終健常確認時刻から 16 時間以内に本療法を開始することがグレード A で強く勧められる（図 3-1）．また灌流画像と虚血コアの体積にミスマッチがあると判断されれば，最終健常確認時刻から 24 時間以内に本療法を開始することがグレード B で勧められる（経皮経管的脳血栓回収用機器適正使用指針第 3 版より）．

❸ 急性期の抗血栓療法

a アテローム血栓性脳梗塞

- 抗血小板薬併用療法 dual antiplatelet therapy（DAPT）は，クロピドグレルとアスピリンの急性期 21 日間の併用療法．アスピリン単剤に比較して脳梗塞の再発予防効果が高い．数週間を超える長期の DAPT は脳出血のリスクが高まる．
- クロピドグレルの急性期投与法として，初日 300 mg で以後 75 mg/日を投与するローディングが保険適応となっている．
- シロスタゾールは，多面的作用 pleiotropic effects を有し出血合併が少ない点が特徴である．
- オザグレルナトリウムの点滴は，急性期非心原性脳梗塞の抗血小板療法として特に嚥下障害のある症例に推奨される．
- 急性期のヘパリン点滴は，高度な主幹動脈の狭窄による進行性の虚血巣の拡大に対してヘパリンが使用され一定の効果が期待できる．血圧のコントロール，脳出血の既往，MRI の T2*強調画像

表 3-2 血栓溶解療法の適応外例

適応外（禁忌）	あり	なし
発症〜治療開始時刻 4.5 時間超	☐	☐
※発症時刻（最終未発症確認時刻）［　：　］　※治療開始（予定）時刻［　：　］		
既往歴		
非外傷性頭蓋内出血	☐	☐
1 ヵ月以内の脳梗塞（一過性脳虚血発作を含まない）	☐	☐
3 ヵ月以内の重篤な頭部脊髄の外傷あるいは手術	☐	☐
21 日以内の消化管あるいは尿路出血	☐	☐
14 日以内の大手術あるいは頭部以外の重篤な外傷	☐	☐
治療薬の過敏症	☐	☐
臨床所見		
くも膜下出血（疑）	☐	☐
急性大動脈解離の合併	☐	☐
出血の合併（頭蓋内，消化管，尿路，後腹膜，喀血）	☐	☐
収縮期血圧（降圧療法後も 185 mmHg 以上）	☐	☐
拡張期血圧（降圧療法後も 110 mmHg 以上）	☐	☐
重篤な肝障害	☐	☐
急性膵炎	☐	☐
血液所見		
血糖異常（<50 mg/dL，または>400 mg/dL）	☐	☐
血小板 100,000/mm^{3}以下	☐	☐
血液所見：抗凝固療法中ないし凝固異常症において		
PT-INR>1.7	☐	☐
aPTT の延長（前値の 1.5 倍［目安として約 40 秒］を超える）	☐	☐
CT/MR 所見		
広汎な早期虚血性変化	☐	☐
圧排所見（正中構造偏位）	☐	☐

(日本脳卒中学会脳卒中医療向上・社会保険委員会，rt-PA（アルテプラーゼ）静注療法指針改訂部会：rt-PA（アルテプラーゼ）静注療法適正治療指針第二版．2012 より)

における微小出血の存在などの易出血性に気を付けて投与する．
・抗トロンビン薬であるアルガトロバンは，トロンビンによる血小板活性化を抑制する作用もあり，血小板血栓が主因であるアテローム血栓症の急性期で進行抑制効果が示されている．脳卒中治療ガイドライン 2015 では，「発症 48 時間以内で病変最大径が 1.5 cm を超すような脳梗塞」にアルガトロバンを推奨している．

b 心原性脳塞栓症

・抗凝固療法の開始時期については，心原性脳塞栓症は出血性梗塞化 hemorrhagic transformation になりやすく，早期からの抗凝固療法はリスクが大きい．再開通して一過性脳虚血発作 transient ischemic attack（TIA）となった場合や，限局した小さな皮質梗塞の場合は翌日から抗凝固療法が開始できるが，中大脳動脈全領域にわたるような梗塞では 2 週間程度待ってから抗凝固療法を導入する．大きな出血性梗塞となった場合は 1 ヵ月程度待って，血腫の吸収と浮腫が大部分消失したところで抗凝固療法を行う．
・直接経口抗凝固薬 direct oral anticoagulants（DOAC）を導入する場合は，直接開始してもよい．
・ワルファリンを用いる場合は，ヘパリンをまず導入し頻回に APTT を計測して治療域に入ったところで，ワルファリンを開始する．ワルファリン単独での開始は導入期にプロテイン C，プロテイン S の抑制が先に来るために過凝固になり，血栓症を誘発するため禁忌である．

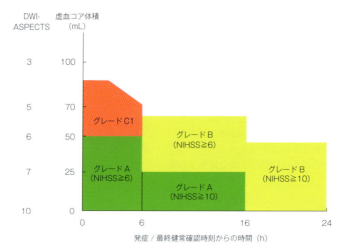

図 3-1　発症からの経過時間と梗塞の大きさから見た血管内治療の適応概念図
(日本脳卒中学会，日本脳神経外科学会，日本脳神経血管内治療学会：
　経皮経管的脳血栓回収用機器　適正使用指針　第 3 版．2018 より)

c ラクナ梗塞

- 古典的ラクナ梗塞は脳微小出血を伴うことが多く，アスピリンよりも出血合併症の少ないシロスタゾールが推奨される．
- 分枝粥腫病 branch atheromatous disease（BAD）は，発症早期の MRI 拡散強調画像では古典的ラクナ梗塞と鑑別が困難な場合が多い．進行性の経過，穿通枝に沿った長細い 3 スライス以上の梗塞巣，などの場合に疑われる．DAPT やエダラボン（ラジカット®）併用，早期からのスタチン開始などを考慮する．

❹ 脳浮腫管理

脳浮腫に対して，1）高張グリセロール（10%）静脈内投与は，心原生脳塞栓症，アテローム血栓性梗塞のような頭蓋内圧亢進を伴う大きな脳梗塞の急性期に推奨される．2）マンニトール（20%）は脳梗塞の急性期に使用することを考慮してもよいが，十分な根拠はない．3）ステロイド療法は脳梗塞急性期に有効とする根拠はない．

また中大脳動脈領域全体のうち梗塞巣が少なくとも 50% 以上あり，発症後 48 時間以内の症例では外減圧術が機能予後の改善に有効である．小脳梗塞でも，画像上，脳幹部圧迫を認め，意識低下が進行する症例では減圧開頭術が推奨される．

❺ 脳保護薬

脳保護作用が期待されるエダラボンは，脳梗塞（血栓症・塞栓症）患者に発症後 24 時間以内に開始し 14 日間投与する．高齢者や腎機能が低下している場合には重篤な腎障害を起こす可能性がある．

❻ リハビリテーション

発症直後から，急性期，回復期，維持期にわたって，一貫した流れでリハビリテーションを行うことが勧められる．

特に廃用症候群を予防し，早期の ADL 向上と社会復帰を図るために，十分なリスク管理のもとに

できるだけ発症後早期から積極的なリハビリテーションを行うことが強く勧められる．具体的には医学的に可能なら発症から24〜48時間以内に寝返り，坐位，セルフケアなどの自動運動を開始する．

B 脳出血の戦略的治療

❶ 手術以外の治療

- 血液凝固系に異常がない場合，血液凝固因子を含めた血液製剤の投与は推奨できない．
- 高血圧性脳出血では，できるだけ早期に収縮期血圧を 140 mmHg 未満に降下させる．カルシウム拮抗薬の中でもニカルジピン持続点滴による降圧は，徐脈をきたさず降圧できるため勧められる．ただし脳圧亢進には注意する．
- ワルファリン内服中の脳出血は，ビタミンK投与によるリバースに加えプロトロンビン複合体（ケイセントラ®）の投与に保険適応がある．
- ダビガトラン投与中の脳出血は，イダルシズマブによる中和を行う．

❷ 手術療法

- 脳出血の部位に関係なく，血腫量 10 mL 未満の小出血または神経学的所見が軽度な症例は手術の適応にならない．また意識レベルが深昏睡の症例でも，血腫除去は機能予後を改善しない．

- **被殻出血**
  血腫量が 31 mL 以上でかつ血腫による圧迫所見が高度な場合手術の適応．
- **皮質下出血**
  脳表からの深さが 1 cm 以下のものでは手術適応を考慮してもよい．
- **視床出血**
  血腫除去の適応はないが，脳室内穿破により脳室拡大の強いものには脳室ドレナージ術の適応がある．
- **小脳出血**
  最大径が 3 cm 以上の小脳出血で神経学的症候が増悪している場合，または小脳出血が脳幹を圧迫し脳室閉塞による水頭症をきたしている場合は手術適応．
- **脳幹出血**
  血腫除去の適応はない．

❸ リハビリテーション

脳梗塞と同様に脳出血でも，発症直後から，急性期，回復期，維持期にわたって，一貫した流れでリハビリテーションを行うことが勧められる．

C くも膜下出血の戦略的治療

❶ 初期治療

発症直後は再出血を予防するため，十分な安静，鎮痛，降圧が望ましい．高張グリセロール静脈

内投与は，頭蓋内圧亢進を伴う大きなくも膜下出血の急性期に推奨される．

❷ 急性期脳動脈瘤治療

- Hunt and Kosnik 重症度分類の Grade 0～3 では早期（発症 72 時間以内）に再出血予防処置を行う．搬入時すでに出血後 72 時間を過ぎている場合では，遅発性脳血管攣縮の時期が過ぎるのを待って再出血防止処置を行う．
- 重症度分類 Grade 4 では，患者の年齢，動脈瘤の部位，合併する頭蓋内病態（急性水頭症，脳内血腫など）を考慮して外科的治療の適応を判断する．
- 最重症例（重症度分類の Grade 5）では，再出血予防処置の適応は乏しいが，状態の改善がみられれば再出血予防の処置を考慮する．

❸ 動脈瘤の治療法の種類

● 外科的治療

一般的には脳動脈瘤頸部クリッピング術（ネッククリッピング）を行う．クリッピングが困難な場合には，動脈瘤トラッピング術，親動脈近位部閉塞術，動脈瘤壁を補強する動脈瘤被包術（コーティング術，ラッピング術）などを行う．

● 血管内治療

コイル塞栓術，親動脈閉塞術も出血後早期に施行するべきである．一般的には脳血管攣縮の発症率が低い．

❹ 遅発性脳血管攣縮の予防・治療

● 予防法

早期手術の際，脳槽ドレナージ留置による脳槽内血腫の早期除去に努める．

● 全身的薬物療法

ファスジルやオザグレルナトリウムの投与を考慮する．合併する脳循環障害に対しては triple H（循環血液量増加 hypervolemia・血液希釈 hemodilution・人為的高血圧 hypertension）を組み合わせた治療法を考慮する．循環血液量を増加させる代わりに，心機能を増強させる hyperdynamic 療法も考慮してもよい．

● 血管内治療

パパベリンの選択的動注療法や経皮的血管形成術 percutaneous transluminal angioplasty（PTA）などを考慮する．

文献

1) Nogueira RG, Jadhav AP, Haussen DC, et al.：Thrombectomy 6 to 24 hours after stroke with a mismatch between deficit and infarct. N Engl J Med 378：11-21, 2018.
2) Albers GW, Marks MP, Kemp S, et al.：Thrombectomy for stroke at 6 to 16 hours with selection by perfusion imaging. N Engl J Med 378：708-718, 2018.

（伊藤義彰）

症　例

I. 脳梗塞

Case 1　失語発症から46分後に搬送となり，超急性期脳梗塞の診断でrt-PA静注療法を行い，著効した症例

71歳，女性

主訴　発語困難

概　要

▶**現病歴**：台所で片付けをしていたところ，突然転倒した．その後，発語困難となり，家族が救急要請し，当院へ搬送された．
▶**既往歴**：50歳　喘息，60歳　声帯ポリープ，62歳　糖尿病，脂質異常症
▶**内　服**：アトルバスタチン5 mg，ビソプロロールフマル酸5 mg，メトグルコ® 250 mg
▶**家族歴**：特記事項なし
▶**生活歴**：右利き

一般身体所見

身長：155 cm 体重：53.4 kg，BMI：22.24，血圧：176/96 mmHg[*1]，脈拍80／分　整，体温36.4℃，SpO₂ 98%（室内気吸入時），貧血（−），黄疸（−），経静脈怒張なし，心雑音なし，呼吸音清，両側下腿浮腫なし，両側足背動脈触知良好．

神経学的所見

意識レベル JCS I−3，混合性失語[*2]，右半側空間無視，瞳孔3/3 mm，対光反射正常，顔面感覚正常，顔面麻痺なし，構音障害なし，舌偏倚なし．筋トーヌス正常，四肢に明らかな麻痺なし，腱反射左右差なし．National Institutes of Health Stroke Scale（NIHSS）：7点．

*1 rt-PA静注療法を行う場合，投与前の血圧は185/110 mmHg未満にコントロールし，投与開始後24時間以内の血圧は180/105 mmHg未満を保つ（解説2〈p.26〉を参照）．

*2 失語症はBroca，Wernicke野以外の部位でも出現し，失構音，喚語困難，音韻性錯語，単語理解の所見から病巣を予測できる．

検査所見

採血・検尿[*3,4]

WBC	6,500/μL	K	4.4 mEq/L
RBC	4,550,000/μL	Cl	107 mEq/L
Hb	13.7 g/dL	T-Bil	1.1 mg/dL
Ht	42.4%	LDH	168 U/L
Plt	152,000/μL	AST	15 U/L
APTT	40 秒	ALT	20 U/L
PT-INR	1.1	ALP	277 U/L
D ダイマー	<0.5 μg/mL	γ-GTP	44 U/L
CRP	0.03 mg/dL	CK	59 U/L
UN	14 mg/dL	血糖	178 mg/dL
Cr	0.59 mg/dL	HDL-C	44 mg/dL
UA	5.2 mg/dL	LDL-C	139 mg/dL
Na	144 mEq/L	BNP	272.3 pg/mL

> [*3] rt-PA 静注療法の適応外項目として，Plt <100,000/μL，血糖<50 mg/dL または>400 mg/dL，PT-INR>1.7，APTT の延長（前値の 1.5 倍〈目安として 40 秒〉を超える）がガイドライン上規定されており，早急な rt-PA 静注療法を目的に来院直後の血液検査や迅速キットでの対応が必要である．

> [*4] 血中 BNP の高値（>140 pg/mL）は発作性心房細動の潜在を示唆する検査所見である．その経胸壁心エコーでの左房拡大（>35 mm）や心電図上の QTc 延長（>438 ms），夜間の徐脈が心房細動の潜在を示唆する．

モニター心電図[*5]

洞調律を維持していた．

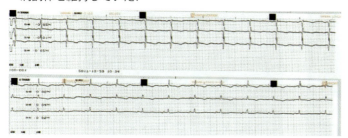

図 1-1　モニター心電図

> [*5] 心房細動が不明の場合，入院後 7 日間以上の長時間心電図モニタリングが必要である[1)]．

12 誘導心電図

搬入時 12 誘導心電図では洞調律であったが，入院中の心電図で発作性心房細動を認めた．

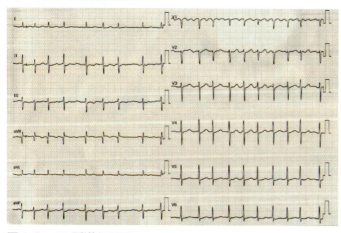

図 1-2　12 誘導心電図

症　例

頭部 MRI

頭部 MRI 拡散強調 diffusion weighted image（DMI）で明らかな高信号病変は認めなかった（図 1-3A）．MRA 左中大脳動脈 M2 後枝で狭窄を認める（図 1-3C）．fluid attenuated inversion recovery（FLAIR）では hyperintense vessel sign（HVS）陽性[*6]（図 1-3B），灌流画像[*7]にて左中大脳動脈領域に time to maximum（Tmax），mean transit time（MTT）の延長を認める（図 1-3D, E）．RApid processing of PerfusIon and Diffusion（RAPID）で虚血コア 0 mL，Tmax＞6 s 12 mL と diffusion-perfusion mismatch を認めた（図 1-3F）．

DWI で急性期脳梗塞を示唆する病変はなく（図 1-4A），FLAIR で HVS 消失（図 1-4B），虚血領域の高信号なし．MRA 左中大脳動脈 M2 後枝の狭窄部は完全再開通していた（図 1-4C）．

＊6 急性期脳梗塞において，軟髄膜吻合を介した側副血行路の非常に遅延した血流と HVS の関連が示されており，HVS は血流の遅延・停滞を反映した画像所見と考えられている[2]．

＊7 灌流画像評価は血管内治療の適応に有用であるが，4.5 時間以内と時間制限のある rt-PA 静注療法の際の画像評価は通常，頭部単純 CT 画像を用いた CT-ASPECTS，もしくは頭部 MRI 画像を用いた DWI-ASPECTS を用いる（解説 3，4〈p.26〉を参照）．

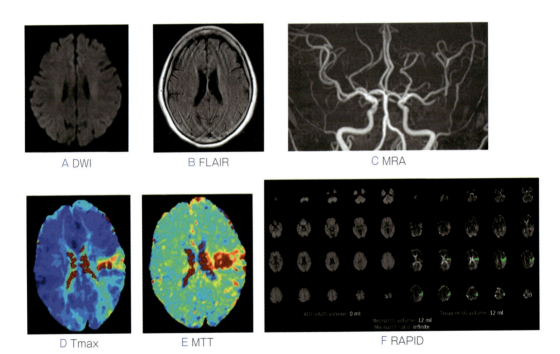

A DWI　　B FLAIR　　C MRA
D Tmax　　E MTT　　F RAPID

図 1-3　搬入時 MRI

I. 脳梗塞

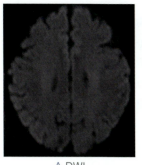
A DWI

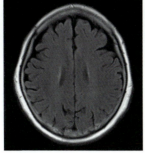
B FLAIR

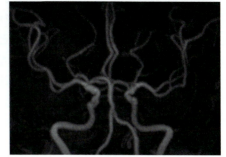
C MRA

図 1-4　10 日後 MRI

頸動脈エコー

総頸動脈拡張期左右差なし*8．左頸動脈分岐部に軽度動脈硬化性変化を認めるが，潰瘍形成プラークや可動性プラークは認めなかった．両側椎骨動脈は順行性で流速異常はなかった．

*8 脳梗塞急性期に左右の総頸動脈および患側の内頸動脈血流を記録し，内頸動脈の遠位部の閉塞病変を推定できる[3]．左右の拡張末期血流速度 end-diastolic velocity (EDV) を測定し，ED ratio が 1.4 以上の場合は EDV が低い方の頸動脈遠位側に高度狭窄もしくは閉塞病変が疑われる．また ED ratio が 4.0 以上の場合は，患側の内頸動脈の EDV が記録された場合は後交通動脈分岐後の閉塞，記録されなかった場合は後交通動脈分岐前の閉塞が疑われる．

心エコー

左房径 35 mm，EF 60%，局所壁運動低下なし，左房・左室内血栓なし，弁膜症を示唆する所見なし．

本症例の解説

心原性脳塞栓症を発症し，突発完成型の失語症状で来院となった．来院時左共同偏倚，失語，消去現象を認め，NIHSS：8 点であった．頭部単純 MRI を施行し，DWI では明らかな梗塞巣がないものの MRA にて中大脳動脈 M2 後枝に狭窄所見を認め，door to needle 22 min*9 で遺伝子組み換え組織プラスミノゲンアクチベーター recombinant tissue plasminogen activator (rt-PA) 投与を行った．MRI DWI では虚血灌流画像では左 MCA 領域に Tmax の延長を認めた．rt-PA 投与後には症状改善し，MRI 退室時には NIHSS：0 点となった．二次予防としてプラザキサ® 300 mg/日を開始し，明らかな後遺症なく自宅退院となった．失語の残存症状はなく，90 日後，一年後 mRS はいずれも 0 であった．

*9 rt-PA 静注療法の治療時間は早いほど良好な転帰が期待でき，発症から時間が経過するほど治療効果が低下し，症候性頭蓋内出血のリスクが高まる（解説 5〈p.26〉を参照）．

解　説

1. rt-PA 静注療法の適正使用

rt-PA 静注療法を行う上でまず重要なことは発症時刻を正確に把握することである．患者自身もしくは症状出現時に目撃した人が報告した時刻を発症時間とし，その時刻が把握できない場合は患者が無症状であった最後の時刻（最終未発症時刻）とする．rt-PA 療法の有効性については J-ACT で 3 時間以内の投与で検討[4]，ECASSⅢで 4.5 時間以内の投与で検討[5]を行われ，いずれ

も3ヵ月後の転帰は実薬群で良好な結果であった．しかし，治療36時間以内の症候性頭蓋内出血はJ-CATで5.8%，ECASSⅢで7.9%と実薬群で高くなっており，rt-PA静注療法において症候性頭蓋内出血は重大な副作用である．症候性頭蓋内出血のリスクを下げるために，使用基準を遵守することが重要であり，適正治療指針[6]における適応外項目が1つでもあれば，本治療を行うことは推奨されていない．また，慎重投与項目に関しては投与を考慮してよいが，副作用や良好な転帰は必ずしも期待できず，患者や家族に十分な説明の上で同意を得る必要がある．

2．rt-PA投与時の血圧管理

rt-PA静注療法投与後24時間以内の血圧高値維持や血圧上昇は頭蓋内出血だけでなく，心血管イベントの上昇リスクとなり，転帰不良に関与するとされている[7〜9]．rt-PA静注療法後の血圧に関しての報告では141〜150 mmHgの群で最も転帰が良好であり，頭蓋内出血のオッズ比は171 mmHg以上の群で半分以下であった[10]．血圧コントロールに関しての大規模試験では，ENCHANTEDで早期の厳格な降圧（収縮期血圧目標130〜140 mmHg）がガイドライン推奨の収縮血圧目標＜180 mmHgと比較して頭蓋内出血リスクを低減するかの比較結果を，現在解析中である．また，ENCHANTEDではrt-PA用量に関して低用量0.6 mg/kg vs 標準用量0.9 mg/kgを比較して低用量の非劣性，頭蓋内出血のリスク低下の有効性を示している[11]．

3．早期虚血領域の画像評価

rt-PA静注療法の治療適応に際し，広範な早期虚血変化の評価はAlberta Stroke Program Early CT Score（ASPECTS）を用いられることが一般的であり，頭部単純CTで評価するCT-ASPECTS，もしくは頭部MRI DWIで評価するDWI-ASPECTSを用いることが推奨される．ASPECTS（図1-5）は主に中大脳動脈領域の早期虚血変化を10点から減点方式に評価する方法で，一般にASPECTS7が中大脳動脈領域の3分の1に相当するとされている．CT-ASPECTS7未満，DWI-ASPECTS6未満では，rt-PA静注療法の治療効果を期待しにくく，安全性も低いとされている[12]．

4．灌流画像

灌流画像のパラメータとしてperfusion imageは有用であり，塞栓子によって突然閉塞した末梢灌流異常領域を示し，頭部単純CTやMRI DWIですでに梗塞に陥ったcoreと今後梗塞に陥る可能性のある灌流低下領域とのmismatchを画像評価できる．perfusionのパラメータとしてはarrival time（AT，到達時間），time-to-peak（TTP，ピーク到達時間），mean transit time（MTT，毛細血管レベルの造影剤の平均通過時間），局所脳血流量regional cerebral blood flow（rCBF）で評価する．灌流画像とt-PA静注療法をまとめた解析では急性期DWI梗塞巣＞80 mL，T max＞8 sの領域＞100 mLの症例はt-PA静注療法治療時間内であっても臨床予後が悪いことを示した[13]．しかし，一方で灌流画像検査から解析まで20分程度の時間を要するので，発症から4.5時間以内と限られたrt-PA静注療法の適応判定には，通常用いられない．

5．rt-PA投与時間と転帰

rt-PA静注療法による急性期脳梗塞に対する血栓溶解療法は，わが国で2005年10月に正式に認可された．その後2012年より治療時間が4.5時間に拡大された．さらなるrt-PA適応時間の拡大に向けて，灌流画像を用いた脳虚血ペナンブラを算出し，rt-PA投与後の転帰を比較した解析が行われてきたが，メタ解析では発症3時間以降でrt-PA静注療法を行われた群はrt-PA未施行群と比較して再開通率が3倍になるが，一方で症候性頭蓋内出血が6.5倍に増加したこともあり，4.5時間以上の適応拡大は進められていない[14]．また，door to needle timeの検討では

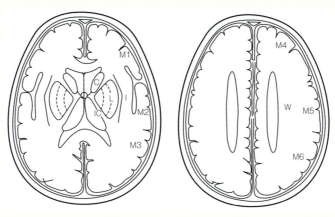

図 1-5 ASPECTS
C：caudate
L：lentiform
I：insular ribbon
IC：internal capsule
M1：anterior MCA cortex
M2：MCA cortex lateral to insular ribbon
M3：posterior MCA cortex
M4〜6：immediately superior to M1, M2, and M3, rostral to basai ganglia
W：deep white matter

60 分以内に rt-PA を投与した症例では，60 分以降の症例と比較して，重症度と入院中の死亡率が低く，症候性頭蓋内出血が少ない結果となり，来院後の早急な rt-PA 投与が望まれる[15]．近年，rt-PA 静注療法に際し，プロトコールを用いて，合計 20 分間（95％信頼区間 15-25）の door to needle time の節約が可能とする報告もあり[16]，確立された診療体制の下で，door to needle time を 45 分以内へ短縮することが可能である．

文 献

1) Dussault C, Toeg H, Nathan M, et al.：Electrocardiographic monitoring for detecting atrial fibrillation after ischemic stroke or transient ischemic attack：systematic review and meta-analysis. Circ Arrhythm Electrophysiol 8：263-269, 2015.
2) Sanossian N, Saver JL, Alger JR, et al：Angiography reveals that fluid-attenuated inversion recovery vascular hyperintensities are due to slow flow, not thrombus. AJNR Am J Neuroradiol 30：564-568, 2009.
3) Yasaka M, Omae T, Tsuchiya T, et al：Ultrasonic evaluation of the site of carotid axis occlusion in patients with acute cardioembolic stroke. Stroke 23：420-422, 1992.
4) Yamaguchi T, Mori E, Minematsu K, et al.：Alteplase at 0.6 mg/kg for Acute Ischemic Stroke Within 3 Hours of Onset：Japan Alteplase Clinical Trial（J-ACT）. Stroke 37：1810-1815, 2006.
5) Hacke W, Donnan G, Fieschi C, et al.：Association of outcome with early stroke treatment：pooled analysis of ATLANTIS, ECASS, and NINDS rt-PA stroke trials. Lancet 363：768-774, 2004.
6) 日本脳卒中学会 脳卒中医療向上・社会保険委員会 rt-PA（アルテプラーゼ）静注療法指針改訂部会：rt-PA（アルテプラーゼ）静注療法適正治療指針第二版．2016.
7) Tomii Y, Toyoda K, Nakashima T, et al.：Effects of hyperacute blood pressure and heart rate on stroke outcomes after intravenous tissue plasminogen activator. J Hypertens 29：1980-1987, 2011.

8) Kim BJ, Cho YJ, Hong KS, et al.: Trajectory Groups of 24-Hour Systolic Blood Pressure After Acute Ischemic Stroke and Recurrent Vascular Events. Stroke 49: 1836-1842, 2018.

9) Endo K, Kario K, Koga M, et al.: Impact of Early Blood Pressure Variability on Stroke Outcomes After Thrombolysis: The SAMURAI rt-PA Registry. Stroke 44: 816-818, 2013.

10) Ahmed N, Wahlgren N, Brainin M, et al.: Relationship of Blood Pressure, Antihypertensive Therapy, and Outcome in Ischemic Stroke Treated With Intravenous Thrombolysis: Retrospective Analysis From Safe Implementation of Thrombolysis in Stroke-International Stroke Thrombolysis Register (SITS-ISTR). Stroke 40: 2442-2449, 2009.

11) Anderson CS, Woodward M, Arima H, et al.: Statistical analysis plan for evaluating different intensities of blood pressure control in the Enhanced Control of Hypertension And Thrombolysis strokE study. Int J Stroke 2018.

12) Nezu T, Koga M, Kimura K, et al.: Pretreatment ASPECTS on DWI predicts 3-month outcome following rt-PA: SAMURAI rt-PA Registry. Neurology 75: 555-561, 2010.

13) Mlynash M, Lansberg MG, De Silva DA, et al.: Refining the definition of the malignant profile: insights from the DEFUSE-EPITHET pooled data set. Stroke 42: 1270-1275, 2011.

14) Mishra NK, Albers GW, Davis SM, et al.: Mismatch-Based Delayed Thrombolysis: A Meta-Analysis. Stroke 41: e25-33, 2010.

15) Fonarow GC, Smith EE, Saver JL, et al.: Timeliness of Tissue-Type Plasminogen Activator Therapy in Acute Ischemic Stroke: patient characteristics, hospitar factors, and outcomes associated with door-to-needle times within 60 minutes. Circulation 123: 750-758, 2011.

16) Xian Y, Xu H, Lytle B, et al.: Use of Strategies to Improve Door-to-Needle Times With Tissue-Type Plasminogen Activator in Acute Ischemic Stroke in Clinical Practice: Findings from Target: Stroke. Circ Cardiovasc Qual Outcomes 10: e003227, 2017.

(入江研一,豊田一則)

I. 脳梗塞

Case 2 急性期心原性脳塞栓症に対して機械的血栓回収療法を実施した症例

74歳，女性

主訴 左手足に力が入らない

概要

▶現病歴：某日 10 時 50 分に*¹ 洗面所で作業中に突然左上下肢の脱力が出現したため救急要請をした．
　12 時 10 分に当院へ搬送された．
▶既往歴：脊柱管狭窄症，腰椎すべり症，骨粗鬆症，便秘症
▶内服歴：L-アスパラギン酸カルシウム 200 mg 2 錠分 2，酸化マグネシウム 330 mg 3 錠分 3，プレガバリン 25 mg 1 カプセル分 1，ミノドロン酸 50 mg 月 1 回
▶家族歴：特になし
▶生活歴：喫煙歴なし　機会飲酒　右利き
▶アレルギー：ピリン系アレルギー

*¹ 急性期脳梗塞の治療にあたって，発症時刻あるいは最終健常確認時刻が重要である．

一般身体所見

　身長 153.0 cm，体重 52 kg，体温 37.0℃，血圧 146/78 mmHg・左右差なし*²，脈拍 90／分　整，呼吸数 18／分，SpO₂ 92％（室内気）．
　眼瞼結膜貧血なし．眼球結膜黄染なし．頸部血管雑音なし．頸部リンパ節腫脹なし．心音正常，心雑音なし．呼吸音清．下腹部に膨隆あり．腸管蠕動音正常，血管雑音なし．腹部圧痛なし．反跳痛や筋性防御なし．橈骨・足背・大腿動脈触知良好．

*² rt-PA が有用と考えられる場合，血圧高値（収縮期血圧 185 mmHg 以上あるいは拡張期血圧 110 mmHg 以上）であれば降圧療法の上で適応について検討する必要がある．あらかじめ，降圧療法がスムーズに開始できるよう準備をしておくことが重要である．
また，上肢血圧の左右差を有する場合，胸部大動脈解離の可能性を疑い迅速に胸部 CT 検査等で解離の存在を除外する必要がある．

神経学的所見

　意識清明．失語なし．無視あり．
　視野障害なし．眼球運動制限なし．複視なし．眼振なし．瞳孔径左右同大，対光反射両側迅速．顔面感覚異常なし．左中枢性顔面神経麻痺あり．軽度構音障害あり．
　左上肢は 90°の挙上が困難．左下肢は 30°の挙上可能だが下

垂する．

　指鼻指試験正常．回内回外試験正常．膝踵試験正常．

　左上下肢で触覚低下あり．

　National Institute of Health Stroke Scale (NIHSS) 10.

検査所見

採血*3

WBC	4,700/μL	Alb	4.1 g/dL	ALT	18 U/L
RBC	3,920,000/μL	UN	17 mg/dL	ALP	144 U/L
Hb	12.7 g/dL	eGFR	59.7	γ-GTP	14 U/L
Plt	161,000/μL	Cr	0.72 mg/dL	CK	150 U/L
APTT	27秒	Na	143 mEq/L	血糖	120 mg/dL
PT-INR	1	K	3.7 mEq/L	TG	59 mg/dL
Dダイマー	3.3 μg/mL	Cl	103 mEq/L	T-Cho	244 mg/dL
CRP	0.01 mg/dL	LDH	295 U/L	HDL-C	105 mg/dL
TP	6.6 g/dL	AST	19 U/L	LDL-C	118 mg/dL

*3 血液所見の確認がrt-PA治療および機械的血栓回収療法の律速段階となりうる．このため，通常の測定法では時間を要する生化学検査（血糖，クレアチニン）・凝固能検査（PT-INR）については救急室において迅速検査機器を用いて簡易的に測定する場合が多い．

12誘導心電図

心拍数83 bpm整．異常Q波なし，ST異常なし．

胸部レントゲン

心拡大なし．CPA鋭．肺野に明らかな異常陰影なし．

頸部血管エコー検査*4

　右総頸動脈拡張期末期血流速度低下がみられた．右内頸動脈は収縮期最大血流速度・拡張末期血流速度ともに低下がみられた．

*4 総頸動脈において拡張期末期血流速度が0 cm/秒の場合は内頸動脈塞栓性閉塞を強く疑う．また，左右の総頸動脈の拡張期末期血流速度比が1.4以上の場合，血流速度が遅い側の内頸動脈の高度狭窄もしくは閉塞と診断できる[1]．

MRI検査

　右島皮質，中大脳動脈領域（M2），放線冠に拡散強調画像diffusion weighted image（DWI）で高信号域を認め，ASPECTS-DWI 8/10，ASPECTS-W 8/11であった（図2-1A）．

　FLAIRでは右M2後方枝領域にHVS*5（図2-1B），T_2*WIでは右M2後方枝にSVS*6所見が認められた．CMBs*7は認められなかった（図2-1C）．MRAでは右内頸動脈閉塞がみられた．右中大脳動脈は前交通動脈を介して描出された（図2-1D）．

*5 hyperintense vessel sign（HVS）：MRI-FLAIR画像における，脳表付近を走行している動脈の線状・蛇行状・点状の高信号で，脳血管の閉塞や狭窄を示唆する．

*6 susceptibility vessel sign（SVS）：RI-T_2*WIにおける，脳表付近を走行している動脈の低信号所見で，血管内血栓を示唆する．

*7 cerebral microbleeds（CMBs）：T_2*WIにおいて点状の低信号として検出される，脳微小出血を指す．陳旧性血腫，ヘモジデリン沈着を主に反映する．

I. 脳梗塞

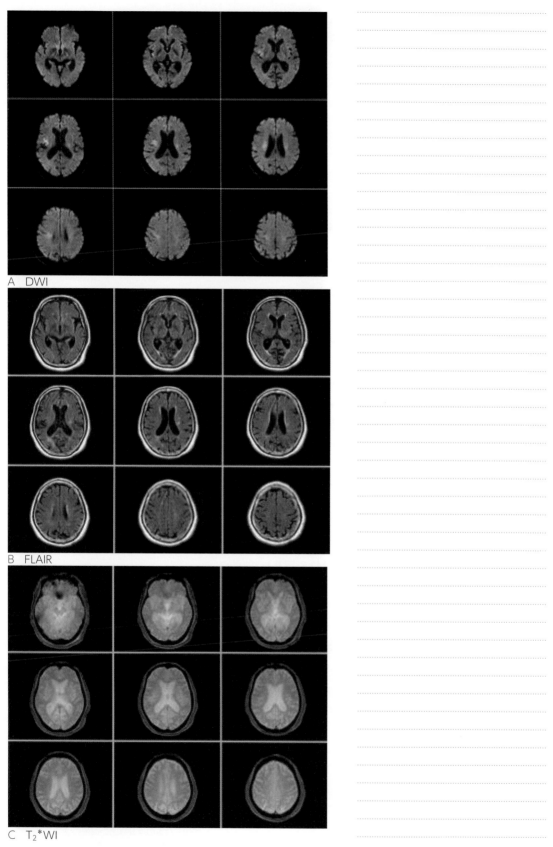

A DWI

B FLAIR

C T$_2$*WI

図 2-1 入院時 MRI 画像（つづく）

症例

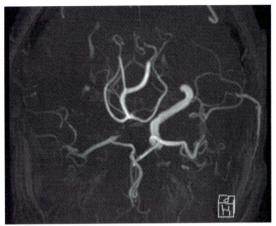

D　MRA

図 2-1　入院時 MRI 画像（つづき）

経　過

　来院後 28 分で遺伝子組み換え組織プラスミノゲンアクチベーター recombinant tissue plasminogen activator（rt-PA）静脈注射を開始し，47 分で機械的血栓回収術を開始した．
　機械的血栓回収術の手順は次の通りであった．
① 右大腿動脈より 4 Fr のシースを挿入して確認造影の上で，9 Fr のロングシースに入れ替えを行った．rt-PA 投与中でありヘパリンは投与しなかった．
② 外径 0.035 のアングル型ガイドワイヤーと 6 Fr JB2 カテーテルと 9 Fr のバルーン付きガイディングカテーテル（OPTIMO）の組み合わせで OPTIMO を右内頸動脈に留置した．
③ OPTIMO から造影すると右中大脳動脈は M1 で閉塞していた（図 2-2A）．
④ OPTIMO のバルーンをふくらませて，吸引を図ったができなかった．
⑤ そのままマイクロカテーテル（Marksman™）とマイクロカテーテル用のガイドワイヤー（Chikai 0.014）で閉塞遠位に誘導を行った．Marksman™ より遠位の造影確認を行い，血栓回収デバイス Solitaire™ 6/30 mm を誘導し，M1 から内頸動脈にかけて展開した（図 2-2B）．
⑥ immediate flow restoration を確認するため，吸引しながら OPTIMO のバルーンをしぼませたが，逆血が不良であった．guiding 先端が血管壁にあたっていることが予想されたが造影は行わず，再度 OPTIMO のバルーンをふくらませ，Solitaire™ をゆっくり回収した．
⑦ 確認造影で右内頸動脈の TICI2b*8 の再開通を認めた

＊8 血管内治療後の血管再開通の評価には，thrombolysis in cerebral infarction（TICI）グレードが用いられる[2]．
再開通の程度を 5 段階に分類したもので，血管の半分以上の領域の灌流が認められる 2B 以上が臨床的な予後改善に関係することが示されており，有効な再開通と判断される．
0：灌流なし
1：再開通は認めるが末梢灌流がほとんどないかゆっくり灌流
2A：血管支配領域の半分以下の灌流
2B：血管の半分以上の領域の灌流
3：末梢までの完全な灌流

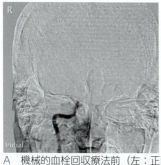
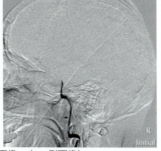

A　機械的血栓回収療法前（左：正面像，右：側面像）

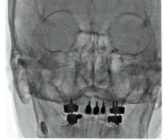
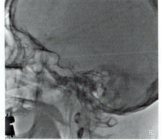

B　血栓回収療法（デバイスの展開）（左：正面像，右：側面像）

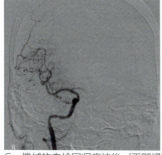
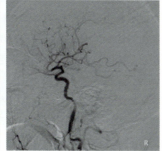

C　機械的血栓回収療法後（再開通）（左：正面像，右：側面像）

図 2-2　機械的血栓回収療法前後の血管撮影画像

（図 2-2C）．
⑧大腿動脈穿刺部止血デバイス Angio-Seal® STS plus で止血し，終了した．

　術後，症状は著明に改善し，軽度の構音障害のみで NIHSS 1 点となった．翌日も症状は著変なく，頭部 MRI で既知の梗塞巣の拡大を認めず，MRA で右内頸動脈は描出良好であり M2 閉塞部も再開通を認めた．

　入院後のモニター心電図で発作性心房細動が検出され，再発予防の経口抗凝固薬はダビガトラン 150 mg×2/日とした．構音障害は改善したが，左上肢の巧緻運動障害が軽度残存し，脊柱管狭窄症や変形性関節症による歩行障害もあったことから，発症 21 日目に回復期リハビリテーション病院へ転院した．

症例

本症例の解説

入院後に発見された発作性心房細動によると考えられた右内頸動脈塞栓性閉塞に対して，rt-PA 静脈注射療法に追加して経皮経管的機械的脳血栓回収療法を実施した症例である．

右内頸動脈閉塞の原因としては，発作性心房細動に起因する心内血栓による心原性脳塞栓症が考えられた．

本症例では発症から 80 分で搬送されており，発症から 146 分，搬送後 66 分で再開通を得ることができた．症状も著明な改善を認めたが，術後の安静臥床によって活動性が低下し，脊柱管狭窄症および変形性関節症もありリハビリテーション転院を必要とした．

解説

1. 脳梗塞急性期の血管内治療

脳梗塞急性期の治療として，発症後 4.5 時間以内に薬剤投与が可能な患者に対しては rt-PA 療法が第一選択であるが，時間的制限やその他の理由によって治療適応外となる場合や，rt-PA 療法のみでは閉塞した主幹動脈の再開通を得られず症状が改善しえない場合もある．

このため，特に主幹動脈閉塞の場合に血管内治療が勧められる．現在，脳梗塞急性期の血管内治療としては機械的血栓回収療法および経動脈的な選択的局所血栓溶解療法が行われている．

2. 機械的血栓回収療法

2014 年から 2015 年にかけて，相次いで rt-PA 静注療法を含む内科治療に追加して機械的血栓回収療法を行うことが患者転帰を改善するという科学的根拠となるランダム化比較試験が報告された[3〜11]．

2017 年には MR CLEAN 試験対象者における 2 年後の長期成績も報告された．2 年後の追跡データが得られた 391 例を対象とした解析の結果，血管内治療群は標準治療群に比べて 2 年後の modified Rankin Scale（mRS）が優れていた（p=0.007）．90 日後の mRS 評価に続いて，2 年後においてもその効果は持続していた（図 2-3）[12]．

エビデンスの蓄積をもとに，脳卒中治療ガイドライン 2015［追補 2017］において，「前方循環系の主幹脳動脈（内頸動脈または中大脳動脈 M1 部）閉塞と診断され，画像診断などに基づく治療適応判定がなされた急性期脳梗塞に対し，rt-PA（アルテプラーゼ）静注療法を含む内科治療に追加して，発症 6 時間以内に主にステントリトリーバーを用いた血管内治療（機械的血栓回収療法）を開始することが強く勧められる（グレード A）」として適切な血管内治療が推奨されている[13]．

さらに，2018 年には最終健常確認時刻から 6 時間以上経過し，かつ一定の画像所見の条件を満たした症例を対象とした DAWN 試験[14]および DEFUSE 3 試験[15]において，内科治療群と内科治療に血管内治療を追加した群では血管内治療を追加した群で 3 ヵ月後の mRS スコアが改善していたことが報告された．このことをふまえ，2018 年 3 月に日本脳卒中学会，日本脳神経外科学会，日本脳神経血管内治療学会の 3 学会が「経皮経管的脳血栓回収用機器 適正使用指針第 3 版」を公表した．治療の適応については後述する．再開通までの時間が早いほど転帰が良好であることは従来の報告通りであり，適切な治療適応の判断と治療開始が求められる．

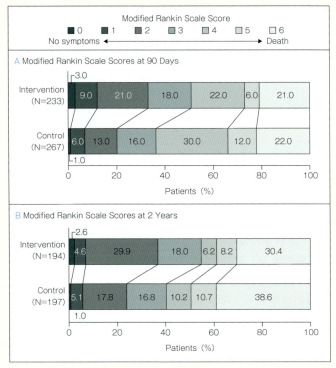

図 2-3 MR CLEAN trial
(van den Berg LA, Dijkgraaf MG, Berkhemer OA, et al.：Two-Year Outcome after Endovascular Treatment for Acute Ischemic Stroke. N Engl J Med 376：1341-1349, 2017 より)

3．血栓回収デバイス

現在わが国で承認されている血栓回収デバイスは 3 種に大別され，それぞれ 1) ループワイヤによって血栓を絡めとる（Merci® リトリーバーシステム），2) 血栓を吸引する（Penumbra System®），3) ステントを展開して血栓を覆って引き抜くステントリトリーバーシステム（Solitaire™ FR，Trevo® Pro，REVIVE® SE）である．

Merci® リトリーバーシステムは 2010 年に承認され，わが国で最初に実用化された．その後 2011 年に Penumbra System®，2013 年に Solitaire™ FR，2014 年に Trevo® Pro，2016 年に REVIVE® SE が承認された．Solitaire™ FR の臨床試験[16]，Trevo® Pro の臨床試験[17]において対照群であった Merci® リトリーバーシステムに比べて有意に転帰が良好であったこと，血栓吸引カテーテルとステントリトリーバーを比較した試験[18]では転帰に有意差がなかったことから，今日ではデバイスの第一選択としてステントリトリーバーもしくは血栓吸引システムが選択されている．

4．機械的血栓回収療法の適応

機械的血栓回収療法の適応については，2018 年 3 月に公表された日本脳卒中学会，日本脳神経外科学会，日本脳神経血管内治療学会による「経皮経管的脳血栓回収用機器　適正使用指針　第 3 版」を参照するのが望ましい．以下は同文献の一部を引用した．

主幹動脈閉塞による急性期脳梗塞に対する機械的血栓回収療法は，次の適応基準を満たす場合に行うことが勧められる．

1）発症早期の急性期脳梗塞
①発症前の modified Rankin Scale（mRS）スコアが 0 または 1
②内頸動脈または中大脳動脈 M1 部の閉塞がある
③頭部 CT または MRI 拡散強調画像で Alberta Stroke Program Early CT Score（ASPECTS）が 6 点以上
④NIHSS スコアが 6 点以上
⑤年齢 18 歳以上
⑥rt-PA 静注療法の適応があれば施行

　これらを満たした症例に対して，発症 6 時間以内に本療法を開始することが強く勧められる．【グレード A】［総論 図 3-1（p.18）参照］

2）最終健常確認時刻から 6 時間を超えた脳梗塞
①発症前の mRS スコアが 0 または 1
②内頸動脈または中大脳動脈 M1 部の急性閉塞が原因と考えられる
③MRI 拡散強調画像で ASPECTS が 7 点以上
④NIHSS スコアが 10 点以上

　これらを満たした症例に対して，発症または最終健常確認時刻 16 時間以内に本療法を開始することが強く勧められる．【グレード A】［総論 図 3-1（p.18）参照］

3）その他
・頭部 CT 灌流画像または MRI 拡散強調画像における虚血コア体積と神経症状あるいは灌流画像での灌流遅延領域にミスマッチがあると判断される症例に対し，最終健常確認時刻から 24 時間以内に本療法を開始することが勧められる．【グレード B】
・ASPECTS が 6 点未満の広範囲虚血例，NIHSS スコアが 6 未満の軽症例，MCA M2 部や BA の急性脳動脈閉塞例，発症前 mRS スコアが 2 以上の脳梗塞例に対して発症 6 時間以内に本療法を施行することは，十分な科学的根拠は示されていないが，症例ごとに適応を慎重に検討し，有効性が安全性を上回ると判断した場合には本療法の施行を考慮してもよい．【グレード C】［総論 図 3-1（p.18）参照］

5．頸動脈的選択的局所血栓溶解療法

　発症から 6 時間以内に治療開始かつ rt-PA 療法の適応がない神経脱落症候を有する中大脳動脈塞栓性閉塞においては，来院時の NIHSS スコアが中等症以下で，CT 上梗塞巣を認めないか軽微な梗塞に留まる場合，局所血栓溶解療法が有効であると報告されている[19,20]．

　マイクロカテーテルを用いて閉塞血管に直接ウロキナーゼなどの線溶剤を投与して血栓を溶解するこの方法は，中大脳動脈塞栓症においてのみエビデンスが蓄積されており，その他の内頸動脈や椎骨脳底動脈などについて，あるいはその他の重症度についての十分なエビデンスは蓄積されていない状態である．

文　献

1) Kimura K, Yonemura K, Terasaki T, et al.：Duplex carotid sonography in distinguishing acute unilateral atherothrombotic from cardioembolic carotid artery occlusion. AJNR Am J Neuroradiol 18：1447-1452, 1997.
2) Higashida RT, Furlan AJ, Roberts H, et al.：Trial design and reporting standards for intra-arterial cerebral thrombolysis for acute ischemic stroke. Stroke 34：e109-137, 2003.

3) Berkhemer OA, Fransen PS, Beumer D, et al.：A randomized trial of intraarterial treatment for acute ischemic stroke. N Engl J Med 372：11-20, 2015.

4) Goyal M, Demchuk AM, Menon BK, et al.：Randomized assessment of rapid endovascular treatment of ischemic stroke. N Engl J Med 372：1019-1030, 2015.

5) Campbell BC, Mitchell PJ, Kleinig TJ, et al.：Endovascular therapy for ischemic stroke with perfusion-imaging selection. N Engl J Med 372：1009-1018, 2015.

6) Saver JL, Goyal M, Bonafe A, et al.：Stent-retriever thrombectomy after intravenous t-PA vs. t-PA alone in stroke. N Engl J Med 372：2285-2295, 2015.

7) Jovin TG, Chamorro A, Cobo E, et al.：Thrombectomy within 8 hours after symptom onset in ischemic stroke. N Engl J Med 372：2296-2306, 2015.

8) Yarbrough CK, Ong CJ, Beyer AB, et al.：Endovascular Thrombectomy for Anterior Circulation Stroke：Systematic Review and Meta-Analysis. Stroke 46：3177-3183, 2015.

9) Badhiwala JH, Nassiri F, Alhazzani W, et al.：Endovascular Thrombectomy for Acute Ischemic Stroke：A Meta-analysis. JAMA 314：1832-1843, 2015.

10) Sardar P, Chatterjee S, Giri J, et al.：Endovascular therapy for acute ischaemic stroke：a systematic review and meta-analysis of randomized trials. Eur Heart J 36：2373-2380, 2015.

11) Goyal M, Menon BK, van Zwam WH, et al.：Endovascular thrombectomy after large-vessel ischaemic stroke：a meta-analysis of individual patient data from five randomised trials. Lancet 387：1723-1731, 2016.

12) van den Berg LA, Dijkgraaf MG, Berkhemer OA, et al.：Two-Year Outcome after Endovascular Treatment for Acute Ischemic Stroke. N Engl J Med 376：1341-1349, 2017.

13) 日本脳卒中学会脳卒中ガイドライン委員会（編）：脳卒中治療ガイドライン 2015［追補 2017 対応］. pp.25-27 協和企画, 2017.

14) Nogueira RG, Jadhav AP, Haussen DC, et al.：Thrombectomy 6 to 24 hours after stroke with a mismatch between deficit and infarct. N Engl J Med 378：11-21, 2018.

15) Albers GW, Marks MP, Kemp S, et al.：Thrombectomy for stroke at 6 to 16 hours with selection by perfusion imaging. N Engl J Med 378：708-718, 2018.

16) Saver JL, Jahan R, Levy EI, et al.：Solitaire flow restoration device versus the Merci Retriever in patients with acute ischaemic stroke(SWIFT)：a randomised, parallel-group, non-inferiority trial. Lancet 380：1241-1249, 2012.

17) Nogueira RG, Lutsep HL, Gupta R, et al.：Trevo versus Merci retrievers for thrombectomy revascularisation of large vessel occlusions in acute ischaemic stroke（TREVO 2）：a randomised trial. Lancet 380：1231-1240, 2012.

18) Lapergue B, Blanc R, Gory B, et al.：Effect of Endovascular Contact Aspiration vs Stent Retriever on Revascularization in Patients With Acute Ischemic Stroke and Large Vessel Occlusion. The ASTER Randomized Clinical Trial. JAMA 318：443-452, 2017.

19) Furlan A, Higashida R, Wechsler L, et al.：Intra-arterial prourokinase for acute ischemic stroke. The proactⅡ study：A randomized controlled trial. Prolyse in acute cerebral thromboembolism. JAMA 282：2003-2011, 1999.

20) Ogawa A, Mori E, Minematsu K, et al.：Randomized trial of intraarterial infusion of urokinase within 6 hours of middle cerebral artery stroke：The middle cerebral artery embolism local fibrinolytic intervention trial（MELT）Japan. Stroke 38：2633-2639, 2007.

〔公平瑠奈，豊田一則〕

I. 脳梗塞

Case 3 心原性脳塞栓症：抗凝固療法中に起きた脳塞栓症症例　74歳，男性

主訴　意識障害

概要

▶**現病歴**：7月某日22時頃，倒れている患者を家族が発見し，救急車を要請した．夕食を17時に摂取，その後に抗Xa薬（リバーロキサバン）[*1]を内服し，18時40分に入浴をしたのが，最終未発症確認時刻である．当院到着時間は22時40分．
▶**既往歴**：非弁膜症性心房細動
▶**内　服**：抗Xa薬（リバーロキサバン 15 mg）
▶**家族歴**：特記すべきものなし
▶**嗜　好**：喫煙　20本／日×47年，機会飲酒

[*1] 服用している抗凝固薬の種類により，遺伝子組換え組織プラスミノーゲンアクチベーター recombinant tissue plasminogen activator（rt-PA）静注療法の施行の可否が異なるので，病歴聴取は重要である．

一般身体所見

意識レベルJapan Coma Scale（JCS）10，血圧190/108 mmHg，脈73／分　不整，体温36.7℃，呼吸15／分．貧血なし，黄疸なし，頸動脈雑音聴取せず，心雑音聴取せず，肺野清，腹部平坦かつ軟，グル音正常，腹部血管雑音聴取せず，両側足背動脈触知良好[*2]．

[*2] 心房細動患者においては，全身の塞栓症を発症する可能性があり，身体所見上で，腸間膜動脈や下肢動脈閉塞の可能性を評価する姿勢が重要である．

神経学的所見

瞳孔3/3 mm 対光反射迅速，眼位は右共同偏倚，顔面を含む左片麻痺，左半身感覚障害，軽度構音障害を認める．明らかな失調なし，消去現象を認めず．National Institute of Health Stroke Scale（NIHSS）15点．

検査所見

採血

WBC	8,700/μL	Fib-C	238 mg/dL	LDH	196 IU/L
好中球分葉核球	82.7%	FDP	9.4 μg/mL	AST	17 IU/L
リンパ球	12.3%	Dダイマー	2.3 μg/mL	ALT	11 IU/L
単球	4.4%	TP	7.5 g/dL	Al-P	185 IU/L
好酸球	0.5%	Alb	4.3 g/dL	γ-GTP	27 IU/L
好塩基球	0.1%	T-Bil	1.4 mg/dL	Amy	78 IU/L
RBC	4,390,000/μL	UN	19 mg/dL	Glu	174 mg/dL
Hb	13.2 g/dL	Cr	0.96 mg/dL	HbA1c	6.2%
Ht	40.8%	UA	8.0 mg/dL	TC	169 mg/dL
MCV	92.9 fl	Na	143 mEq/L	LDL-C	103 mg/dL
Plt	156,000/μL	K	4.2 mEq/L	TG	98 mg/dL
APTT	28.5秒	Cl	106 mEq/L	CRP	<0.30 mg/dL
PT-INR	1.14	Ca	9.5 mg/dL	BNP	278.7 pg/mL

12誘導心電図

心房細動, 92 bpm

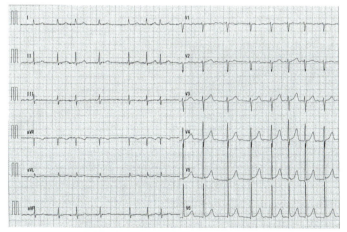

図 3-1　入院時心電図

入院時胸部レントゲン

　心拡大, 左第3弓の突出[*3]を認める (図 3-2 矢印). 心胸比＝58%.

＊3 左房拡大を示唆する所見である.

入院時頭部 MRI

　拡散強調画像 diffusion-weighted image（DWI）で右中大脳動脈 middle cerebral artery（MCA）領域に高信号領域を認める. FLAIR では同部位の信号変化は認めない. MRA では右

MCA M1 近位部で閉塞を認める．その他 FLAIR にて両側白質病変を認める．

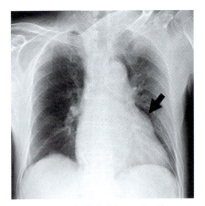

図 3-2　入院時胸部レントゲン

経胸壁心エコー検査（入院後施行）

軽度の僧房弁逆流症（僧房弁狭窄症は認めず），左室収縮能正常，両心房拡大（左房径 5.9 cm）．

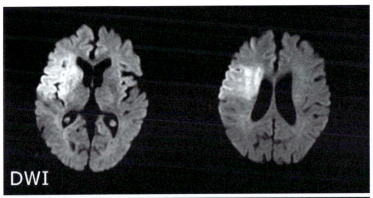
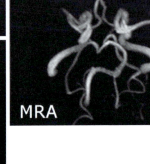
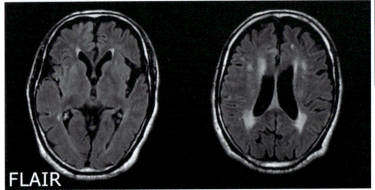

図 3-3　入院時 MRI

病院到着後の経過

病院到着時すでに最終未発症時刻から4時間ほど経過しており，血液検査の結果判明までには4.5時間を超えてしまうこと，また直接経口抗凝固薬 direct oral anticoagulants（DOAC）内服後であること，MRI 拡散強調画像ですでに高信号域が出現し始めつつあることを加味し，rt-PA 静注による血栓溶解療法は施行せず，血管内治療を行う方針とした．

23：50 に右大腿動脈を穿刺，ステントリトリバーと吸引システムを併用し，2pass で右 MCA M1 閉塞部位の再開通を認めた（翌 1：10，図 3-4）．

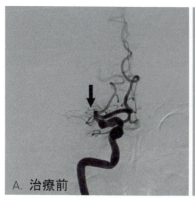 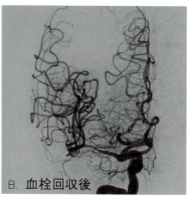

A. 治療前　　　B. 血栓回収後

図 3-4　脳血管造影検査・血栓回収治療
右内頸動脈造影にて，右 MCA M1 に閉塞（矢印）を認める（A）．ステントリトリバーを用いて血栓回収を行い，再開通（TICI3）を得た（B）．

入院後の経過

血管内治療で再開通は得られたが，JCS2 桁程度の意識障害と左片麻痺が残存した．第 2 病日の頭部 CT で梗塞巣内に出血性変化を認めたため（図 3-5），抗凝固療法は施行せず，グリセロールとエダラボン，降圧にて加療を行った．第 6 病日に発熱と採血上 LDH 上昇を認め，体部造影 CT にて左房内血栓と左腎梗塞を認めたため（図 3-6），ヘパリン持続点滴を開始した．その後ワルファリン内服に変更し，PT-INR 2.0～3.0 を目標に調節を行った．第 49 日に回復期リハビリ病院に転院となった．転院時 JCS 1 桁，左半側空間無視と左片麻痺が残存，modified Rankin Scale（mRS）3 であった．

症例

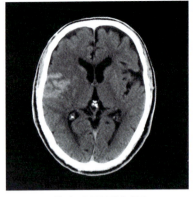
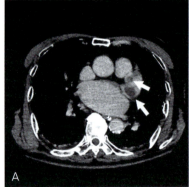

図 3-5　第 2 病日頭部 CT
右 MCA 領域の梗塞巣内に出血性変化を認める．

図 3-6　第 6 病日体部造影 CT
左心耳内に造影欠損部位を認め（矢印），左心耳血栓が疑われる（A）．左腎は右腎より造影効果不良で左腎梗塞が疑われる（B）．

本症例の解説

　リバーロキサバン内服中に発症した心原性脳塞栓症の症例である．2017 年 11 月に脳卒中学会より発表された「抗凝固療法中の脳梗塞急性期再開通治療に関する推奨」[2] に照らし合わせると，抗 Xa 薬内服中の場合，「最終服用後 4 時間以内」，「PT-INR が 1.7 を超えている場合」，「aPTT が前値の 1.5 倍（目安として約 40 秒）を超えている場合」のいずれかに該当する場合は，rt-PA 静注による血栓溶解療法は適応外とされている．本症例では，最終服用からは 4 時間以上経過していると考えられるが，凝固系採血の結果判明時にはすでに最終未発症から 4.5 時間を経過してしまったため，静注血栓溶解療法は施行できなかった．仮に 4.5 時間以内に凝固系結果が判明した場合，本症例では前述の PT および aPTT の基準を満たすが，一方でその基準を満たしても，ダビガトランや抗 Xa 薬の半減期である 12 時間以内最終服用の場合は慎重に判断を行う必要があり，収縮期血圧が 185 mmHg 以上の高血圧を認めることや MRI 拡散強調画像で高信号が出現し始めていることを総合的に判断すると，やはりダイレクトに血管内治療を行うべきであったと考えられる．

　本症例のもう 1 つの検討点は，再発予防の抗凝固薬の選択である．本症例では，非弁膜症性心房細動に対して適正量の DOAC が投与されていたが，発症前の服薬状況に関しては脳梗塞後遺症による高次脳機能障害のため病歴聴取が困難であり，詳細は不明であった．一方で入院後の造影 CT にて左心房内に血栓が確認され，左心房径の著明な拡大を認めることからも，確実な抗凝固療法の施行が必要な症例と考えられる（左房径拡大は，脳・全身塞栓症の独立した危険因子との報告がある[1]）．これらを鑑み，服薬状況と治療強度が確認できるワルファリンを抗凝固療法として導入した．

解 説

1. 抗凝固療法中の脳梗塞急性期再開通治療

　抗凝固療法中に閉塞血管の再開通を目指す治療は，梗塞部位の出血性変化をきたす可能性があり，いかなる時も適応の可否を慎重に判断する必要がある．特に rt-PA 静注による再開通療法は，血管内治療による機械的再開通療法より出血リスクが高く，その投与に関しては最新の指針や文献を基に判断を行う必要がある．

　本項執筆時（2018 年 10 月）においては，2017 年 11 月に脳卒中学会より発表された「抗凝固療法中の脳梗塞急性期再開通治療に関する推奨」（表 3-1）[2]を参考に判断すべきと考えられる．この中では，主には rt-PA による静注血栓溶解療法を念頭に，ワルファリン，ヘパリン，直接トロンビン阻害薬であるダビガトラン，そして第 X 因子阻害薬（抗 Xa 薬：リバーロキサバン，アピキサバン，エドキサバン）の各種薬剤についての記載がなされているが，判断すべき項目としては，「中和薬の使用」，「PT または aPTT による凝固能の評価」，「（DOAC に関しては）服用後の経過時間」の 3 つである．

1) 急性期再開通治療（静注血栓溶解療法＋機械的血栓回収療法）における各種抗凝固薬に対する中和薬の適否について
   - ワルファリンに対するプロトロンビン複合体製剤：凝固能を高め，脳梗塞病態を悪化させる可能性があり，使用すべきでない．
   - ヘパリンに対する硫酸プロタミン：凝固能を高め，脳梗塞病態を悪化させる可能性があり，使用すべきでない．
   - ダビガトランに対する特異的中和薬であるイダルシズマブ：イダルシズマブ投与後に静注血栓溶解療法を行うことを考慮しても良いが，症例数の蓄積がなく，機械的血栓回収療法が可能であれば同治療を優先．
   - 抗 Xa 薬：現時点では中和薬なし，他の中和薬を用いることは推奨されない．

2) 静注血栓溶解療法時における PT，aPTT による凝固能の評価
   - ワルファリン：PT-INR が 1.7 を超えている場合，静注血栓溶解療法の適応外
   - ヘパリン：aPTT が前値の 1.5 倍（目安として約 40 秒）を超えている場合，適応外．
   - ダビガトラン：aPTT が前値の 1.5 倍（目安として約 40 秒）を超えている場合，適応外．
   - 抗 Xa 薬：PT-INR が 1.7 を超えている場合，または aPTT が前値の 1.5 倍（目安として約 40 秒）を超えている場合，適応外．

3) 静注血栓溶解療法時における DOAC 服用後の経過時間
   - ダビガトラン，抗 Xa 薬共通：最終服用後 4 時間以内は，静注血栓溶解療法の適応外．
   - 4 時間以上経過していても，各種薬剤の半減期である 12 時間程度までは慎重に判断．

　これらの基準を満たしていても，抗凝固療法中の急性期再開通治療（機械的血栓回収療法を含む）は，その有効性と安全性を常に考え，慎重に判断する必要がある．

症 例

表 3-1 抗凝固療法中の脳梗塞急性期再開通治療に関する推奨

●ワルファリン服用患者における推奨
1. プロトロンビン時間の国際標準比（PT-INR）が 1.7 を超えている場合を，静注血栓溶解療法の適応外とみなす．
2. 中和薬であるプロトロンビン複合体製剤を用いて，上記の指標を是正した後に再開通治療（静注血栓溶解療法または機械的血栓回収療法）を行うことは，推奨されない．本中和薬は凝固能を高めて脳梗塞病態を悪化させ得るため，超急性期の脳梗塞患者に用いるべきでない．

●ヘパリン投与患者における推奨
3. 活性化部分トロンボプラスチン時間（aPTT）が前値の 1.5 倍（試薬によって絶対値は異なるが，目安として約 40 秒）を超えている場合を，静注血栓溶解療法の適応外とみなす．
4. 中和薬である硫酸プロタミンを用いて，上記の指標を是正した後に静注血栓溶解療法を行うことは，推奨されない．本中和薬は凝固能を高めて脳梗塞病態を悪化させ得るため，超急性期の脳梗塞患者に用いるべきでない．

●ダビガトラン服用患者における推奨
5. 現状ではダビガトランの強度を測定する適切なマーカーが普及していない．少なくとも従来抗凝固薬の強度の指標である aPTT が前値の 1.5 倍（目安として約 40 秒）を超えている場合を，静注血栓溶解療法の適応外とみなす．
6. ダビガトランの最大血中濃度到達時間は 1～4 時間で，服用直後は aPTT が正常範囲を示すことが多いので，最終服用後 4 時間以内であることが確認できた場合には凝固マーカーの値にかかわらず静注血栓溶解療法の適応外とみなす．
7. 上記 5，6 で適応外とみなされた場合も，特異的中和薬であるイダルシズマブを用いて後に静注血栓溶解療法を行うことを，考慮しても良い．しかしながら高く推奨するには臨床事例の蓄積を欠くため，機械的血栓回収療法を施行できる施設において同療法を優先的に行うことを，考慮しても良い．

●活性化凝固第Ｘ因子阻害薬服用患者における推奨
8. 現状では活性化凝固第Ｘ因子阻害薬（抗Ｘa 薬：リバーロキサバン，アピキサバン，エドキサバン）の強度を測定する適切なマーカーが普及していない．少なくとも従来抗凝固薬の強度の指標である PT-INR が 1.7 を超えている場合や aPTT が前値の 1.5 倍（目安として約 40 秒）を超えている場合を，静注血栓溶解療法の適応外とみなす．
9. 抗Ｘa 薬の最大血中濃度到達時間は 1～4 時間で，服薬直後は PT-INR や aPTT が正常範囲を示すことが多いので，最終服用後 4 時間以内であることが確認できた場合には凝固マーカーの値にかかわらず静注血栓溶解療法の適応外とみなす．
10. 抗Ｘa 薬服薬患者に，他抗凝固薬の中和薬を転用して抗凝固能の是正を試みた後に静注血栓溶解療法を行うことは，推奨されない．

●抗凝固療法中患者全般における慎重な治療選択
11. 抗凝固療法中の患者は，薬剤強度にかかわらず，静注血栓溶解療法の施行を慎重に考慮する．ダビガトランや抗Ｘa 薬の半減期が 12 時間前後であることを考えれば，最終服用後 4 時間を過ぎても半日程度までは，静注血栓溶解療法の有効性が危険性を上回るかをとくに慎重に判断すべきである．
12. 抗凝固療法中の患者への機械的再開通療法は，その有効性が危険性を上回るかを慎重に判断した上で，承認されている各デバイスの添付文書に従って施行することが推奨される．

(日本脳卒中学会脳卒中医療向上・社会保険委員会「抗凝固療法中患者への脳梗塞急性期再開通治療に関する推奨」作業部会：抗凝固療法中患者への脳梗塞急性期再開通治療に関する推奨 2017 年 11 月．2017 より)

2．抗凝固療法中に発症した脳梗塞に対する抗凝固薬の変更・選択について

　抗凝固療法に限らず，何らかの抗血栓薬を服用中に脳梗塞を発症した場合には，適切な抗血栓薬を再度検討する必要がある．服薬アドヒアランスの確認を行うことは必須であるが，発症した脳梗塞の病型によっても抗血栓薬が変更になる可能性もある．本項では，DOAC 服用中に発症した心房細動による心原性脳塞栓症の場合の検討点を述べていく．

1）非弁膜症性心房細動の確認

　DOAC の心房細動に対する適応は非弁膜症性に限られている．「弁膜症」の定義は各国の学会・ガイドラインによって若干異なるが，日本循環器学会の心房細動（薬物）治療ガイドライン[3]においては，「弁膜症性」心房細動とはリウマチ性僧帽弁疾患（主に狭窄症）と人工弁置換術後（機械弁，生体弁とも）と定義されている．生体弁は血栓形成の点からは機械弁に比べて有利であるが，生体弁置換例が心房細動を合併した場合には，塞栓症のリスクが高まるため抗凝固療法の

適応となるとされている．一方で，僧帽弁修復術後や非リウマチ性僧房弁閉鎖不全症は「非弁膜症性」と定義されている．

　DOACとワルファリンを比較した第Ⅲ相試験では，中程度～重度の僧帽弁狭窄，または機械弁留置例は高リスク群として除外されており，各薬剤の添付文書や各ガイドラインでも弁膜症心房細動にはDOACではなくワルファリンが適応となる．これらの確認は処方医の当然の責務であるが，非常に重要である．一方で各DOACの第Ⅲ相試験を統合し，中程度～重度の僧帽弁狭窄または機械弁留置例以外の弁膜症（主に僧帽弁閉鎖不全症と三尖弁逆流）を伴った心房細動での解析を行った研究[4]では，標準容量のDOACにおいては中程度～重度の僧帽弁狭窄または機械弁留置例以外の心臓弁疾患の有無で有効性・安全性に差異は認められなかったとされている．

2）DOACが適正量であるかの確認

　各DOACにおいては減量基準が設けられており，overdoseでは出血性イベントの増加が懸念される．一方で，この出血性イベントを危惧するあまり，不適切な減量が行われる症例も散見される．わが国での心房細動患者のレジストリー研究においても，DOAC使用症例の20～28％において不適切な減量が行われていた[5]．第Ⅲ相試験で得られたDOACの有効性はあくまでも適切な容量設定で得られた結果であり，またDOACはワルファリンのように採血での効果の確認ができないため，各症例での適切な容量での処方が非常に重要である．

3）アドヒアランスの確認

　ワルファリンはPT-INRによる容量調整が必要でありこれは同剤の欠点でもあるが，一方で本症例のような確実な抗凝固効果の担保が必要な場合には利点にもなり得る．DOACに関しては安全性の面でaPTTやPTによる凝固系評価が有用なこともあるが，効果を判定するための採血ができないということは，同剤の欠点にもなりうる．またワルファリンに比べDOACの半減期は短く，飲み忘れで効果が減弱する可能性も多い．内服薬は，患者さんが指示通りに内服をしてはじめて意図する効果が発揮されるものであり，そのアドヒアランスの確保や確認といった点も含めて，薬剤を選択する必要もある．

文　献

1) Hamatani Y, Ogawa H, Takabayashi K, et al.：Left atrial enlargement is an independent predictor of stroke and systemic embolism in patients with non-valvular atrial fibrillation. Sci Rep 6：31042, 2016.

2) 日本脳卒中学会脳卒中医療向上・社会保険委員会「抗凝固療法中患者への脳梗塞急性期再開通治療に関する推奨」作業部会：抗凝固療法中患者への脳梗塞急性期再開通治療に関する推奨　2017年11月．2017.〈http://www.jsts.gr.jp/img/guideline20171222.pdf〉（2019年1月アクセス）

3) 日本循環器病学会：心房細動治療（薬物）ガイドライン（2013年改訂版）．〈http://www.j-circ.or.jp/guideline/pdf/JCS2013_inoue_h.pdf〉（2019年1月アクセス）

4) Renda, G, Ricci F, Giugliano RP, et al.：Non-Vitamin K Antagonist Oral Anticoagulants in Patients With Atrial Fibrillation and Valvular Heart Disease. J Am Coll Cardiol 69：1363-1371, 2017.

5) Okumura Y, Yokoyama K, Matsumoto N, et al.：Current use of direct oral anticoagulants for atrial fibrillation in Japan：Findings from the SAKURA AF Registry. J Arrhythm 33：289-296, 2017.

（大木宏一）

I. 脳梗塞

Case 4 アテローム血栓性脳梗塞：外減圧術施行症例　64歳，男性

主訴　意識障害，右片麻痺

概要

▶**現病歴**：6月某日深夜23：15頃，トラックを運転中に徐々に右半身が動かなくなり，ブレーキを踏めず壁に衝突した[*1]．救急車にて翌日0：12に当院に搬送された．
▶**既往歴**：医療機関への通院歴なく，不明．
▶**内服**：なし
▶**家族歴**：特記すべきものなし
▶**生活暦**：喫煙歴　20本／日×40年，機会飲酒

[*1] 外傷患者の場合，その外傷を負った原因が内科的疾患の場合もあり，可能な限り病歴を聴取する姿勢が重要である．

一般身体所見

意識レベルJapan Coma Scale（JCS）3，血圧130/115 mmHg，脈拍95／分 整，体温36.2℃，呼吸16／分，貧血なし，黄疸なし，頸動脈雑音聴取せず，心雑音聴取せず，肺野清，腹部平坦かつ軟，腹部血管雑音聴取せず，両側足背動脈触知良好，前額部に打撲あり，その他体表に明らかな外傷なし．

神経学的所見

瞳孔4/4 mm 対光反射迅速，顔面を含む右片麻痺（右上肢徒手筋力検査 manual muscle testing〈MMT〉1，右下肢MMT3程度），右半身の高度感覚障害あり，軽度構音障害を認める，明らかな失調なし，消去現象を認めず，左利き矯正後（入院後に判明）[*2]　National Institute of Health Stroke Scale（NIHSS）10点．

[*2] 左利きにおいても言語中枢は右利き患者と同様に左半球にあることが多いが，今後出現する高次脳機能障害を予想するうえで，利き手を聴取することは重要である．

検査所見

採血

WBC	10,100/μL	Dダイマー	2.2 μg/mL	ALT	46 IU/L
好中球分葉核球	74.8%	TP	7.1 g/dL	Al-P	192 IU/L
リンパ球	17.1%	Alb	3.7 g/dL	γ-GTP	23 IU/L
単球	5.6%	T-Bil	0.4 mg/dL	Amy	68 IU/L
好酸球	2.1%	UN	15 mg/dL	Glu	137 mg/dL
好塩基球	0.4%	Cr	0.79 mg/dL	HbA1c	6.2%
RBC	5,220,000/μL	UA	5.2 mg/dL	TC	190 mg/dL
Hb	16.2 g/dL	Na	141 mEq/L	HDL-C	36 mg/dL
Ht	48.1%	K	3.6 mEq/L	LDL-C	135 mg/dL
MCV	92.1 fl	Cl	107 mEq/L	TG	105 mg/dL
Plt	206,000/μL	Ca	8.8 mg/dL	CRP	<0.3 mg/dL
APTT	20.8 秒	LDH	242 IU/L		
PT-INR	1.05	AST	43 IU/L		

心電図・MRI

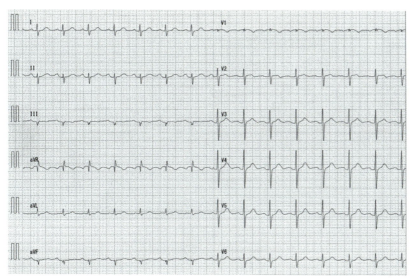

図 4-1　12 誘導心電図
正常洞調律　88 bpm

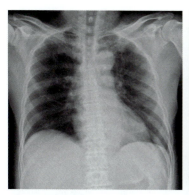

図 4-2　胸部レントゲン
正常範囲内　心胸比　49%

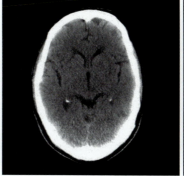

図 4-3　入院時頭部 CT
出血性変化なし，外傷性変化なし，左基底核の不明瞭化をわずかに認める．

症 例

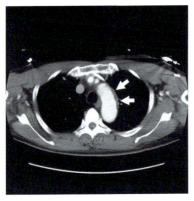

図 4-4 体部造影 CT
大動脈解離は認めないが、大動脈弓部に動脈壁の肥厚や不整の所見 (shaggy aorta)*3 を認める（矢印）．その他、肺気腫を認める．頸椎損傷なし、外傷性内臓損傷なし．

*3 大動脈のアテローム病変を示す shaggy aorta は、大動脈内血栓の原因となる．

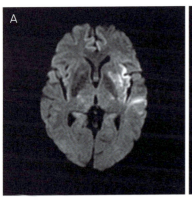 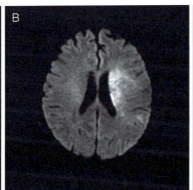 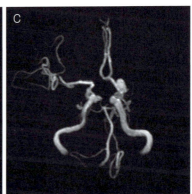

図 4-5 入院時頭部 MRI
拡散強調画像 diffusion weighted image（DWI）(A, B) および MRA (C)．左中大脳動脈 middle cerebral artery（MCA）は M1 近位部で閉塞、左 MCA 領域に DWI で淡い高信号領域を認める．Alberta Stroke Programme Early CT Score (ASPECTS) 7/11 点．

病院到着後の経過

交通外傷後であるが、身体所見および画像検査で外傷性変化を認めず、遺伝子組み換え組織プラスミノゲンアクチベーター recombinant tissue plasminogen activator（rt-PA）静注療法の適応に合致したため、2：10 から rt-PA 静注療法を開始し（発症後約 3 時間）、同治療を継続しながら血管内治療を開始した．

2：44 に右大腿動脈を穿刺、ガイディングカテーテルを右内頸動脈に留置するもすぐ脱落してしまい、留置に時間を要した．その後血管造影を行うと、右 M1 閉塞部位は再開通しており、近位部に狭窄所見を認めた*4（図 4-6）．残存血栓の吸引

*4 本症例では、左 MCA 領域への前大脳動脈や同側の後大脳動脈からの軟髄膜吻合 leptomeningeal anastomosis を介した血行路の発達が悪く、突然の左 M1 閉塞であった可能性が高い．

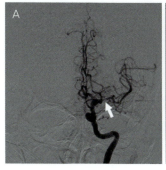 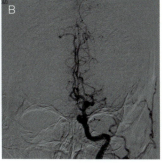

図 4-6　血管造影検査
自然再開通後（A）とその後の再閉塞（B）．A：MCA に狭窄を認める（矢印）．

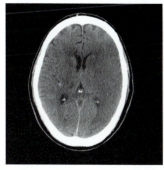 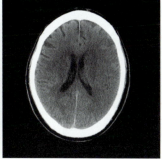

図 4-7　発症 12 時間後頭部 CT

を行うべく吸引デバイスを準備，遠位部に送り込んだところ再閉塞をきたした．ステントリトリーバーで同部位の血栓回収を行い再開通を得たが，10 分後の確認造影にて再度の閉塞を認めた（図 4-6）．同一部位の繰り返す閉塞*5 でありアテローム性プラークの急性破綻や動脈解離を閉塞機序と考え，治療開始より時間が経過し合併症のリスクが高い*6 と判断し，5：42 に手技を終了し入院となった．

入院後の経過

入院後はグリセロールとエダラボンで加療を開始した．出血性梗塞のリスクが高いと判断し，抗血栓療法は施行せず，また過度の血圧上昇を避けるべく血圧管理を行った*7．発症約 12 時間後の段階では JCS 20-30 程度，頭部 CT（図 4-7）では左 MCA 領域に低吸収領域を認めるようになったが，midline shift は認めなかった．

発症後約 48 時間頃より JCS 200-300 に悪化，瞳孔左右差（3.0/4.5 mm）を認め，頭部 CT を施行（図 4-8），左 MCA 領域の広範な脳梗塞，および高度の腫脹による midline shift を認めた．マンニトール液*8 の点滴を開始し，家族に説明・同意の

*5 shaggy aorta の存在から，大動脈原性塞栓症の可能性も考えられたが，他部位からの塞栓性閉塞であれば同一部位で閉塞・再開通を繰り返すことは考えにくく，本症例ではアテローム性プラークの急性破綻や動脈解離を閉塞機序と考えた．

*6 側副血行路の発達が乏しい本症例のような場合，血管閉塞から時間を経過しての再開通は，出血性梗塞を発症する危険性が高い．

*7 脳循環自動調節能の破綻した急性期脳梗塞においては，降圧により脳血流量が低下し症状の悪化をきたす可能性があるが，本症例では血腫形成性の出血性変化が起こると脳ヘルニアにより致命的になる可能性が高く，救命を優先させるための降圧を行った．

*8 マンニトールはグリセロールよりも頭蓋内圧低下作用の発現が速いという利点があるが，組織内で分解されないために，脳梗塞で破綻した脳組織内に移行したマンニトールが血管内の水分を吸着し脳浮腫を増悪させる「リバウンド現象」の可能性が理論上考えられる．したがって，手術開始までの短期間での頭蓋内低下などを目的として使用されることが多い．

上，緊急開頭外減圧術を施行した．手術後の頭部CT（図4-9）でmidline shiftはやや改善し，瞳孔不同は改善したが意識障害の改善が乏しく，手術2日後に気管切開を施行した．その後リハビリテーションを継続，手術10日後頃には意識障害が改善，JCS1桁となった．手術28日後に頭蓋形成術を施行し（図4-10），手術60日後にリハビリ病院転院となった．転院時，JCS3，車椅子乗車，気管切開のため発語は不可能だが言語理解は良好，右完全麻痺の状態であった（modified Rankin Scale〈mRS〉5）．

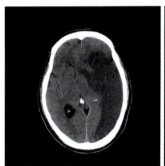
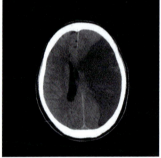

図4-8　発症48時間後頭部CT

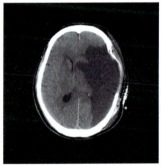
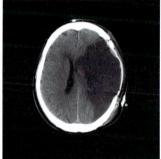

図4-9　開頭外減圧術後頭部CT

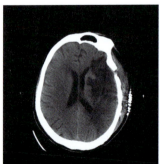
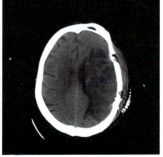

図4-10　頭蓋形成術後発症（発症28日後）の頭部CT

> **本症例の解説**
>
> 　左MCA起始部閉塞による脳梗塞の症例である．同一血管部位が開通と再閉塞を繰り返したため，塞栓性機序ではなく，同部位の不安定プラークの破綻や動脈解離による急性閉塞と推測した．おそらく，側副血行路の発達がない状況で急性閉塞が生じたため，塞栓症で起こるようなMCA領域の全域にわたる広範な梗塞に至ったと考えられる．また本症例は64歳で脳萎縮がほとんどなく，脳浮腫による頭蓋内圧上昇が容易に起こりやすい状態であったと思われる．
>
> 　MCA起始部での急性閉塞を生じた本症例は，当初より左MCA領域の大きな梗塞になることが予想され，開頭外減圧術の施行を検討していた．また出血性変化を伴えば致命的になることも十分考えられたため，血管内治療後の抗血栓療法は施行しなかった．後述する「脳卒中治療ガイドライン2015」[1]の開頭外減圧療法の適応基準に照らし合わせると，「60歳まで」という年齢条件以外は適応に合致する．またその施行において，なるべく早期に行ったほうが転帰が良いとされている．しかしながら，本症例では入院当初に親族との連絡がとれず手術の同意が得られなかったため，早期の手術療法の施行が困難であった．外減圧術を施行しなければおそらく致命的な転帰になったことが予想されるが，一方で本治療は失語症や片麻痺などの脳梗塞自体による機能障害を劇的に改善させるものではないので，その点を十分に説明してからの施行が必要がある．この点に関しては解説の中で詳細を述べる．

解説

1. 外減圧術の種類と適応

　腫脹した脳が頭蓋外に拡張できるように頭蓋骨の一部を除去し，頭蓋内圧を低下させることによって，健常脳組織の保護，脳血流の改善，酸素供給の増加を狙うのが外減圧術である（脳の一部を切除し，除圧できるスペースを確保するのが内減圧術である）．

　適応となる病態は，1）中大脳動脈灌流領域を含む一側大脳半球梗塞のうち，進行する脳浮腫によって致命的な転帰をきたす悪性中大脳動脈梗塞（malignant MCA infarction）と，2）脳幹部圧迫による重度の意識障害をきたしている小脳梗塞の2つである．「脳卒中治療ガイドライン2015」[1]（表4-1）では，悪性中大脳動脈梗塞に対してはグレードA「行うように強く勧められる」

表4-1　開頭外減圧療法の適応

1. 中大脳動脈灌流域を含む一側大脳半球梗塞において下記注）の適応を満たせば，発症48時間以内の硬膜形成を伴う外減圧術が強く勧められる（グレードA）．
   注：
   ①年齢が18～60歳までの症例
   ②NIH Stroke Scale（NIHSS）scoreが15より高い症例
   ③NIH scoreの1aが，1以上の症例
   ④CTにて，前大脳動脈もしくは後大脳動脈領域の脳梗塞の有無は問わないが，中大脳動脈領域の脳梗塞が，少なくとも50％以上あるか，拡散強調MRI画像（DWI）にて，脳梗塞の範囲が145 cm^{3}を超える症例
   ⑤症状発現後48時間以内の症例
2. 小脳梗塞においては，意識が清明でかつ，CT所見でも水頭症や脳幹部への圧迫所見がない症例では保存的治療を考慮しても良い（グレードC1）．これに対しCT所見上，水頭症を認め，水頭症による昏迷など中等度意識障害がある症例に対しては脳室ドレナージを行うことを考慮しても良い（グレードC1）．またCT所見上，脳幹部圧迫を認め，これにより昏睡などの重度の意識障害を来している症例に対しては減圧開頭術を考慮しても良い（グレードC1）．

（日本脳卒中学会脳卒中ガイドライン委員会：脳卒中治療ガイドライン2015［追補2017対応］．協和企画，2017より）

の推奨であるが，小脳梗塞ではグレード C1「行うことを考慮しても良いが，十分な科学的根拠がない」とされている．しかし小脳梗塞に関しては，その有効性を検討する大規模無作為化研究が行われていないだけであり，実際の臨床ではその効果を実感することが多い．

従来は，外減圧術で取り出した骨弁は冷所に保存し，脳浮腫が改善した段階（6 週～6 ヵ月後）に元の場所に再挿入を行っていたが[2]，感染の問題が多いため最近では人工骨を作成し再挿入することも可能となっている．

2. 脳浮腫の病態生理

脳梗塞では，神経細胞での低酸素，興奮毒性，エネルギー供給の停止，膜電位低下の結果，最終的にはナトリウム・カルシウムイオンが水とともに細胞内に流入する．この一連のカスケードは，発症数時間において細胞毒性脳浮腫を引き起こし，その後の血管内皮や血液脳関門の障害による血管性浮腫を生じさせる[2]．脳浮腫は通常 2 日以内に発生し，2～5 日目の間に最大となることが多いが[3,4]，個々の症例において差異も大きい．頭蓋内は骨により囲まれた限られたスペースであるため，脳浮腫が進行するとまず血液と髄液が頭蓋外に押し出され，それに引き続いて頭蓋内圧亢進をきたし midline shift による正常脳組織や脳幹への圧迫，最終的には鉤ヘルニアやテント切痕ヘルニアが生じる[2]．

3. 悪性中大脳動脈梗塞に対するによる外減圧術のエビデンス（年齢制限，障害半球の左右差による適応の是非も含む）

悪性中大脳動脈梗塞に対する外減圧術の有効性に関する研究は，欧州での DECIMAL (decompressive craniectomy in malignant middle cerebral artery infarction)[5]，DESTINY (decompressive surgery for the treatment of malignant infarction of the middle cerebral artey)[6]，HAMLET (hemicraniectomy after middle cerebral artery infarction with life-threatening edema trial)[7]の 3 つの前向き無作為化試験が重要であるが，各試験での症例数は少ない．これら 3 つの試験から，18 歳～60 歳までの 48 時間以内に手術が行われた 93 症例を対象としてプール解析を行った報告[8]によると，外減圧術群 vs 保存的治療群の比較において，modified Rankin Scale（mRS）が 4 以下になる割合は，75% vs 24%（絶対リスク減少：51%，95%信頼区間：34-69），救命率（mRS 5 以下）は 78% vs 29%（絶対リスク減少：50%，95%信頼区間：33-67）であり，外減圧術は死亡率を著明に低下させ，mRS 4 以下の機能障害患者を増加させることができたと結論付けている．しかしながら，この解析での両群での各 mRS の分布をみると（図 4-11），外減圧術の施行により死亡率は大きく減少するものの，mRS 4 の機能障害を呈する症例が特に増加していることがわかる．つまり外減圧術は，救命を目的とすると非常によい治療であるが，救命できた場合に残存する機能障害に関しても十分に考慮しなければならないと考えられる．

悪性中大脳動脈梗塞の半数は 60 歳以上の症例といわれているが[9]，前述のプール解析研究の対象は 60 歳未満が対象であり，それより高齢の症例における外減圧術の有効性に関するエビデンスは現時点ではない．高齢者では手術に伴う合併症率も高くなることが予想されるとともに，若年者より脳容積が少なく，外減圧を行わなくても致命的な頭蓋内圧亢進まで至らない可能性もある．60 歳以上の症例を対象として，うつ状態や日常生活動作に関する評価も行う DESTINIY II 試験が現在進行中である[9]．

適切な手術時期に関しても，前述のプール解析では 48 時間以内の症例のみが対象であり，それ以降に関するエビデンスはない．HAMLET 試験[7]では 96 時間以内までの症例を対象としてお

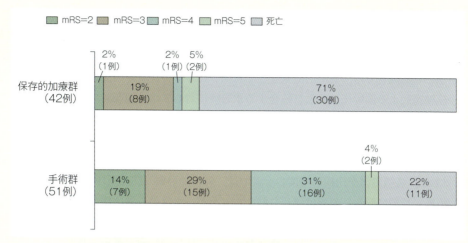

図 4-11 悪性中大脳動脈梗塞に対する外減圧術施行群と保存的加療群における 1 年後の転帰

(Vahedi K, Hofmeijer J, Juettler E, et al.: Early decompressive surgery in malignant infarction of the middle cerebral artery: a pooled analysis of three randomised controlled trials. Lancet Neurol 6: 215-222, 2007 より作成)

り，その副次評価項目の解析においては，48 時間以内の手術は mRS 5 または 6 の症例を減少させたが，48 時間以降では手術と保存的治療群の間に差異は認められなかったとしている．しかし症例数が少ない副次評価項目の解析結果であり，その解釈には注意を要する．いずれにせよ，悪性の経過を示唆する臨床徴候や画像所見を早期にとらえ，手術の判断を早期に行うのが肝要である．最初の数時間での進行性意識障害と内頸動脈遠位部での閉塞が，最も予後が悪いと考えられている[2]．

障害半球が優位半球の場合，手術で救命し得てもその後の失語症が QOL を著しく低下させるので，外減圧術のメリットが見いだせないという意見もあるが，複数の試験では手術の効果に対する左右差は確認されていない[2]．また劣位半球の梗塞であっても，半側空間無視や病態失認などの高次脳機能障害により脳卒中後の回復が遅れる可能性もあり[10]，現時点では障害半球の左右差で手術の可否を判断する理由はないと考えられる．

4. 救命 vs 機能障害のどちらを選択するか？

前述の無作為化試験では，外減圧術の施行により死亡率は大きく減少するため，手術療法が推奨度の高い治療として勧められている．しなしながら，救命し得ても mRS 4 の機能障害（介助なしには歩行困難で，日常生活に介護を必要とし，多くは施設入所を必要とするレベル）を呈する症例が増加することも事実である．この転帰を許容できるかどうかは，患者，家族，介護者によってのみ判断できるものである．われわれ医療者は，救命し得た場合の機能予後についても術前に説明を行い，家族・介護者が納得されたうえで，手術の施行の是非を判断すべきである．（医師〈脳神経内科医，神経放射線科医，脳神経外科医〉を対象として，悪性中大脳動脈梗塞に対する外減圧術の施行に関する考え方を調査した DESTINY-S 研究[11]によると，mRS 3 以下を許容できる機能障害とした回答が最多〈79.3%〉であり，mRS 4 を許容可とした回答は 38.0%，mRS 5 でも許容可との回答は 5.8% であった．）

5. 小脳梗塞に関する外減圧術のエビデンス

　小脳は後頭蓋窩の限られたスペースにあるため，大きな梗塞の場合，浮腫の進行とともに脳幹を圧迫し水頭症をきたす可能性がある．したがって，入院当初は意識が清明でも大梗塞や著明な浮腫が予想される場合では，集中治療室などで意識レベルや神経所見の観察を頻回に行うべきである．小脳梗塞による脳幹圧迫および続発する水頭症に対しては，開頭減圧術と脳室ドレナージの両者が行われる．しかしながら，これらの有効性を検討した前向き無作為化研究は行われておらず，非介入の研究による推奨である．

　1990年代に欧州で行われた前向き観察研究（German-Austrian Cerebellar Infarction Study）[12]では，意識障害が比較的軽度の患者では，外科的治療（開頭減圧術と脳室ドレナージ）と内科的治療の比較で転帰に差異は認められなかったが，重度の昏睡状態の患者においては，開頭減圧術と脳室ドレナージの施行を施行された患者の約半数がmRSが2以下の予後良好を示した．観察研究である本研究においては，症状悪化時には外科的治療が選択されるため重症例での比較対象群は存在しない．

　既報告では，大きな小脳梗塞症例で脳幹圧迫を認める場合には，手術療法を行わないと致命的になる可能性があることが示されており，内科的治療と手術療法を比較する無作為化試験を行うことは倫理的に不可能である．現時点においては，重度の意識障害を呈する可能性がある場合には，外科的手術療法を検討すべきといえる．しかしながら，開頭減圧術と脳室ドレナージの併用とそれぞれの単独手術のどちらが優れているのか，また適切な手術時期や脳幹梗塞を伴っている患者での対応などはこれからの検討課題である[2]．

文　献

1) 日本脳卒中学会脳卒中ガイドライン委員会：脳卒中治療ガイドライン2015．協和企画，2015．
2) Bösel J, et al., 星野晴彦（監訳）：テント上/下の占拠性脳梗塞．脳卒中症候群．メディカル・サイエンス・インターナショナル，p.403-409，2016．
3) Hacke W, Schwab S, Horn M, et al.：'Malignant' middle cerebral artery territory infarction：clinical course and prognostic signs. Arch Neurol 53：309-315, 1996.
4) Frank JI：Large hemispheric infarction, deterioration, and intracranial pressure. Neurology 45：1286-1290, 1995.
5) Vahedi K, Vicaut E, Mateo J, et al.：Sequential-design, multicenter, randomized, controlled trial of early decompressive craniectomy in malignant middle cerebral artery infarction（DECIMAL Trial）. Stroke 38：2506-2517, 2007.
6) Jüttler E, Schwab S, Schmiedek P, et al.：Decompressive Surgery for the Treatment of Malignant Infarction of the Middle Cerebral Artery（DESTINY）：a randomized, controlled trial. Stroke 38：2518-2525, 2007.
7) Hofmeijer J, Kappelle LJ, Algra A, et al.：Surgical decompression for space-occupying cerebral infarction（the Hemicraniectomy After Middle Cerebral Artery infarction with Life-threatening Edema Trial［HAMLET］）：a multicentre, open, randomised trial. Lancet Neurol 8：326-333, 2009.
8) Vahedi K, Hofmeijer J, Juettler E, et al.：Early decompressive surgery in malignant infarction of the middle cerebral artery：a pooled analysis of three randomised controlled trials. Lancet Neurol 6：215-222, 2007.
9) Jüttler E, Bösel J, Amiri H, et al.：DESTINY II：DEcompressive Surgery for the Treatment of malignant INfarction of the middle cerebral arterY II. Int J Stroke 6：79-86, 2011.
10) 大木宏一，星野晴彦：見逃されやすい右脳の臨床症状．成人病と生活習慣病 48：769-772，2018．
11) Neugebauer H, Creutzfeldt CJ, Hemphill JC 3rd, et al.：DESTINY-S：attitudes of physicians toward disability and treatment in malignant MCA infarction. Neurocrit Care 21：27-34, 2014.
12) Jauss M, Krieger O, Hornig C, et al.：Surgical and medical management of patients with massive cerebellar infarctions：results of the German-Austrian Cerebellar Infarction Study. J Neurol 246：257-264, 1999.

〈大木宏一〉

I. 脳梗塞

Case 5 抗血小板剤抵抗性の不安定プラークを伴う症候性右頸部頸動脈狭窄に対し頸動脈内膜剥離術（CEA）を施行した症例　72歳, 男性

主訴　左不全片麻痺, 構音障害

概要

- ▶**現病歴**：起床時より[*1]左不全片麻痺および構音障害を自覚し, 当院へ救急搬送となった.
- ▶**既往歴**：糖尿病, 高血圧, 脂質異常症, 陳旧性心筋梗塞[*2]（3枝病変に対し経皮的血管形成術を施行）
- ▶**内服歴**：アスピリン腸溶剤 100 mg, クロピドグレル 75 mg, グリベンクラミド 7.5 mg, ミグリトール 150 mg, ロスバスタチンカルシウム 2.5 mg, ラベプラゾールナトリウム 10 mg[*3]
- ▶**家族歴**：特記事項なし

[*1] 発症時間が明確ではない脳梗塞は, rt-PA 静注療法の適応とはならない.

[*2] 頸部頸動脈狭窄症例に冠動脈疾患が合併することは広く知られており, 頻度は約40％程度である. 逆に, 重症の冠動脈疾患患者の約14％に頸部頸動脈狭窄症を認める.

[*3] 抗血小板剤2剤が投薬されている状況下での脳梗塞新規発症は, 薬剤抵抗性であることが示唆される.

一般身体所見

身長 170 cm, 体重 72 kg, BMI 24.9, 血圧 131/77 mmHg, 脈拍 62／分　整, 体温 36.3℃, 右側の頸動脈雑音（＋）.

神経学的所見

構音障害, 中枢性左顔面神経麻痺, 左上肢バレー徴候陽性, 左下肢ミンガチーニ徴候陽性.

検査所見

採血

血糖（158 mg/dL）, HbA1c（6.8％）, LDL-C（63 mg/dL）のコントロールは良好であった[*4]. 凝固系のスクリーニングは異常なし.

[*4] 最善の内科的治療が行われていたことが示唆される.

症　例

心電図

十二誘導：心房細動なし，洞調律．
心電図モニターにおいて不整脈を認めず．

頭部 MRI

頭部 MRI 拡散強調画像（図 5-1A，B，C）では右前頭葉および頭頂葉に広範に散在する高信号域[*5]を認めた．同病変は頭部 MRI FLAIR 画像（図 5-1D，E，F）では明らかではなく，急性期脳梗塞と診断した．頭部 MRA では，頭蓋内外の主幹動脈に血管壁不整を認めたが，高度狭窄所見はなく，末梢血管の描出も良好であった．

*5 複数の血管支配領域にわたり小さな梗塞巣が多発していることから，いわゆる showers of emboli（塞栓が細かく砕けて飛び散る状態）と考えられる．

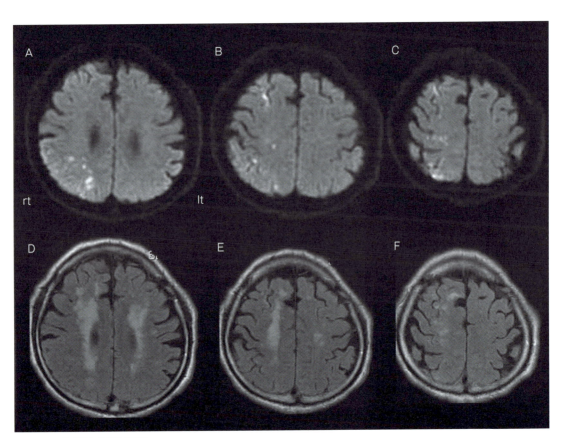

図 5-1　入院時 MRI 画像
A・B・C：拡散強調画像，D・E・F：FLAIR 画像

I. 脳梗塞

頸動脈 MRA

右総頸動脈分岐部から外頸動脈[*6]に高度狭窄[*7]が疑われた．内頸動脈末梢の描出は良好であった（図 5-2A）．

CT アンギオグラフィ

総頸動脈は第 4 頸椎の高さで高度狭窄している．狭窄の主座は分岐部から外頸動脈で，上限は第 3 椎体レベルに止まり，内頸動脈が後頭動脈と交叉する高さ[*8]より低い（図 5-2B, C）．

*6 画像上，頸部外頸動脈は上甲状腺動脈，舌動脈，後頭動脈などの分岐を出すが，内頸動脈は頭蓋内に至るまで分岐を出さないことから両者を鑑別できる．

*7 一般的に 70％以上の狭窄を高度狭窄，50〜69％狭窄を中等度，30〜49％狭窄を軽度狭窄と分類する．

*8 CEA で病変に到達可能な高位限界は，ほぼ，内頸動脈が後頭動脈と交叉する位置である．必要に応じて，後頭動脈を結紮・切断することでより高位の病変に対応することも可能である．病変が極端に高位あるいは低位の場合は，CAS に委ねられることが多い．

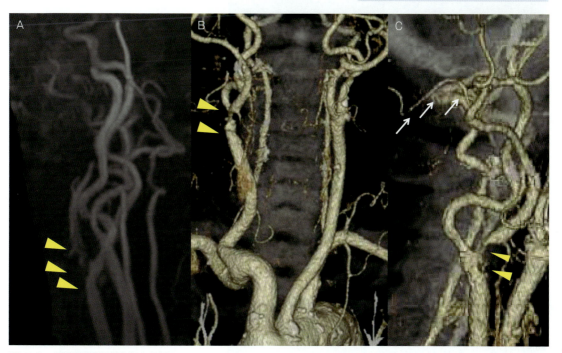

図 5-2 頸部頸動脈狭窄の所見
A：頸部 MRA，B・C：CT アンギオグラフィ

頸動脈エコー[*9]

右総頸動脈に等から低輝度の求心性プラークを認め，面積法（図 5-3A）で 75％，NASCET 法（図 5-3B）で 63％の狭窄率であった．外頸動脈にも等輝度プラークによる狭窄が認められた（図 5-3C, D）．

頸部 MRI プラークイメージ[*10]

頸部 MRI プラークイメージ（black blood imaging〈BBI〉）では，プラークは脂肪抑制 T_1 強調画像（図 5-4A）および脂肪

*9 頸動脈狭窄症における頸動脈エコーでは，狭窄率と血流速度に加え，プラークの性状について評価する．狭窄率には，短軸像で計算する面積法，長軸像で計算する ECST 法と NASCET 法がある．一般的に，面積法≧ECST 法≧NASCET 法の順に大きな値となる．手術の適応決定には NASCET 法が用いられる．狭窄部位の血流速度は，150 cm/秒以上で NASCET 法 50％狭窄，200 cm/秒以上で 70％狭窄と診断する（解説 1, 4〈p.61, 62〉参照）．

*10 BBI とは，MRI において血液信号を抑制する技術で，プラークなど病変部位の描出能が向上する（解説 4．プラーク性状の評価〈p.62〉参照）．

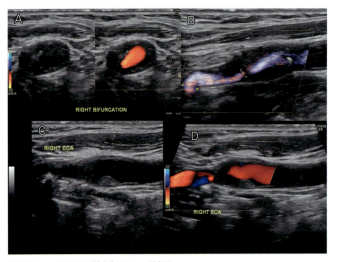

図 5-3　頸部頸動脈エコー所見
A：右総頸動脈分岐部短軸像，B：右総頸動脈分岐部長軸像，C：右外頸動脈 B モード断層法，D：右外頸動脈カラードプラ法

抑制プロトン密度強調画像（図 5-4B）で鮮明な高信号，脂肪抑制 T_2 強調画像（図 5-4C）で，やや高信号を呈していた．MRA-time of flight（TOF）（図 5-4D）元画像ではプラーク周囲の低信号域がほぼ認められない部位があり，一部被膜は薄く，内部は脂質に富み出血を伴った非常に不安定な性状であることが疑われる．

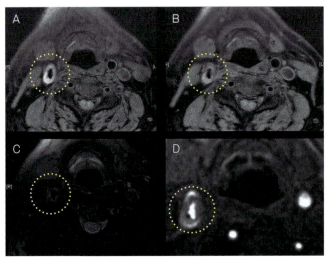

図 5-4　頸部頸動脈プラークイメージ
A：MRI 脂肪抑制 T_1 強調画像，B：MRI 脂肪抑制プロトン密度強調画像，C：MRI 脂肪抑制 T_2 強調画像，D：MRA-time of flight（TOF）元画像

入院後の経過

　神経内科で右頸動脈分岐部の不安定プラーク由来のアテローム血栓性脳梗塞と診断し，アルガトロバンを 2 日間持続投与後 5 日間の間欠的投与を行った．抗血小板剤は 2 剤併用を継続した．約 2 週間の経過で，構音障害はわずかに残るが四肢の麻痺はほぼ改善した．

本症例の解説

　高血圧，高脂血症，糖尿病に対し最善の内科治療が，冠動脈疾患に対し 2 剤の抗血小板剤投与が行われているにもかかわらず，頸部頸動脈のアテローム血栓による塞栓性脳梗塞を生じた症例．

　中等度頸部頸動脈狭窄（NASCET 法で 63％）で，プラークは非常に不安定な性状かつ内科治療に抵抗性であることから，脳梗塞再発予防のためには外科的治療の介入が必要であり，神経内科から脳神経外科に紹介となった．

　頸動脈狭窄症に対する外科的治療には，頸動脈内膜剝離術 carotid endarterectomy（CEA）と頸動脈ステント留置術 carotid artery stenting（CAS）が存在するが，本症例においては，高齢患者であり複数の基礎疾患も合併していることから，心機能も含めた全身状態を評価し，さらに，プラークの性状（不安定），プラークの主座（内頸動脈よりも外頸動脈側への進展がより顕著で，狭窄度も外頸動脈側がより高度）なども考慮して治療法を選択する必要がある．

治療法の選択

　全身状態の評価に加え，心機能検査の結果は，全身麻酔下の手術に支障はないとの結果であった．高齢で動脈硬化が強く，カテーテルのアクセスに難があることに加え，プラークが脂質に富んだ不安定な性状で，頸動脈分岐部から内頸動脈よりも外頸動脈に顕著に進展していること，病変部位が手術で到達可能な高さであることから，塞栓源を除去し得る CEA を選択した[*11]．術中および周術期の血栓塞栓予防目的で，抗血小板剤は 2 剤ともに継続[*12]し，術中は全身ヘパリン化で activated coagulating time を 2 倍に延長させる方針とした．

> [*11] CEA と CAS の適応ならびに方針決定に関しては解説 1，2，3（p.61）を参照．
>
> [*12] CEA 術前の抗血小板剤 2 剤使用は，虚血性イベントの発生率を低下させるが，術後の出血による再手術の危険性も高くなることが報告[1]されており，術中のより慎重かつ丁寧な止血が要求される．

術中所見

　①発症から 3 週間後に全身麻酔下に手術を行った．総頸動脈 common carotid artery（CCA），頸動脈分岐部，内頸動脈 internal carotid artery（ICA），外頸動脈 external carotid artery（ECA）を露出．術野上方に舌下神経（XII）を認める（図 5-5A）．indocyanine green でプラークの位置を確認（図 5-5B）．②体性感覚誘発電位 somatosensory evoked potential（SEP）および近赤外線スペクトロスコピー near-infrared spectros-

症　例

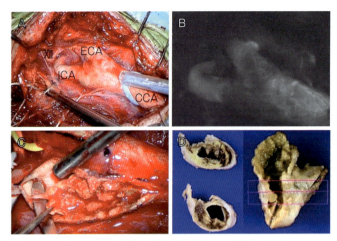

図 5-5　プラークの観察（術中写真および摘出検体）
A：総頸動脈，内頸動脈，外頸動脈の外観．B：indocyanine green でプラークの位置を確認．C：摘出中のプラーク．内部が脆弱で不安定な様子がわかる．D：摘出検体のホルマリン固定標本

copy（NIRS）組織酸素飽和度モニター下に総頸動脈，外頸動脈，内頸動脈を遮断するが，5 分間の観察で SEP 波形および NIRS の計測値に変化がないことから，内シャントは用いず*13 に動脈を切開した．プラークは脂質と血腫を主体とする粥腫で線維性被膜はほとんど認められない不安定プラークであった．（図 5-5C）

③外頸動脈の内膜剥離も行い，内腔のトリミング後に血管壁を縫合し，徹底した止血の後に閉創した．術中に SEP の波形変化はなく，NIRS の測定値も，血管遮断前，遮断中，遮断解除後*14，いずれもほぼ変化しなかった．

術後経過

麻酔からの覚醒は良好で，新たな神経脱落症状は認めなかった．

過灌流症候群*15 予防の目的で，術後 2 日間は NIRS のモニターを継続したが，ほぼ変動は認められなかった．術後 1 週間は正常血圧の維持を徹底した．頭痛，嘔吐，痙攣といった過灌流症候群の症候も出現せず，術後 10 日目に独歩退院となった．手術翌日の MRI 拡散強調画像では，新たな新規脳梗塞はなく，術後 6 ヵ月の頸動脈エコーで，右総頸動脈の良好な血行再建が確認された．

切除検体と病理所見

ホルマリンで固定された切除検体の全体像と横断面を示す

*13 内シャント使用に関しては，施設によって方針が異なる．全例で使用する施設もあるが，筆者らは頸動脈遮断前後で SEP の振幅が 50％以上低下，あるいは NIRS 測定値が 10％以上低下する場合に限り内シャントを用いており，この方針で術後に虚血合併症を経験したことはない[2]．筆者らの経験では，内シャント挿入を必要とする症例は 10％未満である．

*14 術後過灌流の発生は，遮断解除後に NIRS の測定値をモニターすることで予測できる．筆者らは，遮断解除直後の NIRS 測定値が，遮断中の 10％以上上昇する場合には，過灌流症候群のハイリスク群と考え，術後の鎮静継続や血圧管理を厳重に行うことにしている．手術直後に過灌流にならない症例は，その後に過灌流あるいは過灌流症候群をきたすことはないと報告されている．筆者らは術後 2 日はモニターを継続する方針としている．

*15 CEA を受けたわが国の患者 1,596 例を対象とした研究では，術後過灌流症候群は 31 例（1.9％）に生じ，うち 6 例に出血を生じた．脳内出血は術 6 日後をピークに生じていた[3]．

(図 5-5D). 検鏡の結果は粥状硬化性に肥厚した内膜組織で，cholesterol cleft*16 の形成と泡沫細胞*17 の集蔟，石灰化を伴うプラークであった．

*16 cholesterol cleft とは血管内にコレステロール結晶が存在したことを示唆する，病理標本において認められる紡錘形の裂隙のこと．

*17 酸化 LDL-C が過剰に取り込まれて蓄積されたマクロファージのこと．各種サイトカインを介して血管局所で慢性炎症を惹起して，その結果血管内膜に遊走した平滑筋細胞が増殖し，プラークの肥大化につながることが知られている．

解説

1. 症候性頸動脈狭窄症に対する CEA の適応と注意点

「脳卒中治療ガイドライン 2015」における症候性頸動脈狭窄症に対する CEA は，中等度以上の狭窄に対して，最良の内科治療に加えて手術および周術期管理に熟練した術者と施設において行うことが推奨されている．従来，CEA の有効性を示した研究の周術期リスクが 5.8％であったことから，症候例における合併症率リミットは 6％以下とされてきた．しかしながら，今日の内科治療の発展に伴い，CEA の適応はさらに厳密化され，周術期リスクも極めて低く抑えることが求められている[4,5]．したがって，単に狭窄率のみで治療適応を考えるのではなく，合併症の可能性が高い CEA 危険群を見極めるとともに，厳重な周術期管理を行うことが必須となっている．

2. CEA 危険因子と CAS の適応

CEA 危険因子を有する症例における CAS の有効性を示した研究で，臨床的に有意な心疾患，重度肺疾患，対側頸動脈閉塞，対側喉頭神経麻痺，CEA 後再狭窄や頸部放射線照射後，80 歳を超える高齢者，などは CEA のハイリスク群とされた[4,5]．これを受けて「脳卒中治療ガイドライン 2015」では，CAS は CEA 危険因子を有する症例に施行することが推奨された．しかしながら，その後に CAS の CEA に対する非劣勢が証明されたこと，また，従来 CEA の危険因子とされた高齢者は，70 歳以上では CAS よりも CEA で治療成績が良好であったことから，米国のガイドラインでは若年者においては CEA と CAS は周術期合併症リスクの観点から同等で，高齢者，特に解剖学的に血管内治療に適していない症候性患者には CEA が推奨されている．

加えて，プラークの不安定性も周術期脳卒中発生に関与する重大な危険因子である．不規則または潰瘍を伴う同側のプラークは CEA における微小血栓を増加させて虚血性合併症を招くが，CAS においても，不安定プラークが血管壁に押しつけられたことで術中塞栓性合併症を招く危険性が高いことは広く知られている．以上から，他の危険因子がない場合，70 歳以上の高齢者，不安定プラークは，CAS よりも CEA を推奨する科学的根拠となっている．

3. CEA 施行の至適時期と注意点

かつては，同側の脳梗塞拡大あるいは脳内出血の危険を回避するために，CEA は発症後 4 週間程度待機することが推奨されていたが，近年は，最大の脳卒中予防効果を発揮するために，最終発作から 2 週間以内の，より早期に CEA を行うことが求められている[4,5]．とはいえ，手術までの短期間に十分なリスク評価が行えず，その結果，不適切な周術期管理がなされる事態は避けねばならない．内科治療抵抗性の不安定プラークは，待機しても脳梗塞再発や頸動脈閉塞のリスクが高く，より早期の積極的外科的治療介入を検討する必要がある．本例のような複雑な症例の診療には，厳密な患者管理と最適な外科治療を施行し得る，脳神経内科と脳神経外科の合同脳卒

4. プラーク性状の評価

　脳梗塞再発や周術期合併症の回避には，画像検査によるプラーク性状の評価が必要不可欠である．脳卒中発生の危険性が高い不安定プラークは，1）薄い線維性皮膜，2）プラーク内出血，3）脂質に富む・壊死，といった特徴がある．頸動脈エコーでは，輝度，表面性状，均一性，可動性に注目する．低輝度プラークは血腫や粥腫などの不安定性を表すが，Bモード断層法のみでは見逃す可能性があり，カラードプラ法の併用が必須である．また，大きな等輝度病変には線維性被膜の断裂を繰り返した危険なプラークが含まれる．表面の潰瘍形成は脳梗塞発生に関与し，不均一な描出はプラークの繰り返す破綻を示唆する．可動性は塞栓源となる血栓を示す重要な所見である．

　MRIではBBIが有用である．大きな粥腫や血腫を含む不安定なプラークは，脂肪抑制T_1強調画像で高信号，脂肪抑制プロトン密度強調画像あるいは脂肪抑制T_2強調画像のどちらかあるいは両者で高信号を示す．比較的新しいプラーク内出血は脂肪抑制プロトン密度強調画像で高信号を，古い出血は脂肪抑制T_1強調画像，T_2強調画像，プロトン密度強調画像のいずれでも低信号を示す．低信号を呈する線維性被膜はBBIでは観察できないためTOF-MRAの元画像で高信号の頸動脈内腔に接する低信号域を評価する．線維性被膜が薄いプラークは破綻の危険性が高い．

5. 術中・術後管理

　CEA術中管理のポイントは血栓塞栓症の予防と徹底した止血であり，周術期管理のポイントは過灌流症候群の予防である．要点は本項にも記載したが，詳細は文献2，5を参照されたい．

文献

1) Jones DW, Goodney PP, Conrad MF, et al：Dual antiplatelet therapy reduces stroke but increases bleeding at the time of carotid endarterectomy. J Vasc Surg 63：1262-1270, 2016.
2) 堀口崇，秋山武紀，高橋里史，ほか：再狭窄，最大内膜中膜複合体厚（max-IMT），全身他臓器疾患合併から検討したCEAの長期成績．脳卒中の外科 45：370-377, 2017.
3) Ogasawara K, Sakai N, Kuroiwa T, et al：Intracranial hemorrhage associated with cerebral hyperperfusion syndrome following carotid endarterectomy and carotid artery stenting：retrospective review of 4494 patients. J Neurosurg 107：1130-1136, 2007.
4) 遠藤英穂，藤村幹，松本康史，ほか：CEAとCASの適応と課題．脳神経外科ジャーナル 27：514-521, 2018.
5) 堀口崇：CEAとCASの選択．診断と治療 103：65-69, 2015.

（堀口　崇）

I. 脳梗塞

Case 6 片麻痺症状で発症した対側閉塞を伴う頸部頸動脈高度狭窄症例

77歳，男性

主訴 一過性の下肢脱力

概要

▶**現病歴**：○年△月×日右下肢脱力による歩行障害が出現．数分で症状は改善したが，家族に連れられ，症状出現後2時間の時点で，かかりつけ内科を受診した．脳卒中の疑いと診断され，総合病院を紹介受診した．同病院到着後に右上下肢の麻痺が出現し，緊急入院となった．外来にて補液を開始したところ，入院時には症状は再び改善していた．同院で2週間の点滴加療を行い，症状の再増悪はなく退院．入院中の精査にて頸部頸動脈閉塞および対側高度狭窄があり，加療目的に当院紹介受診した．

▶**既往歴**：心房細動，小脳梗塞（12年前），腰部脊柱管狭窄症，右網膜静脈閉塞症，黄斑変性症

▶**内服**：アピキサバン5 mg，アスピリン100 mg，クロピドグレル75 mg，ロスバスタチン2.5 mg，アロプリノール100 mg，メコバラミン1,500 μg

一般身体所見

身長165.9 cm，体重72.7 kg，血圧158/78 mmHg，脈拍78／分　不整，体温36.1℃，SpO$_2$ 98%，右頸部にbruit聴取，肺野　軽度喘鳴あり，足背動脈両側触知可．

神経学的所見

視野正常，眼球運動異常なし，右視力0.1，左0.8，瞳孔両側3 mm，対光反射正常，顔面感覚正常，顔面運動左右差なし，聴力軽度の低下，左右差なし，構音障害なし，カーテン徴候なし，舌偏位なし，上肢バレー徴候陰性，徒手筋力テスト上肢5/5，下肢右4/5　左5/5，指鼻指試験右陽性，回内回外運動異常なし，腱反射左右差なし，異常反射なし，歩行安定，下肢引

きずりなし，起立にはやや時間を要する．

検査所見

採血

WBC	6,100/μL	T-Bil	1.0 mg/dL	ALP	254 U/l
Hb	14.4 g/dL	UN	10.8 mg/dL	γ-GTP	22 U/l
Ht	44.8%	Cr	1.2 mg/dL	CK	83 U/l
MCV	97 fl	K	5.1 mEq/L	血糖	98 mg/dL
Plt	209,000/μL	Cl	103 mEq/L	HbA1c	6.1%
APTT	30.4	LDH	180 U/l	HDL-C	45 mg/dL
PT-INR	1.66	AST	22 U/l	LDL-C	113 mg/dL
TP	7.7 g/dL	ALT	35 U/l		

心電図

頻脈性心房細動．

頭頸部 MRI・MRA

　DWI（図 6-1A, B, C）では，右後頭葉，左前頭葉，左脳梁に多発性の高信号域（白矢印）を認める．主に watershed area に散在する梗塞巣と判断される．

　発症 1 ヵ月後 T2WI（図 6-1D, E）では，DWI での梗塞部位だけでなく，右小脳半球に比較的大きな陳旧性梗塞巣を認める（白矢頭）．

　頭部 MRA（図 6-1F）では，左内頸動脈は頸部から頭蓋底で描出がなく，頭蓋内から描出が認められる．右中大脳動脈に比し，左中大脳動脈では信号の低下が認められる．

　頭部 MRA（図 6-2A, B）では，右椎骨動脈，左総頸動脈の描出がない．右頸動脈は頸部で高度狭窄を認める（A 矢印）．脂肪抑制 T_1 強調画像で右頸動脈のプラークが HIA を示す（B 矢頭）．不安定プラークを示唆する．

CBF IMP-SPECT[*1]（図 6-3）

　左優位に両側頭頂葉の血流低下．それ以外の左前頭葉側頭葉に若干の血流低下あり，左中大脳動脈領域の血流障害といって矛盾しない．右小脳半球に血流低下あり，左中大脳動脈 middle cerebral artery（MCA）領域血流低下の CCD ないし，右小脳の梗塞の影響の可能性がある．

*1 脳血流検査は頸動脈狭窄症の手術適応の決定に必須ではないが，頭蓋内の血行動態の理解，頸動脈治療後の過灌流リスクの評価に有用である．

I. 脳梗塞

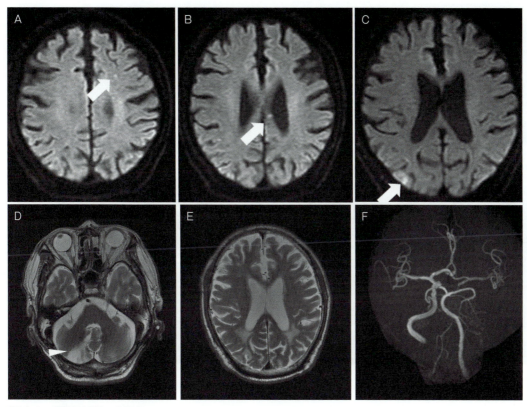

図 6-1 頭部 MRI, MRA

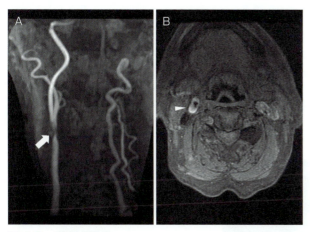

図 6-2 頸部 MRA

血管造影[*2]

　右総頸動脈で造影を行うと（図 6-4），外頸動脈，内頸動脈起始部いずれも狭窄が認められた．右内頸動脈は高度狭窄（NASCET 90%）を呈し，潰瘍形成も認められた．左中大脳動脈から末梢の左大脳半球の造影は右総頸動脈撮影で前交通動脈を介して描出されたが，造影剤の末梢までの到達時間に左右差

[*2] 血管造影を行う意義は，病変の性状，狭窄度，病変長など病変そのものの評価を行うにとどまらない．Dynamic study であるので頭蓋内の灌流の評価が可能である．閉塞性血管障害においては側副路の形成の有無により治療適応，効果が変わってくるが，これも血管造影を行うメリットの一つである．

症　例

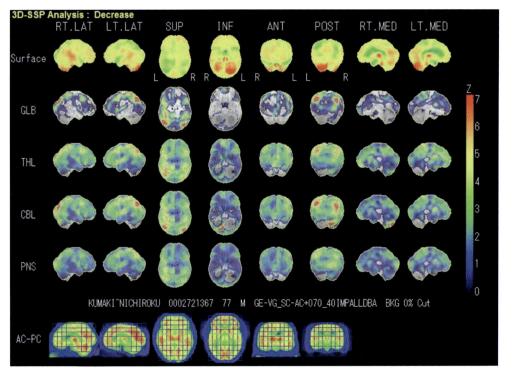

図 6-3　IMP-SPECT

があり，左半球の血流不全が示唆された（図6-7A）．左総頸動脈は鎖骨付近の高位で閉塞していた（図6-5B）．左鎖骨下動脈から深頸動脈にカテーテルを挿入し撮影すると，左椎骨動脈との側副血行が認められた（図6-5A矢印）．また深頸動脈から後頭部で後頭動脈と吻合し（図6-5A白矢頭），ここから逆向性に左外頸動脈−顎動脈−反回髄膜動脈−眼動脈−左内頸動脈と造影剤が流れ，内頸動脈系との吻合も確認された（図6-5A黒矢頭）．

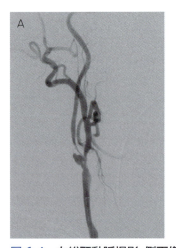
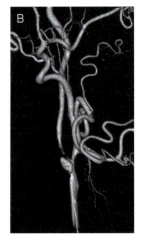

図 6-4　右総頸動脈撮影　側画像

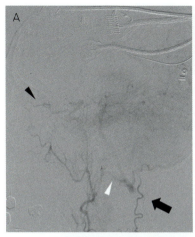
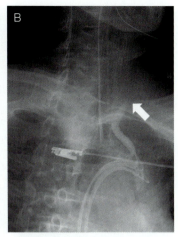

図 6-5　左深頸動脈撮影　側面（A），左総頸動脈撮影　正面（B）

治　療

　症候性右頸部頸動脈狭窄症の診断で，頸動脈ステント留置術を行った．

　症候性の不安定プラークであり，遠位塞栓防止フィルターではフィルター閉塞やすり抜けによる塞栓症が起こりやすい症例と判断し，内頸動脈のバルーンによるdistal protectionを行う[*3]こととした．また外頸動脈から眼動脈，内頸動脈への側副路が存在するため，外頸動脈に順行性血流があると塞栓症を起こす可能性があると判断，外頸動脈は flow reversal とし，そのために総頸動脈も近位でバルーンで閉塞することとした．頭蓋内灌流は右内頸動脈に依存しているため，虚血耐性は低いと判断，全身麻酔下での治療とした．

　経大腿動脈アプローチとし，バルーン付ガイディングカテーテルを右総頸動脈に留置，近位の総頸動脈バルーンを拡張した状態（図 6-6C 矢頭）で，遠位塞栓防止用バルーン付ワイヤーで狭窄部を通過，遠位内頸動脈もバルーンで閉塞した（図 6-6A 矢頭）．その後総頸動脈のカテーテルの弁を開放し，血液が逆流する状態にして，前拡張バルーン径 3 mm，長さ 30 mm で前拡張（図 6-6B 矢印），径 8 mm 長さ 29 mm の closed cell type のステントを留置，後拡張として径 4 mm，長さ 30 mm のバルーンでステント内を拡張（図 6-6C 矢印），最後に血栓を吸引して，バルーンによる閉塞を解除，手技を終了した．右頸動脈の閉塞は解除された（図 6-6D）．頭蓋内の還流は術前と比し改善し，右内頸動脈からの血流のみで左の中大脳動脈領域にも十分な灌流が認められるようになった（図 6-7）．

　術後神経症状の悪化はなく，10 日目に退院となった．

[*3] 頸動脈ステントを行うにあたり，術前に計画しておくべきポイントとしては，1）遠位塞栓予防は何で行うか，2）使用するステントのサイズ，デザイン，3）PTAでどの程度拡張させるか，4）麻酔，アプローチルートはどうするか，などの項目となる．

症例

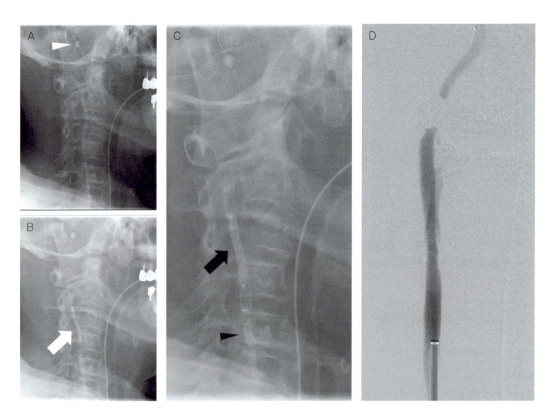

図 6-6　ステント留置術

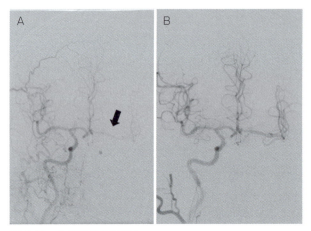

図 6-7　右総頸動脈撮影
CAS 前（A），CAS（B）

本症例の解説

　心房細動，内頸動脈の頸部での閉塞と対側の高度狭窄を有し，一過性の右片麻痺で発症した症例である．
　虚血性脳血管障害の薬物治療は進歩しており，薬物のみでの成績も向上してきている．したがってガイドライン上で手術適応があると考えられても，本当にその治療が患者にとってメリットがあるの

かどうかを入念に検討しなければならない．

　実際に外科・血管内治療を選択する場合には，単に狭窄病変があるから行うのではない．発生したないし今後発生が予想される虚血イベントに一番寄与する因子は何なのかをまずしっかりと検討することが重要である．症候性病変であれば，狭窄度の評価のみならず，虚血の責任病巣，原因の判断が求められる．

　さらに，いくつかの外科治療の選択肢がある場合には，できるだけシンプルな手法で効果が得られ，かつリスクの低い手技を選ぶのが妥当である．技術的には可能であってもエビデンスのない治療法は他に代替の方法がないときのみ考慮されるべきであり，経験の豊富な外科・血管内治療医にコンサルトし，適切な方法を検討する必要がある．

解説

1. 責任病巣

　まず虚血症状の原因の特定が問題となる．脳血流の低下はあるが，可逆性の麻痺症状が出現した時の頭部 MRI で両側大脳半球に多発性の新規脳梗塞像を認めており，塞栓性機序が推定される．血行力学的虚血がベースにあると塞栓症も起きやすいということが知られており，脳血流の低下と塞栓症が併存することは少なくない．心房細動をみとめ，小脳半球の比較的大きな陳旧性梗塞巣については心房細動に伴う塞栓症が原因と考えられるが，今回発症の虚血巣のサイズは比較的小さく，心房細動に伴う塞栓症としては非典型的である．狭窄病変からのプラーク破綻や潰瘍部に形成された血栓の飛散の方が考えやすい脳梗塞パターンといえる．対側の内頸動脈の閉塞があり，内頸動脈が閉塞した時に血栓が形成され，頭蓋内に飛散した可能性も考えうるが，血管撮影の像では総頸動脈が鎖骨付近で先端が凸に狭小化して閉塞しており，アテローム硬化症が原因の慢性閉塞が示唆される．頸部のレベルで多数の側副路が認められたが，このような側副形成からも左内頸動脈については慢性的な閉塞機序が予想される．

　頭蓋内の梗塞巣は左右の半球に認められたが，片側の内頸動脈が閉塞し，対側の内頸動脈の血流が前交通動脈を介して両側性に分布していたため，両側性の梗塞巣でも矛盾はない．

　以上の理由から，多発梗塞は右内頸動脈高度狭窄部位からの動脈原性塞栓が原因と考えた．

2. 治療法の選択：内科治療か外科・血管内治療か？

　内科的治療と比較し，いくつかの理由で血行再建の方が望ましいといえる症例である．本症例はおそらく高度狭窄病変でかつ大きな潰瘍を有するので，塞栓子ができやすい状態である．内科的治療で塞栓予防を行う場合には dual antiplatelet therapy が望ましいといえるが，心房細動による塞栓症の既往もあって直接経口抗凝固薬 direct oral anticoagulation（DOAC）が必要であり，抗凝固，抗血小板ともに強力に行い続ける場合は出血リスクが高くなる．また塞栓症の背景には血行力学的な虚血の要素もあり，これは内科的治療では改善させることはできない．ガイドライン上でも症候性で 80％以上の頸部頸動脈高度狭窄病変は血行再建を選択する．これらの理由より，血行力学的虚血を解決しつつ，塞栓源を処理し，将来的に抗血栓薬を減量できるような治療として，外科ないし血管内治療の適応となる．

3. 治療介入の方法

　本症例のように一側頸動脈閉塞，対側高度狭窄の際にはいくつかの治療選択が可能である．①閉塞側の左大脳半球に EC-IC bypass，②左頸動脈の慢性完全閉塞 chronic total occlusion

（CTO）病変に対し，PTA, stent による血行再建，③高度狭窄の右頸動脈の頸動脈内膜剝離術 carotid endarterectomy（CEA），④高度狭窄の右頸動脈の頸動脈ステント留置術 carotid artery stenting（CAS）がありえるが，以下にそれぞれの選択肢について考察する．

①左半球にバイパスを置くことにより，左大脳半球の血行力学的虚血は改善する．しかし右頸部頸動脈の塞栓源が処理されないので，動脈原性塞栓の再発防止にはならない．

②①と同じ理由で動脈原性塞栓の再発防止にならない．また頸部頸動脈の CTO 病変に対する血管内治療による血行再建術は一部の症例では試みられてはいるがエビデンスのある治療法ではなく，積極的に選択されることはない．

③一般的に対側頸動脈の閉塞がある場合には CEA high risk 症例となるので，外科手術は回避されることが多い．しかし近年では CEA の操作の初期に総頸動脈と遠位内頸動脈をバイパスして血流を送るシャントチューブを挿入することが可能であり，対側閉塞病変でも必ずしも CEA は禁忌とならない．ただし，本症例については心原性塞栓の既往もあり，抗凝固療法も中断したくない症例で，かつ対側閉塞である．造影剤アレルギーなど CAS の禁忌事項があれば CEA を検討することになるが，CAS が可能であれば第一選択にはならない．

④抗血小板，抗凝固療法を継続したまま，狭窄部を処理し，血行力学的虚血も改善でき，低侵襲であるため，第一選択と考えられる．

4. CAS における注意点

CAS は血管内よりバルーンにて狭窄部を拡張し，ステントでプラークを圧着させる治療法である．基本手技としては大腿動脈にシースを置き，ガイディングカテーテルを総頸動脈に留置，狭窄部を通過し，適切な遠位塞栓防止デバイス embolic protection device（EPD）を置く．バルーンカテーテルにて狭窄部を拡張（経皮的脳血管形成術 percutaneous transluminal angioplasty〈PTA〉）し，同部に自己拡張型ステントを置く．その後再度ステント内を PTA にて拡張し，血管内に遊離したプラークは捕獲ないし吸引し，最後にカテーテルを抜去するという流れで行われる．CAS の合併症として周術期脳梗塞，造影剤関連，徐脈・低血圧に関連するもの，穿刺部などアプローチルートの血管損傷などが起こりえるが，うち最も頻度が高いものは，周術期脳梗塞である．これは主に狭窄部の拡張に伴うデブリスの血管内への流入や，挿入するデバイスにより発生する血栓の出現が原因であり，頭蓋内への塞栓症を防ぐ EPD の適切な使用が合併症低減のために重要である．EPD は，内頸動脈の遠位に置くもの（distal protection）と総頸動脈近位で遮断するもの（proximal protection）の 2 つに大別され，遠位 EPD には血流を止めずにフィルターを置いてフィルターでデブリスを回収するもの，バルーンで内頸動脈を閉塞しデブリスは吸引除去するものがある．

本症例においては症候性病変かつ術前画像で不安定プラークが予想されたため，proximal protection と distal protection を併用した．対側の内頸動脈が閉塞しているため，頭蓋内灌流を悪化させないように血流の止まらないフィルター EPD を使用するという選択肢もあるが，より確実な遠位塞栓予防を目的に遠位バルーン閉塞を選択した．なお，対側内頸動脈閉塞で病変側の内頸動脈もバルーンで閉塞すると前方循環の虚血が生じる可能性が高いが，CAS 中の閉塞時間は 10 数分程度が通常であり，永続的な虚血症状を残す可能性は低い．しかし局所麻酔下の治療では虚血範囲が広いと患者の体動が大きくなり，時にけいれんを起こすこともあり，そのような際にはデバイス操作の不安定性から思わぬ合併症を起こすこともある．全身麻酔は CAS において多くの場合必要ではないが，前述のような虚血耐性が低いことが予想される例では，体動な

く，術者にストレスなく治療が遂行できる点でメリットがある．

　また本例では近位 EPD を併用し，外頸動脈を逆流させて治療を行った．外頸動脈系からは，中硬膜動脈から反回髄膜動脈などを介して眼動脈と潜在的な吻合がある．虚血の強い例では外頸動脈系から眼動脈を介して内頸動脈系に血流が流れていることがあり，これを意識せずに治療し，総頸動脈の血栓が外頸動脈側に流れると失明などの合併症を起こすことがある．全例で必要なわけではないが，常に外頸動脈から内頸動脈系への側副血行を意識し，必要に応じて保護を行うことが重要である．

〔秋山武紀〕

I. 脳梗塞

Case 7 めまい症状を繰り返した進行性椎骨動脈狭窄症例　63歳，男性

主訴　めまい

概　要

- ▶**現病歴**：◯年12月，翌△年2月の2回，狭心症に対し，PCIを施行している．頭部打撲後に画像検査を施行したところ左椎骨動脈狭窄症60％を指摘され，△年3月当科紹介となった．
- ▶**既往歴**：乾癬性関節炎，狭心症（PCI 2回），肝機能障害
- ▶**嗜　好**：喫煙歴20本/日40年，機会飲酒
- ▶**初診時内服**：アスピリン100 mg，カルベジロール10 mg，ロスバスタチン5 mg，ベニジピン8 mg，ニコランジル5 mg，ラベプラゾールナトリウム10 mg，クロピドグレル75 mg，メトトレキサート4 mg

一般身体所見

　身長167.9 cm，体重70.9 kg，血圧129/78 mmHg，脈拍75／分 整，体温36.1℃，SpO₂ 96％，肺野　清，足背動脈両側触知可．

神経学的所見

　視野正常，眼球運動異常，瞳孔両側3 mm，対光反射正常，顔面感覚正常，顔面運動左右差なし，聴力軽度の低下，左右差なし，構音障害なし，カーテン徴候なし，舌偏位なし，上肢バレー徴候陰性，下肢ミンガチーニ徴候陰性，徒手筋力テスト5/5，指鼻指試験正常，回内回外運動異常なし，腱反射　左右差なし，異常反射なし，歩行安定．

検査所見

採血

WBC	4,800/μL	T-Bil	0.8 mg/dL	ALT	64 U/l
Hb	14.0 g/dL	UN	14.9 mg/dL	ALP	361 U/l
Ht	34.9%	Cr	0.79 mg/dL	血糖	137 mg/dL
MCV	90 fl	Na	139.9 mEq/L	HbA1c	6.7%
MCHC	35.3%	Cr	0.79 mg/dL	HDL-C	34 mg/dL
Plt	179,000/μL	Na	139.9 mEq/L	LDL-C	85 mg/dL
APTT	31.5	K	3.9 mEq/L	TG	309 mg/dL
PT-INR	1.08	Cl	103 mEq/L		
TP	6.7 g/dL	AST	52 U/l		

頭部 MRI（図 7-1）

明らかな虚血巣を認めず．右側頭葉萎縮性変化あり．

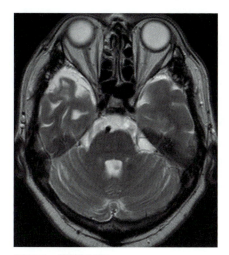

図 7-1　頭部 MRI

頭部 MRA[*1]（図 7-2）

左椎骨動脈狭窄（図 7-2 矢印）あり．右椎骨動脈と脳底動脈の連絡なし．左後交通動脈が内頚動脈と後大脳動脈を連絡している（図 7-2 矢頭）．

*1 頭部 MRA を評価するうえで主幹動脈の狭窄を見ることは重要であるが，加えて前交通，後交通動脈などの側副路になりえる血管も確認しておくとよい．

症例

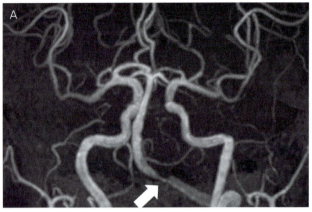
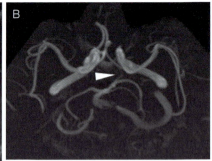

図 7-2 頭部 MRA（初診時）

経過 1

　初診時は無症状であり，抗血小板剤内服中のため，これを継続とし，経過観察とした．翌月比較的強いめまい[*2]があり，その後も 4 ヵ月の間に 5〜6 回強いめまいを認めた．いずれも 15〜30 分で改善した．△年 7 月（初診から 4 ヵ月後）診察時，軽度の構音障害を認めた．その後画面がざらざらに見える，幾何学模様に見えるなど視覚症状を訴えるようになった．MRI を再検したが，明らかな新規脳梗塞は認めなかった．MRA では椎骨動脈の描出がやや悪化していた（図 7-3）．臨床症状の増悪，MRA 所見の増悪より，症候性かつ進行性の椎骨動脈狭窄症の疑いで，脳血管撮影を施行した．

＊2 MRI で脳梗塞像を呈していなくても，血流動態の変化により TIA 様の症状を呈することがある．後方循環系の場合，めまいや軽度の視覚症状などを訴えることがあり，非特異的ではあるが念頭に置く必要がある．

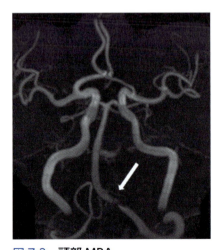

図 7-3　頭部 MRA
　　　　（初診から 4 ヵ月）

初回脳血管撮影（図 7-4）

脳血管撮影[*3]では左椎骨動脈の高度狭窄を認めた．狭窄度は70％．狭窄部より分枝（矢印）を認め，lateral spinal artery と吻合している所見（矢頭）を認めた．右椎骨動脈は脳底動脈に連絡せず，後下小脳動脈で終わっていた（図 7-4A）．左椎骨動脈狭窄部に対する経皮的脳血管形成術 percutaneous transluminal angioplasty（PTA）を考慮したが，PTA に伴うプラークシフトから分枝閉塞をきたすリスクがあると判断．症状が軽微であったため，経過観察とした．

> [*3] 脳血管撮影では狭窄度の正確な評価に加えて，脳内の灌流状態，側副血行路，穿通枝などの分枝の評価が可能である．本症例のように穿通枝の分枝が治療上の判断に重要な情報となることもあり，血管撮影を行うならばCTやMRAでは評価し得ない細い枝まで評価してほしい．

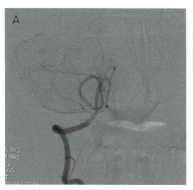
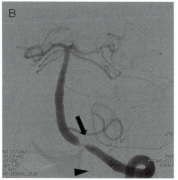

図 7-4　初回脳血管撮影
A：右椎骨動脈撮影，B：左椎骨動脈撮影

経過 2

△年 8 月末，めまい，複視を再度認めた．

9 月 MRI，MRA を施行したところ（図 7-5），左椎骨動脈狭窄のさらなる狭窄進行を認め，椎骨動脈および左前下小脳動脈の描出不良（図 7-5A）を認めた[*4]．狭窄部の壁に T_1WI で high intensity の所見が出現し，壁在出血と考えられた（図 7-5B 矢頭）．脳血管内治療の適応と判断した．

> [*4] 脳梗塞になってはいなくても，繰り返す症状，画像上の虚血の進行がある際には積極的な治療を考慮する必要がある．

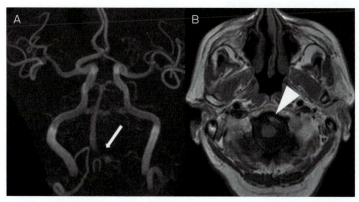

図 7-5　頭部 MRI・MRA（初診から 6 ヵ月）

症　例

治　療

△年9月末日（初診から6ヵ月後），全身麻酔下にPTAおよびステント留置術[*5]を施行した．

大腿動脈を穿刺，7 Frのシースを留置し，まず狭窄部の撮影を行った．左椎骨動脈撮影を施行したところ，狭窄は2ヵ月前（図7-6A）比べ，進行し85％程度となっていた（図7-6B）．後大脳動脈の描出が悪化していたが（図7-6 矢印），後交通動脈を介した前方循環からの血液供給のためと思われた．その後治療に移り，7 Frバルーン付ガイディングカテーテル[*6]を左椎骨動脈に留置した．ガイディングカテーテルのバルーンを椎骨動脈内で拡張，カテーテルの弁を開くことにより，椎骨動脈が逆流する状態とした．マイクロカテーテル内に通したマイクロガイドワイヤーで狭窄部を通過した．ガイドワイヤーを残し，マイクロカテーテルを抜去した．マイクロガイドワイヤーに載せてPTAバルーンカテーテル（径3 mm，長さ12 mm）を狭窄部に誘導した（図7-7A）．ゆっくりとバルーンカテーテルを加圧し，6気圧　径3 mmになったところで30秒保持

*5 後で述べるように，頭蓋内ステント留置術はPTAの合併症へのrescueの目的でしか保険認可されていない．したがって，治療計画時にはあくまでバックアップとしてステントを準備する．

*6 現在，頭蓋内狭窄病変に対して使用可能なステントは，6 Fr以上のガイディングカテーテル内を通過しうる．したがって6 Frのガイディングカテーテルで治療は可能であるが，7 Fr以上のバルーン付カテーテルを使用できれば狭窄部の近位遮断により遠位塞栓予防の効果が期待できる．しかし椎骨動脈は内頸動脈よりも細いため，7 Frカテーテルは挿入困難なこともある．

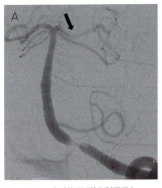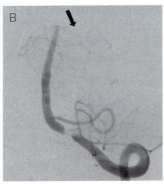

図7-6　左椎骨動脈撮影
A：初回，B：治療時

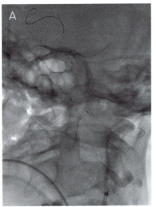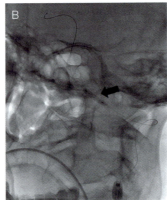

図7-7　狭窄部のバルーン拡張

（図7-7B），その後バルーンカテーテルをdeflateした．ガイディングカテーテルから用手的に血液を吸引し，デブリスの頭蓋内への飛散を防止した後，ガイディングカテーテルのバルーンをdeflate，造影を行った．狭窄部は拡張されていたが，血管壁には解離を示唆する不整な壁の所見[*7]を認めた．血管解離を放置すると再狭窄，閉塞となるリスクがあると判断，ステントを留置することとした．椎骨脳底動脈内に残してあるガイドワイヤーを介して頭蓋内血管用自己拡張型ステント　径4.5 mm 長さ20 mmを狭窄部に誘導，バルーン拡張時と同様に椎骨動脈の血流を逆流させた状態で展開した（図7-8A 矢印）．血栓吸引後再度血流再開させ，造影を行うと狭窄部は良好に拡張され，解離部は圧着され壁の不整は消失していた（図7-8B）．懸念されていた狭窄部からの分枝も温存され，MEPモニターでの振幅低下も認めなかった．

　術後経過は良好でステント留置部の再狭窄，めまいなどの出現はなく経過している．

　治療12ヵ月後のMRA（図7-9A）ではステントのアーチ

*7 解離の所見は主観的なものにならざるを得ないが，PTAを行えば血管壁に病理学的には必ず解離は起きているものと考えるべきである．ステントを留置することにより解離を放置するよりもメリットがあると考えれば使用する．

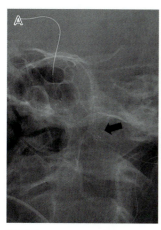
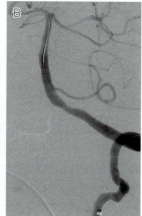

図7-8　ステント留置

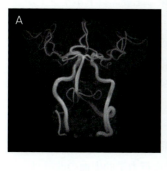
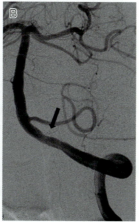

図7-9　治療後12ヵ月MRA，14ヵ月血管造影

ファクトでやや狭窄気味に見えるが，椎骨動脈，前下小脳動脈の描出は回復し，14ヵ月後の血管造影ではステント内狭窄なく，良好な拡張，分枝の温存（図7-9B矢印）が確認されている．

本症例の解説

　本症例は頭蓋内後方循環動脈高度狭窄に対し，PTA，頭蓋内ステントを留置した一例である．椎骨動脈は脳底動脈で合流するため，一側の狭窄があっても対側の血流供給に問題がなければ虚血症状を呈さないことも多い．例えば，片側の破裂性椎骨動脈解離では対側の椎骨動脈が低形成でない限り，病側の椎骨動脈を閉塞するのが基本である．したがって，一側の椎骨動脈狭窄に対する安易な血行再建術は行うべきではない．ただし，一側の椎骨動脈が低形成で対側が主な血流供給を担っている場合には，メインの椎骨動脈の高度狭窄は虚血症状と関連し，脳底動脈狭窄と同様の対応を必要とすることがある．

　本症例ではMRA，脳血管撮影にて右椎骨動脈は低形成で，左椎骨動脈との合流がないことが確認されている．左後交通動脈が前方循環と後方循環を連絡しており，左椎骨動脈の近位の狭窄が悪化した際にも後大脳動脈の描出が見られ，同領域への血液供給は保たれていた．ただし前下小脳動脈はMRAで描出が消失，血流供給は不十分と考えられ，繰り返すめまい発作は小脳領域の虚血と考えられた．

解　説

1. 頭蓋内動脈狭窄症に対する血管内治療の適応[*8]

　頭蓋内動脈狭窄症に対する血管内治療は成績が良好とはいえず，SAMMPRIS study[1]では内科的治療の成績が血管内治療を上回ることが報告された．脳卒中治療ガイドライン2015では頸部内頸動脈以外の頭蓋外・頭蓋内動脈狭窄症に，PTAとステント留置術を行う科学的根拠がない（グレードC1）としており，頭蓋内動脈狭窄症に対しては原則的にまず内科的治療で対応すべきである．本症例でも無症候性の狭窄を指摘された段階においては，抗血小板剤，スタチンによる内科的加療の継続を選択した．ただし頭蓋内動脈狭窄症に対する内科的治療が全例で奏効するわけでもなく，SAMMPRIS studyにおいては，症候性頭蓋内動脈狭窄症に対する30日以内の主要エンドポイント，すなわち脳卒中または死亡は内科的治療では5.8％，1年後においても12.2％であった．こういった薬物治療抵抗性例に対しては，各症例の病態に応じて適切な治療戦略をとるべきである．同研究における頭蓋内ステント留置術の結果は主要エンドポイントが30日以内14.7％，1年後20％と明らかに不良であり，その原因はいくつか検討されているが，虚血症状出現後早期（10日以内）のプラークが不安定な時期に治療が行われていることも遠位塞栓が多くなった原因の一つとして考えられている．すなわち，動脈原性塞栓を起こしたプラークに対し血管内治療を行うと周術期脳梗塞を発症しやすく，安易に踏み切るべきではないと解釈される．

　頭蓋内動脈狭窄症の病態としては頸動脈の病態と同じく，プラーク破綻に伴う動脈原性塞栓と血行力学的虚血の二つがある．SAMMPRIS studyの結果より動脈原性塞栓に対するステント留置は内科的管理を下回るということが示されたが，一方において血行力学的虚血の改善は，プラークを劇的に縮小させる薬物が出現しない限りは内科治療が外科・血管内治療を上回ることは

ない．本症例では急速に進行する椎骨動脈狭窄により，血行力学的な後方循環の虚血が生じており，ステント治療の適応があったといえる．

> ＊8 頭蓋内動脈狭窄症に対するPTA・ステントは，short segment，同心円状の狭窄，2〜3 mm 未満の細い血管ではない，穿通枝が分岐していない，プラークが安定しているなどの因子があると合併症が少なく，結果として内頸動脈の錐体部から海綿静脈洞部の病変の成績が良い．中大脳動脈，椎骨脳底動脈については決して成績が良好とはいえず，慎重に適応を判断すべきである．

2. 本症例における留意点

　本症例の一つの問題点としては，狭窄進行の原因がプラーク内出血によるものである可能性があったことがあげられる．これは内科的治療にかかわらずプラークの安定性を得ることができなかったことを示すものであり，血管内治療時の塞栓リスクが比較的高い症例であることを意味する．近年，頭蓋内動脈狭窄症においてもプラークイメージの有用性が報告され，high risk の症例の予測に使用されるようになってきており[5]，積極的に使用されるべきであろう．不安定なプラークは血管内治療の high risk となるが，それだけで禁忌となることもなく，呈示症例のようにプラーク内出血が明らかであっても他の有効な治療をとりえない場合には血管内治療が選択されることもある．high risk 症例に対しては治療を回避することも一つの手段ではあるが，取りえる十分な対策をとって治療に臨むことで合併症を回避することもできる．本症例は頭蓋内病変ではあるが，比較的近位の病変であり，バルーン付ガイディングカテーテルを病変の近くまで上げ，これを利用し reverse flow を実現することが可能であった．遠位塞栓予防がとりえる病変においてはある程度プラークの不安定性が予想される病変でもときに対処可能であると思われる．

　またもう一つの問題として，プラークの中心部より分枝があり，脊髄動脈に連絡していたため，本症例のプラークへのステント留置は塞栓症のリスクを伴うものであったことも否定できない．SAMMPRIS study においては穿通枝領域のPTA・ステント留置術で周術期脳梗塞が多いことが報告され[5]，その理由としては穿通枝をプラークが巻き込んでおり，拡張により穿通枝が閉塞して虚血をきたすケースがあるためと考えられている．このような病変に対するプラークシフトの確実な回避は実質的に困難ではあるが，控えめのPTA，圧を必要以上にかけないPTAなどの工夫の必要がある．

3. PTA のみか，ステント留置か

　わが国において頭蓋内動脈狭窄症に対して使用可能なステントは限られており，かつその適応は PTA 後に生じた血管解離，急性閉塞，切迫閉塞，PTA 後の再治療と限定されている．PTA を行い，良好な拡張が得られ，解離所見が認められない場合には原則としてステント留置は避けるべきであるが，本症例のように明らかな解離を認めた場合にはステントを留置する方が良好な経過が得られることは知っておく必要がある．

　以上より，経皮的脳血管形成術・ステント留置術を行うにはリスクの高い症例であったが，慎重に適応を判断した結果，内科的治療を十分に行っても食い止められない血行力学的虚血症例として血管内治療を選択，良好な結果を得た．

文献

1) Chimowitz MI, Lynn MJ, Derdeyn CP, et al.: Stenting versus aggressive medical therapy for intracranial arterial stenosis. N Engl J Med 365: 993-1003, 2011.

2) Mannami T1, Baba S, Konishi M. et al.: Comparison of the prevalence of asymptomatic carotid atherosclerosis detected by high-resolution ultrasonography in rural and urban middle-aged Japanese men. J Stroke Cerebrovasc Dis 9: 106-112, 2000.

3) Walker MD, Marler JR, Goldstein M, et al.: Endarterectomy for asymptomatic carotid artery stenosis. Executive Committee for the Asymptomatic Carotid Atherosclerosis Study. JAMA 273: 1421-1428, 1995.

4) Rosenfield K, Matsumura JS, Chaturvedi S, et al.: Randomized Trial of Stent versus Surgery for Asymptomatic Carotid Stenosis. N Engl J Med 274: 1011-1020, 2016.

5) Derdeyn CP, Fiorella D, Lynn MJ, et al: Mechanisms of stroke after intracranial angioplasty and stenting in the SAMMPRIS trial. Neurosurgery 72: 777-795, 2013.

〈秋山武紀〉

I. 脳梗塞

Case 8　アテローム血栓性脳梗塞　62歳，男性

主訴　変動する右片麻痺

概　要

▶**現病歴**：会社員．某年8月に会社の部下たちとゴルフ場に行き，クラブハウスでビールをジョッキ3杯ほど飲んで[*1]帰宅した．帰宅するとそのまま21時ころにベッドに入った．早朝3時頃，トイレに行こうとした際に右足に力が入りにくいことを自覚した．いったんベッドに戻り，午前6時に起床した時には，特に違和感がなかったためにそのまま出勤した．出勤中の駅の階段で再び右足の脱力を自覚した．会社に着き，書類にサインをしようとしてうまく書けないことに気づいた．症状に改善はなく，昼頃には呂律がまわりにくいことを指摘され，午後1時に同僚に付き添われて当院を受診した．

▶**既往歴**：入院，手術歴なし．治療中の疾患はない．会社の健康診断[*2]では数年前から血圧高値を指摘されていたが，特に医療機関は受診していなかった．

▶**生活歴**：喫煙歴40本×50年[*3]，飲酒は週2，3回（日本酒換算2～3合）

▶**内服歴**：なし

*1 アルコールの多量摂取は利尿作用ももたすため，結果としては脱水傾向になりやすい．特に発汗の多い夏期のビールは要注意．

*2 健康診断を受けていない症例では，すべての基礎疾患を最初から洗い出す必要がある．

*3 ヘビースモーカーは心筋梗塞とともにアテローム血栓性脳梗塞の高リスク群である．

一般身体所見

　身長164 cm，体重75 kg（青年期より18 kg増加[*4]），体温は36.3℃．来院時血圧184/105 mmHg[*5]　脈不整なし．胸腹部に明らかな異常所見は認めない．心雑音，頸部血管雑音なし．末梢動脈の触知は良好．

*4 肥満の指標として，青年期との比較は重要．

*5 脳梗塞急性期は緊急降圧はせずに経過を観察する．

神経学的所見

　意識は清明，見当識良好．失語を含めて明らかな高次脳機能障害なし．視野欠損なし，共同偏視なく，眼球運動障害も認め

81

ない．顔面の感覚，運動に左右差なし．舌運動に明らかな異常は確認できないが，わずかに舌音での構音障害を認める．

バレー試験では右手が回内するが，下垂なし[*6]．握力は，右（利き手）5 kg，左 30 kg．ミンガチーニ試験では挙上直後からゆっくりと下垂するが，辛うじて空中保持が可能．四肢の感覚障害，左右差は明らかではない．協調運動では，上下肢ともに右で拙劣であるが，軽度の片麻痺によるものと解釈した．腱反射は全体に軽度低下しているが，左右差はなし．足底反応（バビンスキー反射）は右無反応，左は屈曲反応．Romberg 試験陰性．歩行は右足をひきずる歩行で，片足立ちでは右でふらつき目立つ．明らかな膀胱直腸症状，髄膜刺激症状なし．National Institute of Health Stroke Scale（NIHSS）は 3 点であった．

[*6] 上肢全体が下垂しないかぎり，NIHSS では減点しない．

検査所見

採血・検尿

WBC	5,900/μL	PF4	28 ng/mL	ALP	243 U/L
RBC	5,120,000/μL	CRP	0.43 mg/dL	γ-GTP	44 U/L
Hb	15.4 g/dL	TP	7 g/dL	血糖	132 mg/dL
Ht	49.3%	Alb	4.2 g/dL	HbA1c	5.8%[*7]
Plt	210,000/μL	UN	29.8 mg/dL	HDL-C	38 mg/dL[*8]
PT	11.6 秒	Cr	0.9 mg/dL	LDL-C	144 mg/dL
APTT	30.1 秒	UA	5 mg/dL	TG	234 mg/dL
Fib	366 mg/dL	Na	148 mEq/L	T-Cho	228 mg/dL
D ダイマー	0.41 μg/mL	K	4.1 mEq/L	尿糖	陰性
AT-Ⅲ	88.2%	Cl	106 mEq/L	尿蛋白	陰性
TAT	5.8 ng/mL	LDH	179 U/L	尿潜血	陰性
PF1+2	185 pmol/mL	AST	16 U/L	尿沈渣	円柱なし
β-TG	56 ng/mL	ALT	17 U/L		

[*7] 肥満体型の HbA1c＞5.5％は糖尿病の存在を疑うべき．

[*8] 脳梗塞では HDL-C 低値もリスクとなる．

心電図，心電図モニター

入院時心電図は左室肥大所見，入院後 1 週間の連続心電図モニターでも少数の心室性期外収縮のみ．

画像所見

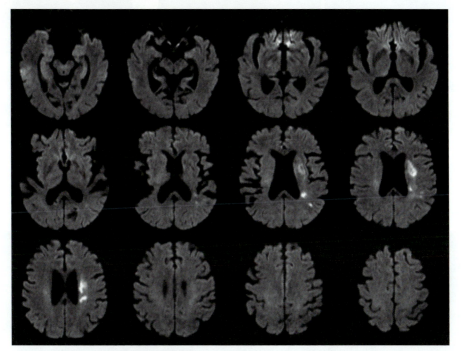

図 8-1　来院時 MR 拡散強調画像
左中大脳動脈領域の深部に複数の高信号域を認める．いわゆる inner watershed 領域である．この画像をみたら，頸動脈までの主幹動脈狭窄病変を第一に疑う．

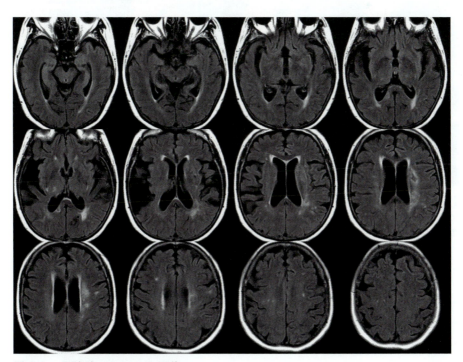

図 8-2　入院時 MR FLAIR 画像
拡散強調画像高信号域の大部分は FLAIR 画像でも高信号域を呈しており，発症からかなりの時間が経っていることを示唆する．

症　例

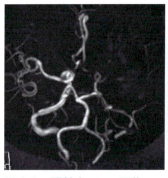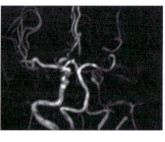

図 8-3　頭蓋内 MRA 画像
左中大脳動脈は描出されず，内頸動脈は飛び石状に確認できるが，この所見は内頸動脈病変としては不自然である．

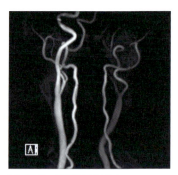

図 8-4　頸動脈 MRA
中大脳動脈閉塞でもしばしば内頸動脈の信号が明らかに低下することが少なくない．

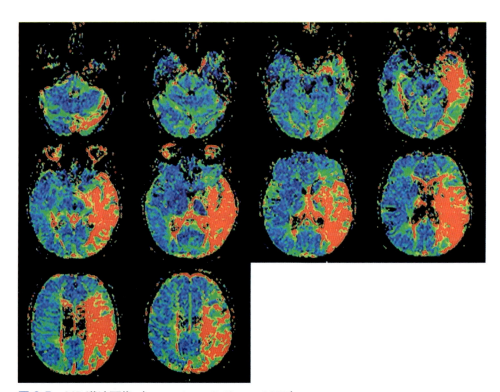

図 8-5　MR 灌流画像（mean transit time：MTT）
左中大脳動脈の全域にわたり，造影剤の到達遅延があるが，前大脳動脈領域は正常であることを見落とさない．もちろん前交通動脈の状況も MRA であわせて確認する必要がある．

Ⅰ．脳梗塞

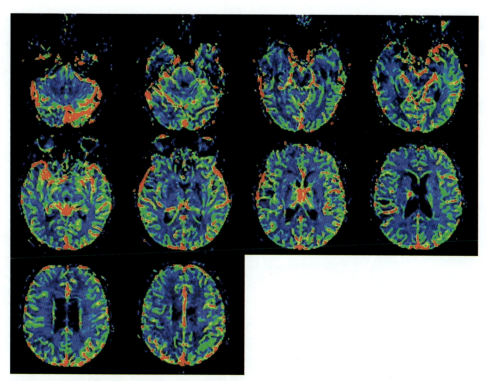

図 8-6　MR 灌流画像（cerebral blood volume：CBV）
明らかな左右差を認めない．反応性の血管拡張により，血液量は辛うじて維持されている．

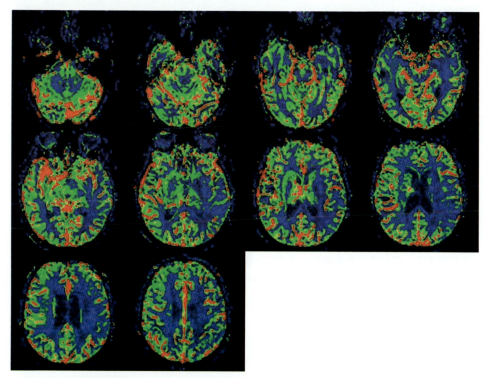

図 8-7　MR 灌流画像（cerebral blood flow：CBF）
左中大脳動脈領域後半部に血流低下を認める．

症　例

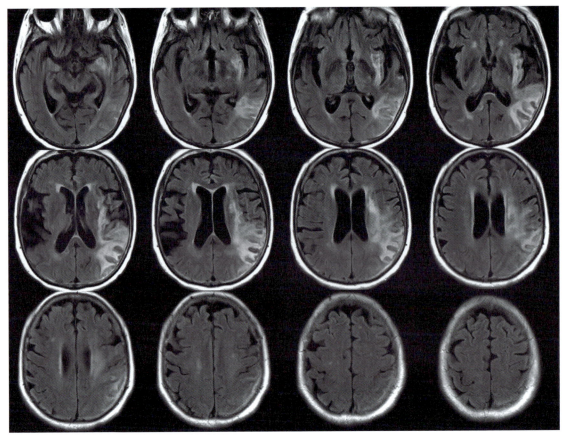

図 8-8　MR FLAIR 画像（第 28 病日）
最終梗塞は CBF 灌流画像の全域に拡大している．

入院後の経過

　慢性的な左中大脳動脈狭窄があり，炎天下の運動後の飲酒などで相当の脱水症状を背景として発症した血行力学性機序によるアテローム血栓性脳梗塞と考えられた．画像上，急性期脳梗塞の範囲がそれほど大きくないことを確認し，直後のグリセロール投与は控え，半日を目安に代用血漿剤などを含む十分な補液を行い，オザグレルとヘパリンの投与を開始した．ただちにベッドサイドでのリハビリテーションを指示したが，症状が入院後 48 時間安定していることを確認するまで，安易な頭部挙上を禁止した*9．症状悪化なく経過したため，徐々に頭部挙上を開始，挙上によって血圧低下がないことを確認した上で離床を図った．点滴治療開始と同時にシロスタゾールの内服も開始した．安静と減塩食のみで血圧は正常高めを推移したため降圧薬投与は見送った．ブドウ糖負荷試験にて糖尿病型であったため，あわせてカロリーコントロールの食事指導も行った．その後も症状悪化することなく，20 日の入院中のリハビリテーションのみで自宅退院となった．

＊9 血行力学性機序の場合，頭部挙上により脳循環が悪化し，症状が進行しはじめることがあるので注意する．

本症例の解説

　アテローム血栓性脳梗塞はさまざまな発症形式があり，詳細な病歴聴取が重要である．画像所見だけで治療方針を決定することは慎まなければならない．多くの場合，脳循環は不安定であり，発症数日は慎重に対応することが肝要である．なかでも本例のような血行力学性のアテローム血栓性脳梗塞は最も注意が必要である．入院時画像でも拡散強調画像の高信号域は限局しているが，MR 灌流画像において，mean transit time（MTT）のみならず脳血流量 cerebral blood flow（CBF）も広範囲に低下していることが多い．また本例の MRA では内頸動脈まで信号が低下しているが，中大脳動脈起始部の閉塞の場合，近位側の流速低下により内頸動脈が描出不良となることが少なくない．血行力学性のアテローム血栓性脳梗塞は，夏季に運動，飲酒の翌朝に発症，片麻痺症状の変動が大きい．座位や立位で症状が増悪し，臥位になることで改善することをしっかり聴取する．血液検査でも軽度の脱水を示唆する，ヘマトクリット，ナトリウムの高値，BUN 上昇も見逃してはならない．脱水を契機に発症した場合には，グリセロールなどの高張性の輸液にも注意が必要である．グリセロールの投与では，循環血液量の低下を引き起こす危険があるため，予め十分な補液を行なうまで投与を待つのも一法と考えている．その際には代用血漿剤も有用である（低分子デキストランよりもヒドロキシエチルデンプン hydroxyethil starch〈HES〉の方が腎臓への負担が少ない）．もちろん MR 拡散強調画像で急性期脳梗塞が広範囲に認められる場合はこの限りではない．またアテローム血栓性脳梗塞では潜在性の耐糖能異常が隠れていることも多いので，HbA1c が正常高値の症例は積極的にブドウ糖負荷試験を実施するとよい．本例では明らかな神経徴候の悪化はなかったが，最終梗塞は入院時 CBF 低下域にほぼ一致した範囲となった．

退院後の経過

　退院後も症状再発なく経過している．しかし入院中に 7 kg 減った体重は，退院後は元に戻ってしまい，血圧が徐々に上昇，早朝家庭血圧[*10]で 150/100 mmHg がしばしばみられるようになったため，再度減量を指示するとともに緩徐な降圧療法を開始した．2 ヵ月後には 135/90 mmHg 前後，3 ヵ月後には 130/85 mmHg 前後まで血圧は低下している．

[*10] 血圧コントロールは診療室血圧よりも早朝家庭血圧が重要である．

解　説

1. アテローム血栓性脳梗塞の発症機序

　アテローム血栓性脳梗塞は，頭蓋内外の主幹動脈の強い動脈硬化の進展による狭窄または閉塞病変に起因する脳梗塞病型である．他病型と異なりその発症機序は一様ではなく，血栓性，動脈源性（artery-to-artery），そして本例のような血行力学性機序が想定されている．他の 2 タイプと異なり，血行力学性の症例では，症状の変動を繰り返すことがしばしばあり，詳細な病歴聴取が重要である．症状変動が体位と関係がないか医師側からも確認が必要となる．

　他の 2 タイプの場合には，主に狭窄部位のプラークの性状変化が契機となって発症すると考え

られている．プラーク破綻や潰瘍形成部位からの血栓の遊離や血栓形成による狭窄悪化などが直接の原因となる．

2. アテローム血栓性脳梗塞の検査

　日本人を含むアジア人種では，白人と比較して頭蓋内主幹動脈狭窄の頻度が多いとされているため，MRAやCTAによる詳細な血管評価が不可欠である．逆に通常のMRAだけでは頸動脈が撮像範囲に入らず，頸動脈狭窄を見落とすことがありうる．入院時に頸動脈超音波を併用するか，頸動脈MRAを追加して評価を行う．動脈源性塞栓症の場合にはさらに近位，すなわち大動脈弓部の動脈硬化病変から微小塞栓が飛来することもあるため，頭蓋内から頸動脈までの検索で高度狭窄病変が見当たらない場合には，胸部のMRAまたはCTA，場合によっては経食道心臓超音波検査で大動脈の観察を行う必要がある．プラーク内の性状については超音波検査またはMRによるプラークイメージを行い，脆弱性の評価もすべきである．

　アテローム血栓性脳梗塞の場合には頭蓋内血流が不安定になっている場合が多いため，脳血流の評価も重要となる．急性期ではMRもしくはCT灌流画像，亜急性期であれば脳血流SPECT検査も実施する．アセタゾラミドナトリウム負荷による脳血流予備能評価は脳梗塞誘発の危険が高いため急性期（発症から1ヵ月以内）には行うべきではない．慢性の狭窄，閉塞病変がある症例では，灌流画像の評価では，MTTやTTPなどの時間パラメーターの評価は過大評価になりがちであることにも十分に注意する．

3. アテローム血栓性脳梗塞の治療

　アテローム血栓性脳梗塞の治療にはさまざまな困難が伴う．症状が変動，進行することが多く，その都度治療方針を再考する必要に迫られるからである．超急性期の血行再建療法では，まず遺伝子組み換え組織プラスミノゲンアクチベーター recombinant tissue plasminogen activator（rt-PA）による血栓溶解療法の判断から難しい．心原性脳塞栓症と異なり，一度血栓を溶解しても，狭窄が残存しているために再度血栓が形成されやすい．また，rt-PA後24時間は他の抗血栓療法が実施できないため，一度rt-PAを使用してしまうと，次の治療の選択肢が極めて限定的になってしまうことになる．重症例はともかく，軽症例ではその投与は慎重であるべきと考える．血管内治療についても同様で，狭窄があるために血栓回収はしにくい上に血管損傷のリスクもある．何らかの血管形成術を併用することも念頭において治療することが求められる．近年，血行再建療法の治療可能時間を延長させる試みが世界的に進んでいるが，主なターゲットはこのアテローム血栓性脳梗塞に他ならず，適応判定については，ハイリスク・ハイリターンであることを認識して，十分に検討した上で実施することが望まれる．

　血行再建の時期を超えた急性期治療については，3つの選択肢がある．すなわち，抗血小板薬2剤併用療法 dual antiplatelet therapy（DAPT），アルガトロバン静注，そしてオザグレル点滴静注である．DAPTは国際的な強いエビデンスがあるが，注意が必要なのは，エビデンス構築の際の対象が一過性脳虚血発作 transient ischemic attack（TIA）もしくは軽症の脳梗塞であったということである．中等症以上の症例ではエビデンスはない．アルガトロバンとオザグレルはわが国で独自に開発された薬剤であるために，臨床経験は豊富であるが，エビデンスとしてはレベルが低い．アテローム血栓性脳梗塞に対する両剤の優劣は今のところはっきりしたものはない．個人的な意見であるが，アテローム血栓性脳梗塞急性期には抗血小板療法と抗凝固療法の併用が有効ではないかと考えている．すなわち，アルガトロバンと経口抗血小板薬1剤，オザグレルとヘパリンもしくはアルガトロバン併用である．発症から72時間程度は症状が進行する危険

性を意識して，強化療法を行いつつ厳重に病状を監視する必要がある．アルガトロバンは最初の48時間は持続静注，その後の5日間は1日2回の断続投与となるが，持続投与終了後に神経症状が悪化する可能性が以前から指摘されていた．その後，わが国での多数例の検証ではそのような事実は確認されなかった．

狭窄部位へのステント挿入についても議論が多い．基本的に頭蓋内血管の狭窄については処置時のイベントリスクが高いために推奨されていない．頸動脈内膜剥離術やステント留置術についても，急性期の実施についてはエビデンスに乏しい．急性期は内科的治療でしのぎ，病状が安定してから，過灌流の危険性などを慎重に評価した後で実施することが望ましい．「患者のため」と言って拙速に処置を行うことは禁物である．

慢性期の治療については，Ⅰ．脳梗塞 Case 9（p.90）を参照されたい．

※画像提供していただいた，東京都保健医療公社荏原病院 放射線科 部長　井田正博先生に感謝します．

（長尾毅彦）

I. 脳梗塞

アテローム血栓性脳梗塞 72歳, 男性

主訴 意識障害, 四肢不全麻痺

概要

▶現病歴：3年前に軽い右片麻痺をきたし他院入院. 左橋の穿通枝梗塞と脳底動脈の狭窄を指摘されていた. 右片麻痺はほぼ改善し, 日常生活に不自由はなかった. 某年11月朝起きてこないことを不審に思った家族が寝室に見に行ったところ, ベッド上で寝ているようであったが, 呼びかけにも反応しないために午前8時20分に救急要請, そのまま当院に搬送された. 家族が最後に無事を確認した[*1]のは前夜23時頃だという. 深夜にトイレに行った気配[*2]はないとのことであった.

▶既往歴：前回脳梗塞以外の入院, 手術歴なし. 5年ほど前から高血圧, 糖尿病で近医通院加療中, 持参の糖尿病手帳でのコントロール[*3]はHbA1cで8%前半. 3年前に左橋梗塞既往あり.

▶内服歴[*4]：アスピリン腸溶錠100 mg, グリベンクラミド2.5 mg, グリメピリド1 mg, バルサルタン20 mg, ランソプラゾール15 mg, 酸化マグネシウム250mg1日3回.

▶生活歴：機会飲酒, 3年前の脳梗塞後に禁煙しているがそれまでは40本/日.

一般身体所見

身長164 cm, 体重68 kg. 一般身体所見には明らかな異常を認めない. 心雑音, 頸部血管雑音なし. 両側足背動脈は触知良好[*5].

神経学的所見

意識混濁（Japan Coma Scale〈JCS〉＝20, Glasgow Coma Scale〈GCS〉＝E3V2M4）, 高次脳機能評価不能. 除脳硬直や

[*1] 超急性期の血行再建療法を念頭に置く場合には, 必ず確認する.

[*2] 早朝発見例では, 重要な情報となりうる.

[*3] 糖尿病合併例では手帳の所持は必ず確認すること.

[*4] 救急隊に「お薬手帳」を必ず持参するように指示する.

[*5] 脳梗塞既往, 糖尿病合併例では全身の動脈硬化状況を必ず確認する. 閉塞性動脈硬化症の合併は重要な情報である.

除皮質硬直肢位はなし．自発開眼なし，大声で開眼あり．瞳孔はやや縮瞳傾向も不同なし．対光反射迅速．追視不完全のため眼球運動評価不可．人形の目現象は陽性．明らかな眼振はない．苦悶表情では顔面の左右差は見られない．挺舌は不能だが，「あー，うー」程度の発語あり．

　バレー，ミンガチーニ試験実施不能．痛み刺激に対して，上下肢左右ともに抗重力の逃避は可能．下肢は辛うじて膝立て保持ができる．感覚障害，協調運動評価不能．腱反射は下肢でやや亢進，上肢は正常，左右差なし．両側足底反応は伸展位．歩行，自律神経評価不能．National Institute of Health Stroke Scale（NIHSS）は 24 点[*6]．

*6 意識障害などで実施できない項目には加点する場合としない場合があるので注意．

検査所見

採血・尿検査

WBC	8,400/μL	PF4	40 ng/mL	ALP	125 U/L
RBC	4,500,000/μL	CRP	1.5 mg/dL	γ-GTP	23 U/L
Hb	13.8 g/dL	TP	6.8 g/dL	血糖	278 mg/dL
Ht	43%	Alb	3.5 g/dL	HbA1c	7.8%
Plt	188,000/μL	UN	23 mg/dL	HDL-C	32 mg/dL
PT	12.1 秒	Cr	0.92 mg/dL	LDL-C	170 mg/dL
APTT	31.1 秒	UA	8.1 mg/dL	TG	156 mg/dL
Fib	360 mg/dL	Na	142 mEq/L	T-Cho	232 mg/dL
D ダイマー	1.2 μg/mL	K	4 mEq/L	尿糖	陰性
AT-Ⅲ	76%	Cl	103 mEq/L	尿蛋白	2+
TAT	8.2 ng/mL	LDH	189 U/L	尿潜血	陰性
PF$_{1+2}$	310 pmol/mL	AST	28 U/L	尿沈渣	円柱なし
β-TG	88 ng/mL	ALT	26 U/L		

心電図，心電図モニター

　少数の心室性期外収縮のみで脳卒中に関連する明らかな不整脈なし．

症例

> ### 画像所見

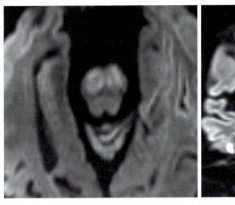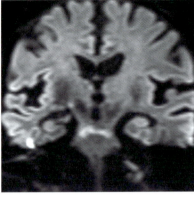

図 9-1　入院時 MR 拡散強調画像（水平断と冠状断）
脳幹部梗塞を疑う場合には，冠状断を追加すると確認が容易である．

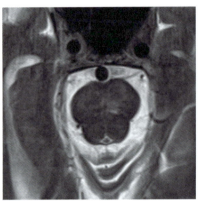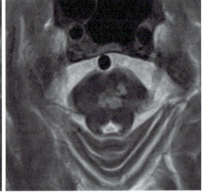

図 9-2　入院時 MR T_2 強調画像
陳旧性の部分と今回の梗塞部位ははっきりとは識別できない．また脳底動脈内の状況も確認できない．

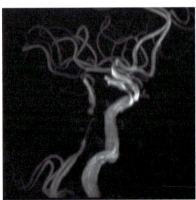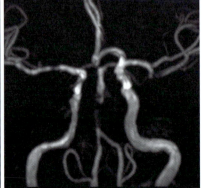

図 9-3　入院時 MRA
脳底動脈は橋の部位で描出されないが，その末梢（頭側）は明瞭に確認できることから，後交通動脈を介した前方循環からの血行がかなり潤沢にあることがうかがわれる．

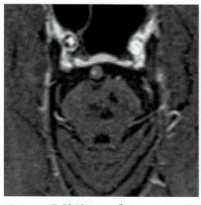 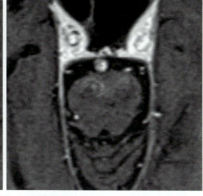

図 9-4　入院時 MR ガドリニウム造影 T_1 強調画像
病変部位の脳底動脈はかろうじて開存しており，かなり厚いプラークが発達していることが確認できる．

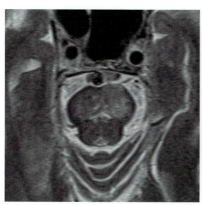 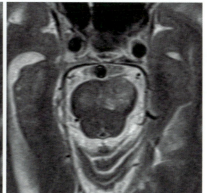

図 9-5　第 15 病日の MR T_2 強調画像
左優位に両側橋底部に急性期梗塞が出現し，まだ脳浮腫が残存している．

入院後の経過

　入院時画像から，脳底動脈狭窄の悪化に伴う，両側橋梗塞と診断．ただちにアルガトロバンの投与を開始した．しかし治療開始後も徐々に四肢麻痺は右優位に進行，MMT で右は 1/5，左は 2/5 レベルまで悪化した．第 3 病日には発語もほとんど不能となった．アルガトロバンの減量タイミングに合わせて，アスピリンとクロピドグレルを粉砕して胃管チューブから投与開始とした．症状は第 5 病日までに進行し，その後停止した．第 9 病日あたりから意識は改善，少しずつ麻痺も軽減傾向にある．経口摂取が当分望めないと判断し，胃瘻を造設することとした．重度の四肢麻痺が残存するため，第 40 病日回復期リハビリテーション病院転院となった．

本症例の解説

　本例は脳梗塞の既往のある慢性の脳底動脈狭窄の悪化により，両側の橋梗塞を再発した症例である．MRA では脳底動脈は閉塞しているように見えるが，ガドリニウム造影後の MRA T_1 強調画像ではわずかながら開存していることが確認できる．脳梗塞は橋からの穿通枝領域に限局しており，いわゆる分枝粥腫型（branch atheromatous disease〈BAD〉）の画像を呈しているが，脳底動脈自体に 90% 以上の高度狭窄があるので血栓性発症のアテローム血栓性脳梗塞と診断できる．椎骨動脈から連続して脳底動脈まで狭窄が認められる場合には，動脈解離による狭窄病変を鑑別する必要がでてくる．椎骨脳底動脈解離症例でも，特徴的な限局性の頭痛，頸部痛は半数程度にしか認められないことには注意が必要である．脳底動脈高度狭窄の症例では前方循環から後交通動脈を介した血流と椎骨動脈を介した血流の二重支配の影響を受けて，比較的長時間症状が変動することがあるため，症状の悪化も改善も起こり得るが，本例のような穿通枝領域に限局する症例はむしろ悪化の一途を辿ることが少なくない．画像上，橋の急性期穿通枝病変の場合には最初から症状悪化の危険性を承知した上で対応に当たる必要がある．個人的な経験であるが，このような脳幹部穿通枝梗塞の症例では糖尿病合併が多く，急性期から血糖値の積極的な管理が功を奏することもある．

退院後の経過

　回復期リハビリテーション病院に転院し，離床，自宅復帰を目指したが，叶わず．胃瘻，車いす全介助レベルのまま療養型病院にて長期療養方針となった．

解説

1. 脳底動脈狭窄例の臨床的特徴

　Case 8（p.81）とは異なり，主幹動脈の動脈硬化性病変が直接血流を障害したことによるアテローム血栓性脳梗塞である．ただし，脳底動脈全体の灌流障害をきたさず，橋の両側穿通枝領域に限局した脳梗塞を生じた．脳底動脈領域の脳梗塞ではテント上の梗塞と比べてさまざまな程度の意識障害を合併することが多い．特に脳底動脈先端の閉塞により生じる "top of the basilar syndrome" では，視床穿通動脈の障害により両側視床に脳梗塞を生じ，遷延する傾眠状態や重度意識障害をきたす．前述したように，脳底動脈は個人差もあるものの前方循環と後方循環の二重支配を受けており，血流が枯渇することがほとんどないと考えられている．したがって，前方循環領域よりも救済可能な脳梗塞発症からの時間が長い可能性があり，半日以上経過した症例での劇的な症状改善の報告も散見される．このことは，血栓溶解療法や血栓回収療法などでも常に問題となることである．脳幹部梗塞は MR での画像診断にも注意すべき点が多い．まず拡散強調画像での高信号域の出現が遅れやすい．初回の MR 検査で異常が認められなかった場合には，半日程度おいて再検査を行う必要がある．さらに標的部位が小さいために，横断像だけでは表面の微細なアーチファクトとの識別が難しい場合もある．水平断に加えて冠状断の拡散強調画像を追加すると確認が容易になる．MRA などを読影する際も，どうしても椎骨動脈からの順行性血流に目が行きがちであるが，前方循環からの逆行性の血流の可能性を常に念頭に置く必要がある．そのためにも後交通動脈の発達度の確認は欠かせない．

また，MRAでは血管閉塞を過大評価しやすく，信号途絶と血流途絶にはかなりのギャップがある．狭窄の部位（特に腹側なのか背側なのかは重要）や程度，解離の有無などは，MRA原画像とともに，T_1やT_2強調画像での血管の連続横断像を詳細に評価することで有益な情報が得られる場合が多い．さらにガドリニウム造影後のT_1強調画像は狭窄度のみならず，解離における偽腔，真腔の識別にも大いに役立つ．

2. アテローム血栓性脳梗塞の慢性期治療

アテローム血栓性脳梗塞の慢性期治療は再発率も高く，難しい．程度の差はあれ主幹動脈狭窄が存在するために，脂質，糖尿病の管理は重要である．コレステロール系だけでなく，中性脂肪の管理にも気を配る．比較的年齢の若い症例では，家族性高コレステロール血症の可能性を考え，心筋梗塞などの家族歴を再確認すること．スタチン投与で満足せず，中性脂肪の管理にも気を配る必要がある．EPA併用は出血リスクを増やさないとされており，積極的に投与している．糖尿病管理については，HbA1cを7％程度まで低下させるべきである．糖尿病専門医の中では，低血糖による生命予後悪化を危惧して8％前後のコントロールを許容していることも多い．しかし，いったん脳梗塞を発症している以上，腎臓や網膜，末梢神経を含めた動脈硬化進行抑制のためにも厳格なコントロールが必要であろう．経口糖尿病薬は近年さまざまな種類の薬剤があるが，心血管疾患の予防という観点から考えると，DPP4阻害薬，SGLT2阻害薬そしてピオグリタゾンがエビデンスをもっている．副作用を考慮すると前二者からの選択または併用が無難と思われる．SGLT2阻害薬については，発売当初に利尿作用による脳梗塞誘発が話題になったが，その後の使用成績も含めて検討すると過敏になる必要はない．ただし，高度狭窄合併例で夏季に投与を開始する場合には脱水症状に注意しておいたほうが無難である．

血圧管理についても，降圧には時間をかけ，推奨よりもやや高めのコントロール，具体的には140/85 mmHgあたりをめざすのがよい．夏季の血圧低下についても予め指導を徹底させるか，期間限定で降圧薬を減量する配慮が大切である．

抗血栓療法については，Case 8（p.81）で解説した通り，急性期は2種の抗血小板薬併用（dual antiplatlet therapy〈DAPT〉）が勧められるが，発症後1ヵ月を経過した後は原則抗血栓薬1剤投与を選択する．特に1年以上のDAPTは慎まなければならない．抗血小板薬のうちシロスタゾールは血管拡張作用をもち，不十分ながら狭窄を改善するという報告もあるため，積極的に投与してもよいであろう．糖尿病合併例では，アスピリンの作用が減弱するという報告も多く，第1選択からは除外する方がよい．またエビデンスはないが，抗血小板薬単剤，2剤併用でも再発を繰り返す場合には，ワルファリンによる低用量抗凝固療法（PT-INR＝1.6〜1.8）と抗血小板薬1剤の併用が有効である場合がある．

※画像提供していただいた，東京都保健医療公社荏原病院 放射線科 部長 井田正博先生に感謝します．

（長尾毅彦）

Ⅰ. 脳梗塞

Case 10 branch atheromatous diseaseにより麻痺症状の動揺を呈した症例　70歳，女性

主訴　左手足の動かしにくさ

概　要

▶**現病歴**：某月某日，家事中に左手の動かしにくさを自覚したが，数分で症状が改善したため放置していた．しかし同日に左手脱力感の出現・消失を2度繰り返した[*1]後，3度目の左手脱力感の出現以降は症状の改善がみられず，次第に歩きにくさや呂律の回りにくさが間欠的に出現した．そのため，同日に当院外来を受診した．
▶**既往歴**：65歳，高血圧症，脂質異常症を指摘されたが放置していた．
▶**内服歴**：なし
▶**家族歴**：特になし

*1 Donnanらは24時間以内に同一の症状を繰り返す内包領域の脳虚血発作をcapsular warning syndrome（CWS）として報告しており，運動麻痺は悪化することが多い．

一般身体所見

身長：150 cm，体重：60 kg，BMI：26.7，血圧187/118 mmHg，脈拍82／分　整，体温36.4℃，SpO_2 97%（室内気吸入時），貧血（-），黄疸（-），リンパ節触知せず，甲状腺腫なし，頸動脈雑音聴取せず，呼吸音と心音に異常なし，足背動脈触知良好．

神経学的所見

視野正常，瞳孔両側3 mm：正円同大，対光反射正常，眼瞼下垂なし，眼球運動制限なし，複視なし，顔面感覚正常，閉眼正常，左鼻唇溝浅い，聴力異常なし，構音障害なし，軟口蓋動き正常，挺舌左側へ偏倚．
上肢バレー徴候左側は回内下垂，下肢ミンガチーニ左側は動揺，徒手筋力テストmanual muscle testing（MMT）右上下肢5/5，左上下肢4/5，触覚は左上肢でわずかに低下，指鼻指試

験・膝踵試験は左側は麻痺相応，上肢腱反射＋/＋，膝蓋腱反射＋/＋，アキレス腱反射＋/＋，バビンスキー，チャドック反射は左で陽性，安静時および姿勢時に振戦なし，動作緩慢認めず．

National Institutes of Health Stroke Scale（NIHSS）：3/42*2．

*2 BAD は来院時軽症であることも多く，前述の CWS を呈した経過や画像所見を勘案し抗血栓療法の程度を決定する．麻痺が悪化する可能性については入院時に本人あるいは家族へ説明しておくことが望ましい．

検査所見

WBC	5,600/μL	TAT	1.6 ng/mL	血糖	104 mg/dL
好中球	68.7%	AT-Ⅲ	97%	HbA1c	5.9%
リンパ球	25.7%	CRP	0.07 mg/dL	HDL-C	45.2 mg/dL
単球	3.8%	TP	8.1 g/dL	LDL-C	190 mg/dL
好酸球	1.4%	Alb	4.5 g/dL	T-Cho	313 mg/dL
好塩基球	0.4%	T-Bil	0.44 mg/dL	TG	428 mg/dL
RBC	4,730,000/μL	UN	13.2 mg/dL	HBs 抗原	―
Hb	14.6 g/dL	Cr	0.6 mg/dL	HBs 抗原（定量値）	0.04 IU/mL
Ht	42.5%	eGFR	74.1 mL/min/1.73^2	HCV 抗体	―
MCV	89.9 fl	UA	6.3 mg/dL	HCV 抗体（COI）	0.1 COI
MCH	30.9 pg	Na	140.3 mEq/L	尿 pH	7
MCHC	34.4%	K	3.7 mEq/L	尿糖定性	―
Plt	202,000/μL	Cl	105.3 mEq/L	蛋白定性	―
PT 活性	125.3%	Ca	9.2 mEq/L	尿潜血定性	―
APTT	26.1	LDH	208 U/L	尿ケトン定性	―
PT-INR	0.87	AST	24 U/L	尿ビリルビン定性	―
Fib-C	392 mg/dL	ALT	19 U/L	尿ウロビリノゲン定性	―
FDP	2.5 μg/mL	ALP	340 U/L	色調	黄
D ダイマー	0.6 μg/mL	γ-GTP	24 U/L	尿比重	1.01
PIC	0.8 μg/mL	CK	149 U/L	尿亜硝酸定性	―
				尿白血球定性	―

採血・検尿

血液生化学検査では，T-Cho：313 mg/dL，LDL-C：190 mg/dL，TG：428 mg/dL と高値であった．凝固系のスクリーニングでは異常は認めなかった．検尿にも特記事項を認めなかった．

心電図・心電図モニター

十二誘導心電図：心房細動なし，心電図モニター：意識消失をきたす不整脈なし．

頭部 MRI

来院時の拡散強調画像 diffusion weighted image（DWI）では右基底核から放線冠にかけて 3 スライスにわたる長径 15 mm 以上の急性期脳梗塞を認めた（図 10-1A，B）．同部位は FLAIR 像では顕在化していなかった．T$_2$*強調画像では cere-

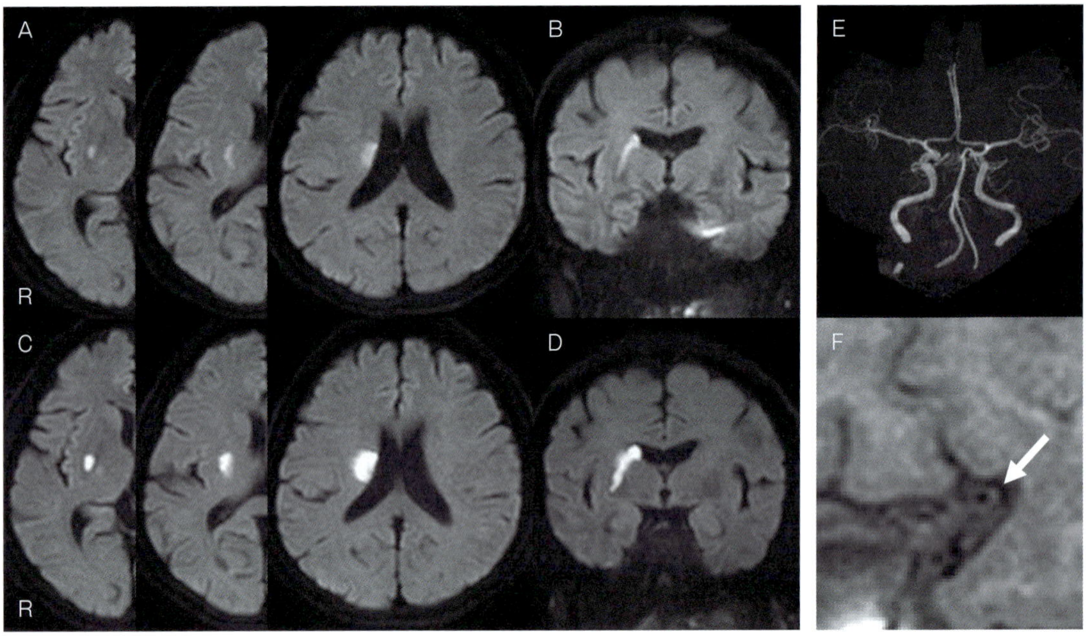

症例

Day 1

Day 4

図 10-1 発症日，第 4 病日の頭部 MRI（自験例）
A，B：来院時の DWI では右基底核から放線冠にかけて頭尾方向に 3 スライスを超える急性期脳梗塞を認める．
C，D：第 4 病日には同部位の梗塞巣は拡大している．
E，F：来院時の頭部 MRA では頭蓋内主幹動脈に狭窄病変を認めないが，第 4 病日の T1 Turbo Spine Echo 法（VISTA 法）では右中大脳動脈 M1 背側にプラークを示唆する高信号域を認める（矢印）．

bral microbleeds は認めなかった．MRA では，頭蓋内主幹動脈に明らかな狭窄は認めなかった（図 10-1E）．T1 Turbo Spine Echo 法（Volume ISotropic Tse Acquisition〈VISTA〉法）[*3] では右中大脳動脈 M1 背側にプラークを示唆する高信号域を認めた（図 10-1F）．

頸動脈エコー

両側総頸動脈～内頸動脈に径 2 mm 未満の高輝度プラークが多発していたが，検索範囲内で有意狭窄は認めず[*4]，血流速度の亢進もみられなかった．

入院後の経過（図 10-2）

動揺する症状経過と MRI 画像から右レンズ核線条体動脈領域の分枝粥腫病 branch atheromatous disease（BAD）と診断した．発症から 2 時間しか経過しておらず，遺伝子組み換え組織プラスミノーゲンアクチベーター recombinant tissue plasminogen activator（rt-PA）療法の適応時間内であったが，症状が軽度なこと，BAD の階段状進行する性質に対して持続的な抗血栓療法を行いたいことから rt-PA 療法は行わなかった．入

*3 近年の MRI シークエンスの進歩により穿通枝入口部近傍のプラーク評価が可能となった．VISTA は Philips 社によるもので，東芝メディカルシステムズ社では Multi Planar Voxel（MPV），Siemens 社では Sampling Perfection with Application-optimized Contrast using different angle Evolution（SPACE），GE Healthcare 社では Cube と呼ばれる．

*4 BAD の診断には，主幹動脈狭窄がないことが前提となる．

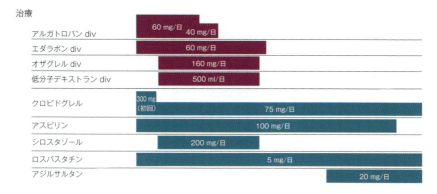

図 10-2　入院後治療経過

入院後，アルガトロバン，エダラボンの点滴，クロピドグレル，アスピリン，ロスバスタチンの内服で治療を開始した．入院後より左半身麻痺は増悪し構音障害が出現したため，オザグレルナトリウム，低分子デキストランの点滴，シロスタゾールの内服を追加した．以降も症状は動揺したが，第 4 病日には安定したため抗血栓薬は徐々に中止し，クロピドグレル単剤で再発予防を行うこととした．降圧薬は，急性期を脱した第 14 病日から開始し，130/80 mmHg を目標に管理する方針とした．

院後アルガトロバン 60 mg/日，エダラボン 60 mg/日の点滴に加え，アスピリン 100 mg/日，クロピドグレル 75 mg/日（初回のみ 300 mg ローディング*5），ロスバスタチン 5 mg の内服を開始した．来院時には他覚的に構音障害を認めていなかったが第 2 病日より再度構音障害が出現し，左上下肢麻痺も増悪（MMT は 2/5 まで低下）したため，同日よりオザグレルナトリウム 160 mg/日，低分子デキストラン 500 mL/日の点滴，シロスタゾール 200 mg/日の内服を追加した．左上下肢麻痺は変動を繰り返しながらも，第 4 病日には左上下肢筋力は MMT4/5 で安定し，第 5 病日よりアルガトロバン，第 7 病日にオザグレルナトリウム，シロスタゾールの投与を中止した．なお，第 4 病日の頭部 MRI では梗塞巣は拡大しており BAD として矛盾しない所見であった（図 10-1C, D）．リハビリテーションを行い，第 10 病日時点では左手指の軽度の巧緻運動障害，顔面神経麻痺が残存するのみで ADL はほぼ全自立であった．しかし患者のピアノの演奏をもう一度行いたいという希望もあり，第 18 病日に回復期リハビリテーション病院へ転院となった．第 20 病日からはアスピリンも中止し，クロピドグレル 75 mg 単剤で再発予防を行う予定とした（退院時 NIHSS：1/42）．

*5 これまでクロピドグレルの 300 mg ローディングは虚血性心疾患にしか適用がなかったが，2018 年より「非心原性脳梗塞急性期」，「一過性脳虚血発作急性期」の再発抑制に対する初回ローディングが保険収載された．

症例

> **本症例の解説**
>
> BADに対して抗血小板薬，抗凝固薬，脳保護薬，スタチン，人工膠質液などによる急性期治療を行った症例である．一時は症状の増悪を認めたが，退院時のmodified Rankin Scale（mRS）は2であった．BADの治療に明確な基準はなく，本症例においても各薬剤がどれほど症状増悪抑制に寄与したかは不明であるが，本疾患には治療開始後にも症状進行例が多いという点からは，入院時からの積極的な多剤併用療法が望ましいといえる．本例は出血リスクを示唆する所見が少なかったが，年齢や出血性疾患既往の有無，cerebral microbleedsの有無などを勘案しながら症例ごとに急性期の抗血栓療薬の併用の有無を決定し，抗血栓薬を併用する場合は併用期間を短期に留めることが重要となる．

解説

1. BADの定義

BADは1989年にCaplanによる橋梗塞の臨床病理学的検討のなかで提唱された，穿通枝動脈入口部近傍のアテローム性狭窄・閉塞により穿通枝領域全体が梗塞に陥るという病理学的概念であり，梗塞巣は橋深部から底面まで及ぶ[1]（図10-3A）．この報告での「穿通枝動脈入口部」として，1）主幹動脈の壁在プラーク，2）主幹動脈-穿通枝合流部プラーク，3）穿通枝起始部微小

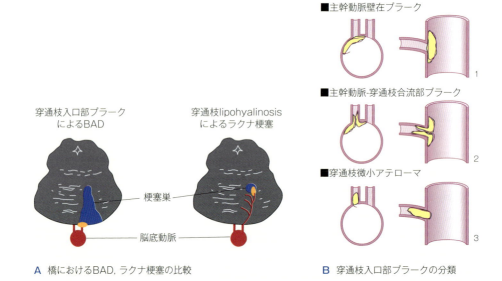

A 橋におけるBAD, ラクナ梗塞の比較　　　B 穿通枝入口部プラークの分類

図10-3 CaplanによるBADの病理学的特徴

A：Caplanは穿通枝入口部病変による橋梗塞では，梗塞巣が橋底部へ達することを報告しBADの概念が提唱された．
B：穿通枝入口部のシェーマとして，①主幹動脈の壁在プラーク，②主幹動脈-穿通枝合流部プラーク，③穿通枝起始部微小アテローマの3つのパタンが示されている．

(A：Caplan LR：Intracranial branch atheromatous disease：a neglected, understudied, and underused concept. Neurology 39：1246-1250, 1989より改変，B：Caplan LR：Lacunar infarction and small vessel disease：pathology and pathophysiology. J stroke 17：2-6, 2015より改変)

アテロームが示されている（図10-3B)[2]．

　本病型は1971年にFisherが深部に限局する橋梗塞の検討で報告した，穿通枝自体の微小アテローマ（血管口径300〜500 μm）やlipohyalinosis（血管口径40〜200 μm）による狭義のラクナ梗塞とは区別される[3]．

　橋のBADと同様の病変はテント上でも起こり，好発部位で代表的なものが傍正中橋動脈pontine paramedian artery（PPA），レンズ核線条体動脈 lenticulostriate artery（LSA）であるが，視床膝状体動脈，前脈絡叢動脈，Heubner反回動脈，視床穿通動脈にも発症すると考えられている．

2. 臨床現場におけるBADの診断

　脳梗塞の分類に頻用されるTrial of Org 10172 in Acute Stroke Treatment（TOAST）分類ではBADの明確な基準は示されておらず，BADはラクナ梗塞の診断基準（主幹動脈狭窄を伴わない穿通枝領域の長径15 mm未満の脳梗塞）に該当せず，主幹動脈狭窄もないことから「分類不能」とされることが多い．わが国では1つの臨床病型として独立してとらえ，放射線学的には高木らの提唱した基準を用いることが多く，LSA領域ではMRI DWI水平断で基底核から放線冠にかけて3スライス以上にわたる梗塞巣，PPA領域では橋底部腹側に接する梗塞巣として判断される．いずれも，主幹動脈の50%以上の狭窄を認めないことが前提となる[4]．

　ただしこの評価法はあくまでCaplanの病理学的概念をMRI画像へ投影したものであり，15 mmという境界値は，Fisherが剖検で穿通枝梗塞のサイズが15〜20 mm以下であったことに由来する．実際にはこれ以上のサイズを呈する穿通枝梗塞もあり[5]，拡散画像などで急性期DWIの梗塞サイズへ厳密にあてはめられるものではないことには留意しておく．

3. BADの臨床像

　LSAやPPAの病変では梗塞巣が拡大することで，麻痺が階段状に進行する例が多い．脳卒中データバンク2015では，BADはラクナ梗塞，アテローム血栓性脳梗塞と比較して来院時の

表10-1　わが国におけるBAD発症時の特徴と予後

	BAD (n=595)	ラクナ梗塞 (n=14,137)	アテローム血栓性脳梗塞 (n=3,979)	p値
発症型				
階段状進行	126 (21.9)	1,415 (10.0)	560 (14.1)	
急性発症	275 (47.9)	7,819 (55.5)	2,244 (56.4)	
睡眠時発症	98 (6.8)	2,134 (15.1)	471 (11.8)	
発症から来院までの時間	24.6時間	29.3時間	28.4時間	0.03
入院NIHSS（中央値）	4	3	4	
入院後の症状進行	185 (48.8)	1,230 (11.4)	612 (22.3)	<0.01
退院時mRS 0〜1	171 (28.7)	7,931 (56.1)	1,394 (35.0)	<0.01

症例数．カッコ内は%．
わが国で集積されている脳卒中急性期患者登録研究 Japan Standard Stroke Registry Study（JSSRS）にて，BADを他病型と比較した解析結果である．発症様式では，BADは階段状進行を呈する例が多く，発症から入院までの時間はラクナ梗塞，アテローム血栓性脳梗塞と比較し有意に短い．しかし，入院時のNIHSSは3群間で大差がないにも関わらず，BADはラクナ梗塞，アテローム血栓性脳梗塞と比べ入院中の増悪例が多く，退院時の転機良好例（mRS：0〜1）も少ない．
（足立智英：BADと診断された例の特徴とラクナ梗塞，アテローム血栓性梗塞との比較．小林祥泰（編），脳卒中データバンク2015．第1版，pp.116-117，中山書店，2015より一部改変）

NIHSSに有意差はないにもかかわらず，入院中の症状増悪例は有意に多く，退院時の機能転帰良好（mRS：0〜1）例も少なかった（表10-1）[6]．

BADが拡大・増悪しやすい原因は，比較的大径の穿通枝分岐部近傍のアテロームプラークを基盤に血栓生成が進み，穿通枝のより広範な領域の梗塞が段階的に形成されることで，放線冠後方や橋底部腹側の錐体路が障害されるためと推察されている[7]．

4. BAD急性期の治療戦略

BADの治療法として確立したものはないが，急性期治療はアテローム血栓性脳梗塞に準じて抗トロンビン薬（アルガトロバン）を用いることが多い．これに加えて，抗血小板薬（アスピリン，クロピドグレル，シロスタゾール），脳保護薬（エダラボン）などによる多剤併用療法が行われる．

BAD急性期には抗血小板薬2剤併用療法dual antiplatelet therapy（DAPT）は積極的に行われており，2013年に報告されたCHANCE試験[8]で発症24時間以内の軽症脳梗塞，TIAへのアスピリン（初回75〜300 mg，以降75 mg）+クロピドグレル75 mg（初回のみ300 mg）の21日間の併用（以降はクロピドグレル75 mg単剤）は，アスピリン（初回75〜300 mg，以降75 mg）単剤に比べ有意に脳卒中再発を抑制し，中等症以上の出血イベントを増加させなかった．ただし，3ヵ月以上のアスピリン，クロピドグレルの併用はアスピリン単剤に比べ脳出血を有意に増加させるため[9,10]，DAPT期間は最低限に抑える必要があることには留意する．

BADの増悪機序として，穿通枝入口部アテロームプラークの破綻や血栓拡大が想定され，プラーク安定化や血管内皮機能の改善が効果的と考えられる．この観点からは，血管拡張作用や内皮機能改善作用を有するシロスタゾールも有効性が期待できる．シロスタゾールは出血合併症が少なく[11]，アスピリンなどの抗血小板薬単剤治療に対して，シロスタゾール200 mg/日の追加投与が発症早期の非心原性脳梗塞患者の神経学的転帰を改善させる可能性も示されている[12]．そのため第一選択薬として使用されることも多い．なお，DAPTとオザグレルナトリウムやアルガトロバンの併用に関する有効性や安全性に関する報告はまだ少なく，症例ごとの出血リスクを勘案しながら併用を検討する必要がある．

BADに対してrt-PAを投与しても，神経機能が増悪する報告がみられる[13]．このため超急性期でもrt-PA投与は行わず，アルガトロバンをはじめとした前述の多剤併用療法を行うのも選択肢の一つである．近年ではアルガトロバンとrt-PA併用の安全性を示唆する報告もあり，Argatroban tPA stroke study（ARTSS）では，rt-PA静注開始後1時間以内にアルガトロバン（APTT：前値の1.7倍）を開始し48時間継続しても，症候性頭蓋内出血は増加していなかった[14]．

そのPhase Ⅱb試験であるArgatroban in Combination with Recombinant Tissue Plasminogen Activator for Acute Stroke（ARTSS-2）ではrt-PA療法単独，rt-PA療法+アルガトロバン低用量併用（APTT：前値の1.75倍で管理），rt-PA療法+アルガトロバン高用量併用（APTT：前値の2.25倍で管理）の3群を比較している．その結果，48時間以内の症候性頭蓋内出血の発症頻度は3群間で有意差を認めなかった[15]．以上からはrt-PA使用後のアルガトロバン投与の安全性も示唆されており，今後のエビデンスの蓄積が期待される．

また抗血栓薬以外には，抗炎症作用やeNOS活性化を介した内皮保護機能が示されているスタチン[16]の使用も考慮される．

そして，BADの発症に穿通動脈入口部以遠の血流低下という血行力学的機序が関与している

可能性を勘案すると，エビデンスレベルは高くないものの[17]，デキストラン製剤などの血漿増量薬による血液希釈療法は治療選択の一つとして検討しうる．

5. BADの血管壁イメージング

近年の3T-MRI装置の普及や，新しいシークエンスの開発により，頭蓋内血管壁の評価が可能となり，臨床的有用性が報告されている．例えば本症例で用いたVISTA像は3Dシークエンスを利用することで，目的のコントラストを得つつ血管内腔はblack-blood（BB）として抑制できる．BADは発症時のDWIでは通常のラクナ梗塞との鑑別が困難なことがしばしばあり，穿通枝入口部近傍のプラークの分布や範囲を把握することは今後の病変拡大を予測する上で有用である[18]．なお，BADの穿通枝入口部近傍プラークは梗塞と同側の血管壁にみられることや，中大脳動脈では穿通枝の分枝する上～後壁に多いことが報告されている[19]．

7T-MRIではLSAの形態も確認できるため（図10-4）[20]，7T-MRIが普及することでBADの責任血管病変についてさらに詳細な評価が行えることが期待される．

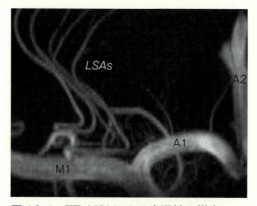

図10-4　7T-MRIによる穿通枝の描出
近年7T-MRIが普及し始めており，このシークエンスではLSAなどの穿通枝の描出が可能となる．こちらや血管イメージングを用いることで入院時の増悪リスクを詳細に評価できる可能性がある．
LSAs：レンズ核線条体動脈，A1：前大脳動脈視神経上部，A2：前大脳動脈脳梁下部，M2：中大脳動脈島部（Cho ZH, Kang CK, Han JY, et al.：Observation of the lenticulostriate arteries in the human brain in vivo using 7.0T MR Angiography. Stroke 39：1604-1606, 2008より）

文献

1) Caplan LR：Intracranial branch atheromatous disease：a neglected, understudied, and underused concept. Neurology 39：1246-1250, 1989.
2) Caplan LR：Lacunar infarction and small vessel disease：pathology and pathophysiology. J Stroke 17：2-6, 2015.
3) Fisher CM：Lacunar strokes and infarcts：a review. Neurology 32：871-876, 1982.
4) 高木　誠：Branch atheromatous disease. 柳澤信夫，他（編），Annual Review 神経2006．pp.119-128，中外医学社，2006.

5) Marinkovic SV, Milisavljevic MM, Kovacevic MS, et al.：Perforating branches of the middle cerebral artery. Microanatomy and clinical significance of their intracerebral segments. Stroke 16：1022-1029, 1985.

6) 足立智英：BADと診断された例の特徴とラクナ梗塞，アテローム血栓性梗塞との比較．小林祥泰（編），脳卒中データバンク 2015. pp.116-117, 中山書店, 2015.

7) 山本康正：Branch atheromatous diseaseの概念・病態・治療．臨床神経 54：289-297, 2014.

8) Wang Y, Wang Y, Zhao X, et al.：Clopidogrel with aspirin in acute minor stroke or transient ischemic attack. N Engl J Med 369：11-19, 2013.

9) Diener HC, Bogousslavsky J, Brass LM, et al.：Aspirin and clopidogrel compared with clopidogrel alone after recent ischaemic stroke or transient ischaemic attack in high-risk patients (MATCH)：randomised, double-blind, placebo-controlled trial. Lancet 364：331-337, 2004.

10) Johnston SC, Easton JD, Farrant M, et al.：Clopidogrel and Aspirin in Acute Ischemic Stroke and High-Risk TIA. N Engl J Med 379：215-225, 2018.

11) Shinohara Y, Katayama Y, Uchiyama S, et al.：Cilostazol for prevention of secondary stroke (CSPS 2)：an aspirin-controlled, double-blind, randomised non-inferiority trial. Lancet Neurol 9：959-968, 2010.

12) Nakamura T, Tsuruta S, Uchiyama S：Cilostazol combined with aspirin prevents early neurological deterioration in patients with acute ischemic stroke：a pilot study. J Neurol Sci 313：22-26, 2012.

13) Deguchi I, Hayashi T, Kato Y, et al.：Treatment outcomes of tissue plasminogen activator infusion for branch atheromatous disease. J Stroke Cerebrovasc Dis 22：e168-172, 2013.

14) Barreto AD, Alexandrov AV, Lyden P, et al.：The argatroban and tissue-type plasminogen activator stroke study：final results of a pilot safety study. Stroke 43：770-775, 2012.

15) Barreto AD, Ford GA, Shen L, et al.：Randomized, Multicenter Trial of ARTSS-2 (Argatroban With Recombinant Tissue Plasminogen Activator for Acute Stroke). Stroke 48：1608-1616, 2017.

16) Liao JK：Effects of statins on 3-hydroxy-3-methylglutaryl coenzyme a reductase inhibition beyond low-density lipoprotein cholesterol. Am J Cardiol 96：24F-33F, 2005.

17) Rudolf J：Hydroxyethyl starch for hypervolemic hemodilution in patients with acute ischemic stroke：a randomized, placebo-controlled phase II safety study. Cerebrovasc Dis 14：33-41, 2002.

18) Sun LL, Li ZH, Tang WX, et al.：High resolution magnetic resonance imaging in pathogenesis diagnosis of single lenticulostriate infarction with nonstenotic middle cerebral artery, a retrospective study. BMC Neurol 18：51, 2018.

19) Xu WH, Li ML, Gao S, et al.：Plaque distribution of stenotic middle cerebral artery and its clinical relevance. Stroke 42：2957-2959, 2011.

20) Cho ZH, Kang CK, Han JY, et al.：Observation of the lenticulostriate arteries in the human brain in vivo using 7.0 T MR angiography. Stroke 39：1604-1606, 2008.

（山中　圭，脇坂義信，北園孝成）

I. 脳梗塞

Case 11 緩徐に進行するラクナ梗塞を発症した症例　62歳，男性

主訴　右手が動かない

概要

▶**現病歴**：X−1日17時頃が最終健常確認であった．18時頃に右手で字を書こうとしたときに書きづらさに気付いた．21時頃には歩行時に右足がつまずく感じがあった．X日6時に起床した際に呂律が回らず，右半身の脱力を自覚した[*1]．そのまま出社したが車を運転中に右手にうまく力が入らず，片手で運転していた[*2]．9時になっても同様の症状が持続するため，当院へ救急搬送された．
▶**既往歴**：58歳，無症候性脳梗塞，高血圧，2型糖尿病，脂質異常症[*3]を指摘され，内服加療を開始している．
▶**内服薬**：アムロジピン5 mg/日，シタグリプチン50 mg/日，グリメピリド1 mg/日，フェノフィブラート106.6 mg/日，イコサペント酸エチル1,800 mg/日
▶**生活歴**：飲酒：焼酎100 mL/日，喫煙：6〜7本/日（18〜58歳）
▶**家族歴**：特記事項なし

*1 古典的ラクナ症候群のpure motor hemiparesisが疑われる．橋以上での右錐体路障害が考えられる（解説2〈p.109〉参照）．

*2 症状の緩徐な増悪がみられる．

*3 動脈硬化因子があり血栓症のリスクが高い（解説3〈p.109〉参照）．

一般身体所見

身長：170 cm，体重：71.4 kg，BMI：24.7，血圧215/190 mmHg[*4]，脈拍75/分　整，体温36.8℃，SpO$_2$ 99%（室内気），貧血（−），黄疸（−），リンパ節触知せず，甲状腺腫なし，頸動脈雑音なし，心雑音なし，肺野は清，足背動脈触知良好．

*4 脳卒中急性期は降圧薬を服用していても血圧が高値になりやすい．

神経学的所見

意識清明，失語・失行・失認なし[*5]，視野正常，瞳孔両側3 mm，対光反射両側迅速，眼球運動異常なし，閉眼正常，軽度

*5 ラクナ梗塞では高次脳機能障害は出現しにくい．

105

症例

の右中枢性顔面神経麻痺，軽度構音障害，顔面感覚正常，舌偏倚なし，上肢バレー試験で右上肢に回内下垂あり，下肢ミンガチーニ試験で右下肢に動揺あり，徒手筋力テスト manual muscle testing（MMT）右上下肢 4/5，左上下肢 5/5，四肢感覚障害なし，指鼻試験・膝踵試験で右上下肢は麻痺相応に拙劣，左上下肢は異常なし，深部腱反射の明らかな亢進・低下なし，バビンスキー反射，チャドック反射は右で陽性，NIH Stroke Scale（NIHSS）4 点[*6].

*6 National Institute of Health Stroke Scale（NIHSS）は，急性期脳卒中患者に対する重症度総合評価スケールとして使用されており，米国国立衛生研究所が策定した．
脳卒中治療ガイドライン2015でも推奨されている．再現性に優れており，信頼性が高いため世界で最も一般的に用いられている．

検査所見

採血[*7]・検尿

WBC	7,640/μL	AT-III 活性	94%	Amy	49 U/L
好中球	64.5%	CRP	0.04 mg/dL	Glu	234 mg/dL
リンパ球	21.6%	TP	6.8 g/dL	ChE	365 U/L
単球	6.7%	Alb	4.4 g/dL	T-Cho	205 mg/dL
好酸球	6.8%	A/G 比	1.83	HDL-C	45 mg/dL
好塩基球	0.4%	T-Bil	0.5 mg/dL	LDL-C	128 mg/dL
RBC	4,410,000/μL	BUN	19.8 mg/dL	TG	152 mg/dL
Hb	13.2 g/dL	Cr	0.94 mg/dL	HbA1c	7.7%
Ht	38.8%	eGFR	63.8 mL/分	BNP	6.1 pg/mL
MCV	88.0 fL	UA	2.0 mg/dL	HBs 抗原	―
MCH	29.9 pg	Na	142.7mmoL/L	HCV 抗体	―
MCHC	34.0 g/gL	K	4.04mmoL/L	TP	―
Plt	309,000/μL	Cl	107.2mmoL/L	尿 pH	6
PT	12.2 秒	Ca	9.5 mg/dL	尿糖定性	2+
PT 活性	90.3%	LDH	168 U/L	蛋白定性	―
APTT	28.6 秒	AST	16 U/L	尿潜血定性	―
PT-INR	1.04	ALT	15 U/L	尿ケトン定性	―
Fib-C	194.1 mg/dL	ALP	184 U/L	尿比重	1.02
D ダイマー	<0.5 μg/mL	γ-GTP	105 U/L		
TAT	4.8 ng/mL	CK	227 U/L		

*7 凝固・線溶系，血管リスク因子，心不全マーカーなど血栓症・塞栓症につながる一般的な検査を行う．

一般採血では 2 型糖尿病に伴う高血糖および HbA1c 高値を認めた．TG 152 mg/dL，LDL-C 128 mg/dL と脂質異常症はコントロール不良であった．凝固系のスクリーニングに異常を認めなかった．

12 誘導心電図・心電図モニター・ホルター心電図

心房細動なし[*8]，ST-T 変化なし．

*8 非弁膜症性心房細動などが原因の塞栓症がラクナ梗塞様の画像を呈することがあり，注意が必要である．また，動脈硬化因子をもつ患者では冠動脈疾患の徴候にも注意する必要がある．

頭部 MRI

MRI では左内包後脚に長径 6 mm 大の急性期梗塞を認めた（図 11-1A）．FLAIR 像では右放線冠に既知の陳旧性梗塞[*9]を認めた（図 11-1B）．T_2^* 強調画像で脳微小出血（microbleeds）を右被殻に認めた（図 11-1D）．MRA では頭蓋内主幹動脈に

*9 ラクナ梗塞は急性期では DWI で高信号を呈するが，慢性期以降では T_2 高信号，T_1 低信号を呈し，血管周囲腔との判別が難しいときがある．FLAIR 画像では内部に脳室よりも軽度高信号を呈し，かつ，周囲が高信号の病変が陳旧性脳梗塞と考えられる．

I．脳梗塞

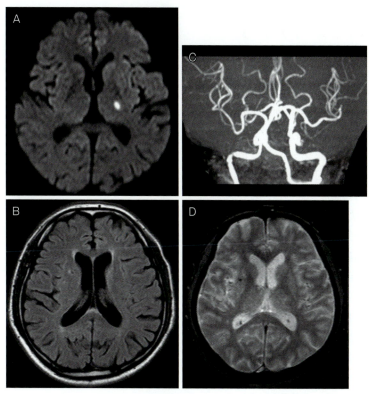

図11-1 頭部MRI拡散強調画像（A），FLAIR画像（B），MRA（C），およびT$_2$*強調画像（D）

明らかな壁不整や狭窄病変を認めなかった（図11-1C）．

頸動脈エコー

左総頸動脈膨大部から内頸動脈起始部にかけて，等輝度と高輝度が混在し，表面整な最大径3.3 mmのプラークを認めたが有意狭窄ではなかった[*10]．また血流速度に特記事項を認めなかった．

経胸壁心エコー

明らかな心内血栓，弁膜症，壁運動異常を認めなかった[*11]．

入院後の経過

来院時，軽度構音障害および顔面を含む軽度の右不全片麻痺を認め，橋より上位の左錐体路病変が示唆された．頭部MRIで左内包後脚に急性期脳梗塞を認め責任病巣と判断した．明らかな頭蓋内外主幹動脈狭窄や不整脈を認めないため，ラクナ梗塞

[*10] TOAST分類では同側の責任血管に50％以上の狭窄があるか，潰瘍や血栓がある場合はアテローム血栓性脳梗塞の診断となりうる（解説2〈p.109〉参照）．

[*11] 塞栓リスクのある心疾患がある場合はラクナ梗塞様の画像所見であっても，心原性脳塞栓症の可能性を第一に疑ってみるべきである（解説2〈p.109〉参照）．

の可能性が高いと判断した．発症から 4.5 時間以上経過しており，遺伝子組み換え組織プラスミノゲンアクチベーター recombinant tissue plasminogen activator（rt-PA）の静注による血栓溶解療法の適応ではなかった．一方で病歴から緩徐進行性の神経症状増悪が疑われ，いわゆる branch atheromatous disease（BAD）（Case 10〈p.96〉を参照）の初期をみている可能性も考えられた．そのため抗血小板薬を併用しアスピリン 100 mg/日（初回は 200 mg），シロスタゾール 200 mg/日，およびオザグレルナトリウム 160 mg/日とエダラボン 60 mg/日の点滴静注を開始した．症状は増悪なく経過し，第 5 病日の頭部 MRI では増大は認めなかった．第 6 病日にオザグレルナトリウムを，また，9 病日にアスピリンの投与を終了した．経胸壁心エコー，ホルター心電図では塞栓源となりうる有意な所見を認めなかった．そして経過観察目的の頭部 MRI で梗塞巣の増大を認めなかった．そのため最終的にラクナ梗塞の臨床病型と診断し，脳梗塞再発予防としての抗血小板薬として出血リスクを考慮し，シロスタゾール 200 mg/日を継続する方針とした．頭痛や動悸などの副作用は認めなかった．脂質異常症に対してイコサペント酸エチル 1,800 mg/日の継続と，フェノフィブラートからピタバスタチン 1 mg/日への変更で LDL-C 120 mg/dL 未満を目標に経過観察した．また脳梗塞急性期は過降圧による脳梗塞増悪を予防するために降圧薬の内服は中止した．そして糖尿病を有するため慢性期の血圧目標値を 130/80 mmHg 未満とした．糖尿病については HbA1c 7.0% 未満を目標とした．

ごく軽度の構音障害と，軽度の右不全片麻痺による歩行不安定性が残存したため（modified Rankin Scale：2），第 20 病日に回復期リハビリテーション目的に転院した．

> **本症例の解説**
>
> 中年男性の動脈硬化リスクを有したラクナ梗塞に対して，抗血小板薬，脳保護薬，スタチンによる急性期加療を行った症例である．病歴からは症状の緩徐な増悪を認め，いわゆる BAD の病型である可能性があったことから抗血小板薬併用による強化抗血栓療法を開始した．加療開始後は神経症状の増悪を認めなかったことから，ラクナ梗塞と最終診断し早期に抗血小板薬を漸減した．本例では脳微小出血（microbleeds[*12]）を 1 ヵ所しか認めず，また脳白質病変も目立たなかった．そのためラクナ梗塞を発症したものの，脳細小血管病変の程度はさほど強くはないと推測された．年齢や出血性疾患の既往なども勘案し，抗血栓薬の併用期間は症例毎に検討する必要がある．
>
> *12 脳微小出血が複数ある場合，脳出血発症リスクが高まるとされている（解説 5〈p.110〉参照）．

解説

1. ラクナ梗塞の概念・定義

病理学的視点では，ラクナとは small vessel disease（SVD）であり，径 500 μm 未満の小動脈の破綻ないし機能不全による種々の病態（微小梗塞，大脳白質病変，microbleeds，高血圧性脳出血など）を包括する概念であった．1971 年に Fisher は剖検により，脳内の細動脈硬化によって直径 15 mm 以下のラクナが形成され，それによりラクナ症状を呈することを提唱した．CT，MRI の開発によって臨床の現場で小梗塞が検出されるようになり，臨床病名として用いられるようになった．

2. ラクナ梗塞の臨床的診断

臨床上，ラクナ梗塞は Trial of ORG 10172 in Acute Stroke Treatment（TOAST）分類では small vessel occlusion として，1）1 つの古典的ラクナ症候群[*13]の臨床的証拠があること，2）CT，または，MRI で皮質下あるいは脳幹（放線冠や半卵円中心，視床，基底核，橋）に梗塞があり，長径 15 mm 未満（MRI-DWI では 20 mm 未満）であること，3）同側にアテローム血栓性病変がない，かつ，高リスク塞栓源心疾患がない脳梗塞とされている．

[*13] 古典的ラクナ症候群は，以下の 5 つである．
- pure motor hemiparesis
  顔面を含む運動性片麻痺：対側放線冠，内包後脚，橋底部の障害
- pure sensory stroke
  半側の異常感覚や感覚障害：対側の視床の障害
- ataxic hemiparesis
  小脳性運動失調を伴う不全片麻痺：対側放線冠，内包後脚，橋底部の障害
- dysarthria-clumsy hand syndrome
  構音障害と上肢巧緻運動障害：対側放線冠，内包後脚，橋底部の障害
- sensorimotor stroke
  半側の感覚障害と片麻痺：視床から内包後脚の障害

---

3. ラクナ梗塞の病態生理

ラクナ梗塞は，大脳深部および脳幹などを直交する穿通枝動脈の細動脈硬化により生じる脳梗塞であり，細動脈硬化の原因として高血圧の存在が強く関与すると考えられている．一般に穿通枝はその機能，走行，形態より極めて特殊な小血管であり，抵抗血管として脳血流の自動調節能を担っている．常に圧負荷がかかっていることから，持続性の高血圧により血液脳関門の破綻後に血管平滑筋の変性，血管壁の線維化が進行（血管リモデリング）することで血管内腔の狭小化をきたし，組織学的構造を失った硝子変性（リポヒアリノーシス）と呼ばれる状態になり，脳血流の自動調節能が失われる．穿通枝動脈（径 200 μm 以下）の硝子変性による破綻が主体のものは，直径 3～7 mm の微小梗塞の原因であり，無症候性に終わるものも多い．

また，細動脈硬化のみならず，穿通動脈の小粥腫や，主幹動脈からの分岐部に存在する微小粥腫が原因となることがあり，それにより径 400～900 μm の血管が閉塞して発症するものは直径 10 mm 以上の小梗塞巣となりやすく，ラクナ症状をきたす可能性が高い．

その他にも頸動脈や大動脈あるいは心臓からの微小塞栓による発症，cerebral autosomal dominant arteriopathy with subcortical infarcts and leukoencephalopathy（CADASIL）や Fabry 病などの遺伝性疾患，膠原病や全身性血管炎，頭頸部への放射線照射後の血管症，血液凝固異常症，感染症なども原因となりうる．

症　例

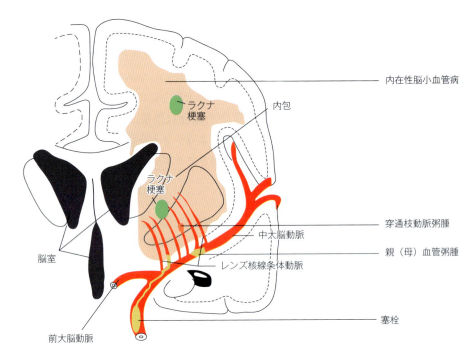

図 11-2　穿通枝領域の脳血管障害発症様式について
(Shi Y, Wardlaw JM：Update on cerebral small vessel disease：a dynamic whole-brain disease. Stroke vasc neurol 1：83-92, 2016 より)

　その病態生理からは高血圧が最大の危険因子となり，その他，糖尿病，脂質異常症，喫煙などが危険因子となりうる．

4．ラクナ梗塞の臨床症状
　意識障害や高次脳機能障害が経過中なく，虚血巣に相応する症候を示す．過半数の症例がいわゆる古典的ラクナ症候群を呈するが，典型的なものよりも症状の一部，または組み合わさった症候を呈するものが多い．発症前に一過性脳虚血発作が先行する例もあり，発症後に症状が進行ないし変動する例も 20〜30％ある．

5．ラクナ梗塞の治療戦略について
　急性期は，特に発症 4.5 時間以内の超急性期では rt-PA 静注による血栓溶解療法の施行を考慮するが，ラクナ梗塞は NIHSS の中央値が 4 点[2]と神経学的重症度がそもそも軽症である例が多く，血栓溶解療法の有効性に関して意見の一致がみられていない[3,4]．ただし入院中の神経症状の改善度（入院時－退院時 NIHSS）が大きいとする報告もあり[5]，個々の症例に応じた検討が必要である．
　超急性期以外では抗血小板薬や，発症 24 時間以内であれば脳保護薬（エダラボン）の投与を行う．一般的に使われる抗血小板薬は静注薬としてオザグレルナトリウムが，内服薬としてアスピリン，クロピドグレル，シロスタゾールがある．オザグレルナトリウム 160 mg/日の点滴は発症 5 日以内の脳血栓症患者の転帰改善に有効とされている[6]．抗血小板単剤での加療はプラセボと比較し全脳卒中および脳梗塞再発予防効果を示したが，二剤併用療法の優位性は認めなかった[7]．一方で 3 週間以内のアスピリン，クロピドグレル併用療法は 3 ヵ月後の脳卒中再発を有意

に抑制し，中等度以上の出血性イベントを増加させなかった[8]．3ヵ月間の2剤併用[9]や1ヵ月間の3剤併用[10]については出血リスクが高く，再発予防に寄与しないという報告もあることから，ラクナ梗塞においては少なくとも発症から3週間以降の亜急性期～慢性期での2剤以上の抗血栓薬の併用は慎重に行うべきである．しかしながら，いずれの試験も発症から1～2週間の早期治療については言及しておらず，ラクナ梗塞様の画像であってもいわゆるBADの初期をみている可能性も否定できないことから，発症早期は個々の症例に応じた治療戦略を立てる必要がある．

アスピリン，シロスタゾール，クロピドグレルの再発予防効果については，特にシロスタゾールが血管拡張作用を有することから，ラクナ梗塞などの細小血管障害において再発予防率が高いとされる[11]．一方で有意な差がないとするものもあり[7]，明確な根拠は得られていない．ただし，アジア人ではアスピリンがシロスタゾールやクロピドグレルより頭蓋内出血を引き起こしやすいことに留意する必要がある[12,13]．

また，ラクナ梗塞はmicrobleedsが23～62%に存在するとされており，他の病型よりも高率である[14]．抗血小板薬は脳葉限局microbleedsリスクと関連し，microbleedsを有する患者では脳内出血リスクが上昇する[15]．さらに，アスピリン内服中患者ではmicrobleedsが多いほど脳出血発症リスクが高いとする報告もあり[16]，注意が必要である．

その他，高血圧，血糖，脂質のコントロール，および禁煙が再発予防として有効である．特に高血圧の加療は抗血小板薬の投与を行う際に十分な降圧が必要であり，血圧130/80 mmHg未満を目標としたコントロールが望ましい[17,18]．脂質異常症についてはスタチン製剤の投与が勧められる[19]．糖尿病については年齢やADL，重症度に応じた目標を設定する必要がある．

文献

1) Shi Y, Wardlaw JM：Update on cerebral small vessel disease：a dynamic whole-brain disease. Stroke vasc neurol 1：83-92, 2016.
2) Kimura K, Kazui S, Minematsu K, et al.：Hospital-based prospective registration of acute ischemic stroke and transient ischemic attack in Japan. J Stroke Cerebrovas Dis 13：1-11, 2004.
3) Shobha N, Fang J, Hill MD：Do lacunar strokes benefit from thrombolysis? Evidence from the Registry of the Canadian Stroke Network. Intern J Stroke 8 Suppl A100：45-49, 2013.
4) IST-3 collaborative group, Sandercock P, Wardlaw JM, et al.：The benefits and harms of intravenous thrombolysis with recombinant tissue plasminogen activator within 6 h of acute ischaemic stroke (the third international stroke trial [IST-3])：a randomised controlled trial. Lancet 379：2352-2363, 2012.
5) Griebe M, Fischer E, Kablau M, et al.：Thrombolysis in patients with lacunar stroke is safe：an observational study. J neurol 261：405-411, 2014.
6) 大友英一：脳血栓症急性期におけるOKY-046の臨床的有用性-プラセボを対象とした多施設二重盲検試験-. 臨床医薬 7：353-388, 1991.
7) Kwok CS, Shoamanesh A, Copley HC, et al.：Efficacy of antiplatelet therapy in secondary prevention following lacunar stroke：pooled analysis of randomized trials. Stroke 46：1014-1023, 2015.
8) Wang Y, Wang Y, Zhao X, et al.：Clopidogrel with aspirin in acute minor stroke or transient ischemic attack. N Engl J Med 369：11-19, 2013.
9) SPS3 Investigators, Benavente OR, Hart RG, et al.：Effects of clopidogrel added to aspirin in patients with recent lacunar stroke. N Engl J Med 367：817-825, 2012.
10) Bath PM, Woodhouse LJ, Appleton JP, et al.：Antiplatelet therapy with aspirin, clopidogrel, and dipyridamole versus clopidogrel alone or aspirin and dipyridamole in patients with acute cerebral ischaemia (TARDIS)：a randomised, open-label, phase 3 superiority trial. Lancet 391：850-859, 2018.

11) Shinohara Y, Katayama Y, Uchiyama S, et al.: Cilostazol for prevention of secondary stroke (CSPS 2): an aspirin-controlled, double-blind, randomised non-inferiority trial. Lancet Neurol 9: 959-968, 2010.

12) Huang Y, Cheng Y, Wu J, et al.: Cilostazol as an alternative to aspirin after ischaemic stroke: a randomised, double-blind, pilot study. Lancet Neurol 7: 494-499, 2008.

13) Uchiyama S, Tanahashi N, Minematsu K, et al.: Clopidogrel two doses comparative 1-year assessment of safety and efficacy (COMPASS) study in Japanese patients with ischemic stroke. Cerebrovasc Dis 34: 229-239, 2012.

14) Cordonnier C, Al-Shahi Salman R, Wardlaw J.: Spontaneous brain microbleeds: systematic review, subgroup analyses and standards for study design and reporting. Brain 130: 1988-2003, 2007.

15) Qiu J, Ye H, Wang J, et al.: Antiplatelet therapy, cerebral microbleeds, and intracerebral hemorrhage: a meta-analysis. Stroke 49: 1751-1754, 2018.

16) Biffi A, Haipin A, Towfighi A, et al.: Aspirin and recurrent intracerebral hemorrhage in cerebral amyloid angiopathy. Neurology 75: 693-698, 2010.

17) Toyoda K, Yasaka M, Uchiyama S, et al.: Blood pressure levels and bleeding events during antithrombotic therapy: the Bleeding with Antithrombotic Therapy (BAT) Study. Stroke 41: 1440-1444, 2010.

18) SPS3 Study Group, Benavente OR, Coffey CS, et al. Blood-pressure targets in patients with recent lacunar stroke: the SPS3 randomised trial. Lancet 382: 507-515, 2013.

19) Amarenco P, Labreuche J: Lipid management in the prevention of stroke: review and updated meta-analysis of statins for stroke prevention. Lancet Neurol 8: 453-463, 2009.

（高島正光，脇坂義信，北園孝成）

I. 脳梗塞

Case 12 総頸動脈高度狭窄により TIAを繰り返した症例　80歳，男性

主訴　一過性の反応低下，運動障害

概 要

▶**現病歴**：1ヵ月前から左足が上がりにくく転倒しやすい*1ことに気が付いたが，症状は軽度であったため放置していた．

　某月某日，入浴後に*2突然ボーッとした様子で反応が悪くなり，発語不良，呂律も回らない，促しても日常の動作ができないなどの症状が出現*3した．救急病院へ搬送されたが緊急検査*4では特に異常指摘されず，1時間程度*5で症状は消失したため帰宅した．

　その2週後にも入浴後に同様の意識レベルの低下*6を認めたが，この時は30分ほどで症状改善した．

　かかりつけ医に相談し，頭部MRI，MRA（図12-1）を施行したが明らかな原因は指摘されず，当院に紹介受診となった．

▶**既往歴**：高血圧症，56歳，冠動脈疾患にバイパス術施行．78歳，上咽頭がんを認め，手術および上咽頭への放射線治療*7にて寛解となっている．

▶**内　服**：アムロジピン2.5 mg，テルミサルタン20 mg，バイアスピリン100 mg

▶**家族歴**：特になし

一般身体所見

　身長：163 cm，体重：49 kg，BMI：18.4，血圧120/58 mmHg，脈拍56/分　整，体温36.6℃，SpO₂ 98%（室内気吸入時），貧血（−），黄疸（−），リンパ節触知せず，甲状腺腫なし，右側の頸動脈雑音著明*8，心音は収縮期雑音を軽度聴取した．肺野は清．足背動脈触知良好．

---

*1 アテローム血栓性脳梗塞の場合，虚血症状がわずかずつ緩徐に出現する場合もある（解説2. TIAの病態〈p.118〉を参照）．

*2 入浴時には，血圧の変動，不整脈の誘発，心筋へのストレス増加などにより脳卒中が誘発されやすい．特に入浴後は全身血圧の低下により脳灌流圧が低下して虚血を引き起こしやすい．

*3 劣位半球の症状として，左片麻痺，左半身感覚障害，左同名半盲などをきたすが，半側空間無視，半側身体失認，病態失認などのため患者本人は症状を訴えず，家族は病巣徴候focal signに気づかないこともある．

*4 脳卒中急性期の緊急検査の詳細は本書の他の症例を参照のこと．検査による一過性脳虚血発作 transient ischemic attack (TIA) の鑑別の進め方については（解説3. TIAと鑑別を要する疾患〈p.119〉）を参照

*5 持続時間が60分を超える発作は，10〜59分のものよりもTIAである可能性が高くなる（解説4. ABCD2 score〈p.119〉参照）．

*6 血行力学不全症の場合，動脈原性塞栓症よりも同じ症状を繰り返すことが多い．

*7 頸動脈が放射線照射野に入ると遅発性に動脈炎を生じるため，数カ月から数年後に血管の狭窄・閉塞を生じる．

*8 虚血症状が消失しても，不整脈，血圧の左右差，頸動脈雑音，心雑音など基礎にある疾患を評価する必要がある．

症 例

神経学的所見[*9]

視野正常，眼球上下方向ほぼ制限なし，複視なし，瞳孔両側3 mm，対光反射正常，眼瞼下垂なし，顔面感覚正常，閉眼正常，鼻唇溝対称性，両側難聴（以前から），構音障害なし，軟口蓋動き正常，舌偏倚なし．

上肢バレー徴候なし，下肢ミンガチーニ徴候なし，徒手筋力テスト 5/5，指鼻試験にて測定障害なし，回内回外運動異常なし，膝踵試験は難聴のため指示理解が困難だが概ね正常，上肢腱反射＋/＋，膝蓋腱反射±/±，アキレス腱反射±/±，ホフマン，トレムナー反射なし，バビンスキー，チャドック反射なし，安静時および姿勢時に振戦なし，動作緩慢認めず．椅子からの起立は不安定で，歩行は左足の引きずり歩行，腕振りや歩幅正常であった．

[*9] 自覚症状が消失しても神経学的巣症状を認める場合がある．わずかな筋力低下，腱反射の左右差，病的反射，失調症状に注意する．

検査所見

採血・検尿[*10]

WBC	5000/μL	Cr	0.67 mg/dL	血清補体価	57.4 U/mL
RBC	429,000/μL	eGFR	85.79↓mL/min/1.7	補体蛋白C3	98.3 mg/dL
Hb	13.7 g/dL	UA	5.6 mg/dL	補体蛋白C4	24.1 mg/dL
Ht	40.5%	Na	137 mEq/L	ds-DNA抗体（CLEIA）	<1.2 IU/mL
MCV	94↑fl	K	4.6 mEq/L	抗SS-A抗体	<1.0 U/mL
MCH	31.9 pg	Cl	100 mEq/L	抗SS-B抗体	<1.0 U/mL
MCHC	33.8%	Ca	9.5 mg/dL	PR3-ANCA	<1.0 U/mL
Plt	277,000/μL	T-Bil	0.6 mg/dL	MPO-ANCA	<1.0 U/mL
好中球	71.6%	AST	15 U/L	HBs抗原	陰性（−）判定
リンパ球	16.6%	ALT	8 U/L	HBs抗原（定量値）	0.0010 IU/mL
単球	8.6%	ALP	332 U/L	HCV抗体	陰性（−）判定
好酸球	2.2%	γ-GTP	19 U/L	HCVAb (COI)	0.1 C.O.I.
好塩基球	1.0%	LD	147 U/L	梅毒STS法定性	陰性（−）判定
PT	12.4秒	CK	36 U/L	梅毒TP抗体定性	
PT	95%	アンモニア	28 μg/dL	梅毒TP抗体定性（COI）	0.1 C.O.I.
PT-INR	1.02	血糖	94 mg/dL	F-T3	2.52 pg/mL
APTT	27.1秒	HbA1c (NGSP)	5.7%	F-T4	1.12 ng/dL
Fib	342 mg/dL	HbF	0.1%	TSH	7.860↑μIU/mL
FDP	3.4 μg/mL	TG	112 mg/dL	尿pH	7.0
Dダイマー	1.3 μg/mL	T-Cho	16.1 mg/dL	尿糖定性	−
AT-Ⅲ	96%	HDL-C	45 mg/dL	尿蛋白定性	−
PC（抗原量）	92%	Non-HDL-C	116	尿潜血定性	−
PS（遊離型抗原量）	100%	換算LDL-C	93	尿ケトン定性	−
PIC	1.8 μg/mL	LDL-C	87 mg/dL	尿ビリルビン定性	−
TAT	2.6 ng/mL	LDL/HDL比	1.9	尿ウロビリノーゲン定性	＋−
CRP	0.03 mg/dL	免疫電気泳動	インセイ	尿色調	Yellow
TP	6.8 g/dL	IgG	1269 mg/dL	尿比重	1.010
Alb (BCP)	3.9 g/dL	IgA	274 mg/dL	尿亜硝酸塩定性	−
BUN	17 mg/dL	IgM	25↓mg/dL	尿白血球定性	−

一般採血，検尿に原因を示唆する異常値は認めなかった．LDL-C は 87 mg/dL，HbA1c は 5.7，とアテローム血栓症のリスク因子は認めなかった．また凝固系のスクリーニングでも異常を認めなかった．

[*10] 超急性期の採血項目と比較して，TIA精査の場合は，凝固・線溶系，血管リスク因子，心不全マーカーなど幅広く評価する．

心電図・心電図モニター[*11]

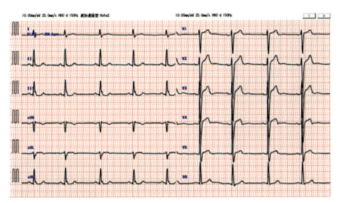

図 12-1　心電図
12 誘導：心房細動なし，心電図モニター：意識消失をきたす不整脈なし

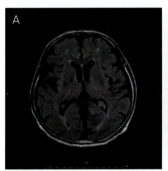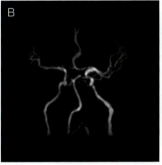

図 12-2　頭部 MRI FLAIR 画像（A）および MRA（B）

　MRI では軽度な白質病変を認めるのみで，その分布に左右差は認めなかった．また拡散強調画像で急性期梗塞病変を認めなかった．MRA では，頭蓋内外の主幹動脈に血管壁の不整を認めるが，高度な狭窄病変は認めなかった．左右の血管の描出ではやや右側が低下している可能性が示唆されたが，明らかな有意差とはいえなかった．

頸動脈エコー[*12]

　右頸動脈球部から内頸動脈 internal caroid artery（ICA）にかけて石灰化を伴うプラークを認める．ICA 起始部は流速 2.0 m/s と高度狭窄が疑われる．ICA 遠位部での流速は狭窄後波形を示している．右外頸動脈 external carotid artery（ECA）の血流は検出できない．両側総頸動脈には石灰化プラーク散在する．

　左頸動脈球部から内頸動脈にかけて石灰化を伴うプラークを認める．ICA と ECA 共に流速はやや速めだが，有意な狭窄はな

[*11] 不整脈の検出としては入院時に心電図にて持続性の不整脈を評価し，その後救急外来から入院病床では心電図をモニターし，心原性塞栓症/TIA の可能性を考慮する．心原性塞栓症が強く疑われる場合や，心電図，胸部レントゲン撮影にて心疾患が疑われる場合は，入院後速やかに心エコーを実施する．最近は退院後の長期間の心電図モニターに小型埋め込み型心電図や胸部ベルト型心電図などもあり，心房細動の検出率が格段に向上することが報告され実用化されている

[*12] プラークから末梢に向かって剥離する微小塞栓子は，経頭蓋ドプラー法 transcranial Doppler（TCD）で検出できる．アテローム血栓症急性期には microembolic signals（MES）を測定すると，発症日から 7 日目にかけて MES 出現率は低下するが，特に抗血小板薬を併用するとこの低下は促進できることが複数の論文で報告されている．（CARESS 試験[1]，CLAIR 試験[2]）

症例

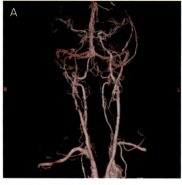
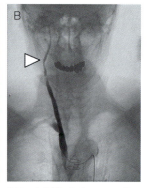

図12-3 CTアンギオグラフィー（CTA）*13（A）および通常の血管造影*14（B）
右総頸動脈に高度狭窄を認める（矢印）．

*13 造影剤静注後にCT撮像するため簡便で，MRAでは評価困難な流速の低下した部位の血管を描出できる．またdynamic撮像により動脈相，静脈相を評価できる．

*14 血管を選択的に造影できるため，狭窄病巣の詳細な描出が可能である．また側副血行路の評価に優れる．

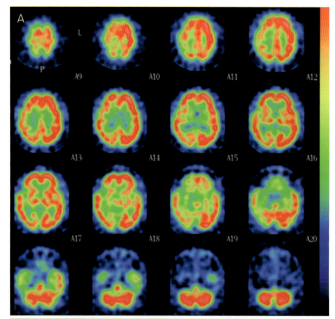
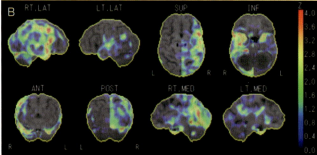

図12-4 N-isopropyl-(123I) p-iodoamphetamine (IMP)による脳血流シンチグラフィ*15

*15 血管を選択的に造影できるため，狭窄病巣の詳細な描出が可能である．また側副血行路の評価に優れる．

いと思われる．

　断面像（図12-4A）では，右大脳皮質に広範な血流低下を認める．全脳をリファレンスとし血流低下を対照群と比較した3

次元脳表再構成画像 3D Stereotactic Surface Projections (3D-SSP)*16（図12-4B）では，前頭葉内側の前大脳動脈領域を除く広範な右大脳皮質に血流低下を認める．

*16 脳血流低下部位の分布を分かりやすく描出する方法．Z値は群間の統計変量であり脳血流の定量性に乏しいこと，元の血流量もリファレンスに対して標準化している値であることに気を付ける．

入院後の経過

入院後，スタチンを開始した．血管撮影では右総頸動脈に高度狭窄を認め，血流シンチでは右大脳半球に広範な血流低下を認めた．一過性脳虚血発作を繰り返しており，ステント治療の適応が考えられたため，脳神経外科にコンサルトした．1ヵ月後に脳神経外科に再入院しステント挿入の予定となり，いったん退院となった．

本症例の解説

上咽頭がんに放射線治療した2年後に総頸動脈の狭窄をきたし，TIAを繰り返した症例である．本例のTIA症状は，「反応性の低下」を前景としており，左片麻痺や劣位半球に特徴的な空間失認などの巣症状が目立たなかったことから，TIAの診断が遅れてしまった．

頸動脈狭窄の原因としては，アテローム血栓症による頸部頸動脈の狭窄は内頸動脈分岐部直後が最も多いこと，本例は高血圧症を有するものの糖尿病，脂質異常症などの動脈硬化のリスク因子に乏しいこと，放射線照射後2年で血管狭窄をきたしていることから，放射線照射が血管狭窄の原因と考えられる．

また本例のTIA症状は2回とも入浴後に出現しており，TIAの発症機序として，高度な狭窄に加えて全身血圧の低下が脳血流低下を引き起こしていると考えられた．内科的な治療としては適切な血圧管理（過度に降圧しない）が重要で，アテローム血栓症による高度狭窄症と異なって抗血小板薬，スタチンなどの効果はあまり期待できない．

従って外科的な狭窄血管に対する治療が必要となるが，放射線治療後の動脈狭窄では血管周囲の線維化が高度なことが多く，ステント挿入術 carotid artery stenting（CAS）の方が内膜除去術 carotid endarterectomy（CEA）よりも勧められる．

退院後の経過

退院後も数分間の一過性脳虚血発作を認めた．退院一ヵ月後，再度入院しCASを施行した．

術前CT血管撮影では右総頸動脈は極めて高度な狭窄となったが，左総頸動脈は中等度狭窄であった．ステント挿入時シースから撮影すると左総頸動脈狭窄は軽度から中等度で，前交通動脈を介した対側への血流は良好だがわずかに同側より遅れて認めた．一方，右総頸動脈は高度狭窄だが順行性の血流は保たれていた．狭窄部位にステントを留置（図12-5A）すると，狭窄部位の拡張，良好な血流の再開を認めた（図12-5B）．

検査後神経症状や穿刺部トラブルなく，退院した．

症例

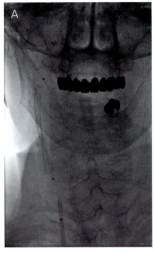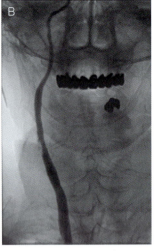

図 12-5　ステント留置後の透視画像（A）および血流画像（B）

血管の拡張および良好な血流の再開を認める．

解　説

1．TIA の定義と臨床的重要性

　TIA は，かつて 24 時間以内に症状が消失する虚血発作を指していたが，その後，MRI の普及に伴い拡散強調画像にて新規の梗塞巣を認めないものが TIA で，虚血時間は問わない，という考え方がアメリカを中心に支持されている[3]．臨床症状は典型的には 1 時間以内に消失するものが多く，それより長時間の場合は MRI 上，脳梗塞を呈してくる．一方，わが国においては厚生労働省班研究（峰松一夫．TIA 診療マニュアル 2012）にて再び TIA の定義に 24 時間の枠が採用されており，臨床症状に基づいた診断が推奨されている．

　定義はともかく，TIA は脳梗塞と同様に急性脳血管症候群 acute cerebrovascular syndrome（ACVS）に含まれ，緊急に入院，精査を行い，直ちに病態に応じた進行抑制，再発予防を開始する必要があるという認識が重要である．

2．TIA の病態

　脳梗塞のいずれの病型でも TIA が先行することがあるが，アテローム血栓性脳梗塞での発症頻度が最も多く，次いで心原性脳塞栓症となり，ラクナ梗塞ではまれである．

　アテローム血栓症に伴う TIA では，プラークの破たんにより血小板血栓の関与（動脈原性塞栓症 A-to-A emboli）と，高度な動脈狭窄に全身の血圧低下が加わることで虚血を生じる血行力学不全症 hemodynamic insufficiency と，それら双方が関与する病態で還流圧が低い場所では流れ着いた血栓が溶解して流れていきにくい（洗い出し不全説 impaired washout theory）などの機序で生じる．

　心原性脳塞栓症の場合，血栓子は動脈原性塞栓症よりも大きいため虚血の病巣は大きくなりやすく症状も重篤な傾向がある．この場合，再開通すると劇的な症状の改善 spectacular shrinking deficit（SSD）となる．

古典的なラクナ梗塞は穿通枝の細動脈硬化症によって起こり，TIA が先行することは少ない．一方，主幹動脈から穿通枝が分岐する部分に生じたアテローム血栓症 branch atheromatous disease（BAD）では，軽度な症状で発症し数日以内に重症化することが特徴で[4]，時に経過中症状はほとんど消失し TIA の先行と診断される．

3. TIA と鑑別を要する疾患：TIA mimics

TIA として専門機関に紹介される症例の約 20% は片頭痛の前兆（migraine aura）である，という報告[5]があり，TIA 様の発作をきたす鑑別疾患（TIA mimics）として最も頻度が高い．症状の後に頭痛がほとんどない場合もあり，「頭痛のない片頭痛 acephalgic migraine」と呼ばれる[6]．閃輝性暗点やジグザグ模様などの視野障害が最も多く，感覚，運動，構語障害のこともある．

けいれん発作 seizure のうち全般性発作と TIA との鑑別は，発作の目撃者がいれば容易である．部分発作の二次性全般化では，てんかん後の朦朧状態，頭痛，不随意運動，失禁などがあれば，けいれん発作と診断できる．片麻痺などの機能脱落症状は，てんかんの単一の症状としては極めてまれである一方で，Todd 麻痺は数時間以上続くことがあり，けいれん発作を目撃していないと TIA との鑑別は難しい．部分発作は同一の発作を繰り返すのに対して，TIA は繰り返すごとに症状がちがうことがしばしばある．

失神も TIA との鑑別を要する．失神前に，気が遠くなる感じ，眼前暗黒感，聴覚低下，などがあれば失神の診断は容易である．起立性低血圧，頸動脈洞刺激によるものが多いが，最も重要なじて TIA となり，虚血病巣に応じた局所徴候を呈する．

末梢性のめまいも TIA との鑑別を要する場合がある．回転性，頭位変換性，発作性などの特徴や，聴力低下を伴う場合，眼振を認める場合は末梢性めまいが示唆される．一方，浮動性めまいの場合は，中枢性のこともあり MRI，MRA にて病巣の評価が必要となる．

その他に TIA と鑑別を要する一過性の神経症状をきたすものとして，一過性全健忘，アミロイド血管症に付随するアミロイド発作 amyloid spell や円蓋部くも膜下出血，髄膜腫などの脳腫瘍を含めた器質的疾患による血管の圧迫，脱髄疾患における強直性痙攣 tonic spasm や発作性構音障害 paroxysmal dysarthria などの頻度が高い．

4. ABCD^2 score

TIA を起こすと 3 ヵ月以内に 10.5% が脳梗塞を発症するが，その約半数は 48 時間以内であると報告されている[7]．TIA の病態がさまざまであるため，再発率や再発した時の重症度は症例によって異なる．一般には，リスクファクターの数が多いほど再発率が高いことが知られており，独立した再発危険因子として加齢（60 歳以上），糖尿病，TIA の持続時間，麻痺の有無，構音障害の有無などの数が多いほどリスクが高まる．

こうした TIA の再発リスクを評価し，専門施設への迅速な紹介や入院を促進する一助として ABCD^2（ABCD スクエア）スコアが提唱されている[8]（表 12-2）．臨床症状のうち片麻痺や TIA の持続時間が 60 分を超える場合は特に梗塞となるリスクが高く 2 点となっている．合計点数が高くなるほど再発のリスクが高くなるが，特にスコア 4 点以上では 2 日以内に再発リスクが 3～8% となる．

一方，このスコアはあくまで非専門のかかりつけ医 general practitioner（GP）が用いるための簡略化した目安であり，専門施設での評価や診断には決して用いるべきではない．まずスコアに含まれていない多くのハイリスクの基礎疾患がある．①心房細動，心不全，機械弁，心筋症，心筋梗塞の既往などの塞栓症をきたしうる心疾患，②抗リン脂質抗体症候群，動脈炎，膠原病な

症　例

表 12-2　ABCD^2 score の点数

・**A**ge≧60 years（年齢）	1 point
・**B**lood pressure≧140/90 mmHg（血圧）	1 point
Clinical symptom（臨床症状）	
・Unirateral weakness（片麻痺）	2 point
・speech impairment without weakness（麻痺のない構音障害）	1 point
・**D**uration≧60 分（症状の持続時間）	2 point
・or 10-59 分	1 point
・**D**iabetes（糖尿病）	1 point

どの自己免疫性疾患，③抗凝固因子の欠損，多血症，DIC などの血液疾患，④腺がんなどの悪性疾患，⑤未治療の脂質異常症，肥満，メタボリック症候群，喫煙などの動脈硬化のリスク，⑥冠動脈疾患，末梢動脈疾患（閉塞性動脈硬化症），虚血性腸炎などのアテローム血栓症も考慮されていない．また脳卒中の既往やすでに頸動脈にプラークを指摘されている場合の TIA はハイリスクであることは言うまでもない．

また臨床症状としては，ABCD^2 スコアでは片麻痺，構音障害のみが取り上げられているが，失語，同名半盲，単眼の暗黒感（一過性黒内障），半身の感覚障害も重要な TIA の自覚症状である．これらは丁寧に病歴を聴取することで，医学的知識のない患者からも聞き出すことが可能である．

また内頸動脈や中大脳動脈の高度な狭窄に血圧低下が加わると半球の広範な血流低下を生じるが，このとき虚血病巣と対側半身に一過性（通常 5 分以内）の振戦をきたすことがあり，limb-shaking と呼ばれ部分てんかんとの鑑別が必要となる．

なお TIA を二回以上認める場合も梗塞を来す確率が高いため，迅速な検査，加療の開始が必要である．特に何度も繰り返す場合は，起立時などの血圧変動に伴って発症しないかを聴取し，血行力学的不全症を鑑別する必要がある．

5. TIA は入院させるべきか

自然に神経症状が軽快し TIA もしくは軽症脳梗塞と診断された症例で，発症後一般開業医（GP）で診療し，後日予約制の専門施設を受診させた場合と，最初から専門病院なのは不整脈による失神である．動脈狭窄症に加えて血圧低下をきたす場合は脳の部分的な虚血を生入院させて診療した場合とで，予後を比較した試験が EXPRESS 試験である[9]．その結果，脳梗塞の再発率は専門施設では一般開業医の 20％と圧倒的に低かった．専門施設での違いは，早期の検査，抗血小板薬やスタチンなどの早期の治療開始などに認められた．

このことから，TIA と診断したら専門施設での適切・迅速な病態把握，それに応じた治療が再発を抑え，予後を改善する上で重要である．

6. アテローム血栓症による TIA の治療

アテローム血栓症急性期は血小板血栓を再発しやすいため，強力な抗血小板薬による治療が求められる．非心原性脳梗塞・TIA の急性期における抗血小板薬の併用療法 dual antiplatelet therapy（DAPT）の再発予防効果をみたのが CHANCE 試験である[10]．DAPT 群ではクロピドグレルのローディング後に維持量を投与し，同時にアスピリンを併用，21 日後にクロピドグレル単剤に変更した．単剤群では最初からアスピリンのみを単剤で使用した．結果，DAPT 群で優位に再発は抑制され，かつ脳出血の合併症も増加しなかった．

脳卒中治療ガイドライン 2015 でもアテローム血栓症を背景とした TIA，非心原性脳梗塞の急性期治療に DAPT が推奨されている．ただし併用期間は 3 週間程度としてその後は単剤にする

ことが推奨される．

　一方で脳出血既往者，高齢者，アルコール多飲者，MRIにて微小出血が多発している症例などでは脳出血のリスクが高いため，DAPTではなく経口抗血小板薬の単剤での加療開始を考慮すべきである．

　また急性期の強力スタチン投与は脂質改善効果だけでなく，直接のプラークの安定化作用があり再発予防効果が期待できる．

7．心原性脳塞栓症によるTIAの治療

　再開通してTIAとなった心原性塞栓症には，早期から抗凝固薬による予防の適応がある．抗凝固療法としては，非弁膜症心房細動が原因の場合は直接経口抗凝固薬direct oral anticoagulants（DOAC）が第一選択となる．その他の原因による心原性塞栓症の場合，ワルファリンが第一選択となるが，ワルファリンは有効性が発揮されるまでローディングをしても数日以上かかり，さらにPT-INRを見ながら微調整が必要である．こうしたことから，急性期ワルファリンの開始の際には，まずヘパリンを投与してAPTTが前値の1.5〜2.0倍になるように6時間ごとに調整し，そのうえでワルファリンを開始する必要がある．ヘパリンを用いずにワルファリンをローディングすると，凝固因子Ⅱ，Ⅶ，Ⅸ，Ⅹの抑制よりも先に凝固抑制因子Protein CやProtein Sが抑制されるため，かえって過凝固状態 hypercoagulable state となり塞栓症を起こしやすくなるため，禁忌である[11]．

文　献

1) Markus HS, Droste DW, Kaps M, et al.：Dual antiplatelet therapy with clopidogrel and aspirin in symptomatic carotid stenosis evaluated using doppler embolic signal detection：the Clopidogrel and Aspirin for Reduction of Emboli in Symptomatic Carotid Stenosis（CARESS）trial. Circulation 111：2233-2340, 2005.

2) Wong KS, Chen C, Fu J, et al.：Clopidogrel plus aspirin versus aspirin alone for reducing embolisation in patients with acute symptomatic cerebral or carotid artery stenosis（CLAIR study）：a randomised, open-label, blinded-endpoint trial. Lancet neurology 9：489-497, 2010.

3) Albers GW, Caplan LR, Easton JD, et al.：Transient ischemic attack-proposal for a new definition. N Engl J Med 347：1713-1716, 2002.

4) Donnan GA, O'Malley HM, Quang L, et al.：The capsular warning syndrome：pathogenesis and clinical features. Neurology 43：957-962, 1993.

5) Schrock JW, Glasenapp M, Victor A, et al.：Variables associated with discordance between emergency physician and neurologist diagnoses of transient ischemic attacks in the emergency department. Annals of emergency medicine 59：19-26, 2012.

6) Fisher CM. Late-life migraine accompaniments-further experience. Stroke 1986；17：1033-42.

7) Johnston SC, Gress DR, Browner WS, et al.：Short-term prognosis after emergency department diagnosis of TIA. Jama 284：2901-2906, 2000.

8) Johnston SC, Rothwell PM, Nguyen-Huynh MN, et al.：Validation and refinement of scores to predict very early stroke risk after transient ischaemic attack. Lancet 369：283-292, 2007.

9) Rothwell PM, Giles MF, Chandratheva A, et al. Effect of urgent treatment of transient ischaemic attack and minor stroke on early recurrent stroke（EXPRESS study）：a prospective population-based sequential comparison. Lancet 370：1432-1442, 2007.

10) Wang Y, Zhao X, Liu L, et al.：Clopidogrel with aspirin in acute minor stroke or transient ischemic attack. The New England journal of medicine 369：11-19, 2013.

11) Azoulay L, Dell'Aniello S, Simon TA, et al.：Initiation of warfarin in patients with atrial fibrillation：early effects on ischaemic strokes. European heart journal 35：1881-1887, 2014.

〈伊藤義彰〉

I. 脳梗塞

Case 13 高度の脱水が誘引と考えられた脳静脈洞血栓症の症例　69歳，男性

主訴　頭痛，嘔気，痙攣

概要

▶**現病歴**：18年来パーキンソン病で通院加療を行っている患者．日常生活動作はおおむね自立していた（Hoehn & Yahrの重症度分類[*1]でⅢ度）．

　某年8月，気温の高い日が続いていたが，食事や水分を十分に摂取せず，口渇感のある際は飲酒をしていたという．8月某日，起床時より頭痛，嘔気を認めたが，自宅で安静にして様子をみていた．翌日も症状は持続しており，昼頃，横になって休んでいたところ突然全身痙攣を生じたため家族が救急要請し，当院へ搬送された．

　来院時，意識障害（Japan Coma Scale〈JCS〉Ⅲ-200），眼球共同偏倚，左顔面の痙攣を認めた．ジアゼパム10 mgを静脈内注射し痙攣は頓挫した．頭部CTを施行したところ，右側頭葉に脳出血や出血性脳梗塞を疑う病巣を認めたことから当科コンサルトとなった．

▶**既往歴**：18年来パーキンソン病で投薬治療．62歳時に大腸がんの手術を受け，以降再発なく経過している．痙攣の既往はなし．

▶**内服**：レボドパ400 mg，ロピニロール3 mg，エンタカポン400 mg，セレギリン2.5 mg，ゾニサミド25 mg

▶**生活歴**：喫煙なし，飲酒は日本酒5〜6合／日を49年間．

▶**家族歴**：特になし．

一般身体所見

　身長161 cm，体重50 kg，BMI 19.2，血圧142/72 mmHg，脈拍86／分　整，SpO$_2$ 96%（室内気），体温37.1℃．眼瞼結膜貧血なし，口腔内に舌咬傷[*2]による少量の出血あり．頸部血管雑音なし，甲状腺腫大なし，胸部は心雑

[*1] パーキンソン病の重症度の尺度としてHoehn & Yahr分類が広く用いられている．
0度：パーキンソニズムなし
Ⅰ度：一側性パーキンソニズム
Ⅱ度：両側性パーキンソニズム
Ⅲ度：軽〜中等度パーキンソニズム．姿勢反射障害あり．日常生活に介助不要．
Ⅳ度：高度障害を示すが，歩行は介助なしにどうにか可能．
Ⅴ度：介助なしにはベッドまたは車椅子生活

[*2] 舌咬傷の有無はてんかんとヒステリー（偽発作）の鑑別に有用である．また，全般強直間代発作による舌咬傷は舌辺縁にできやすいのに対して，失神発作では舌先にできやすい．

音・ラ音聴取せず，腹部は平坦・軟で圧痛なし．

神経学的所見

意識レベル JCS Ⅲ-200，Glasgow Coma Scale（GCS）E1V2M4．瞳孔両側 3.5 mm，対光反射正常，左方への眼球共同偏倚*3，角膜反射正常，頭位変換眼球反射陽性．

疼痛刺激に対して四肢の動きがみられた．頸部，四肢に軽度の筋強剛あり．

上肢腱反射＋/＋，膝蓋腱反射＋/＋，アキレス腱反射－/－，ホフマン反射－/－，トレムナー反射－/－，バビンスキー反射－/－，チャドック反射－/－．

項部硬直*4 なし，ケルニッヒ徴候なし．

*3 大脳病変では病変側をにらむ眼球共同偏倚が典型的であるが，脳出血の初期などには，最初に注視路刺激によって健側をにらみ，のちに注視路の麻痺によって病変側を見つめることもある．

*4 項部硬直が頸部の前屈に対してのみ抵抗を認めるのに対して，頸部筋強剛の場合は全方向への抵抗を示す．

検査所見

採血・検尿

WBC	10,380/μL	UA	7.6 mg/dL	抗SS-A抗体	－
好中球	81.9%	Na	141 mEq/L	抗SS-B抗体	－
リンパ球	16.4%	K	4.0 mEq/L	PR3-ANCA	－
RBC	5,070,000/μL	Cl	100 mEq/L	MP-ANCA	－
Hb	16.2 g/dL	Ca	9.4 mg/dL	HBs抗原	－
Ht	48%	LDH	185 IU/L	HBs抗体	－
Plt	267,000/μL	AST	24 IU/L	HCV抗体	－
APTT	36.3 秒	ALT	39 IU/L	HIV抗体	－
PT-INR	1.09	AlP	298 IU/L	STS	－
Fib-C	475 mg/dL	γ-GTP	48 IU/L	TPHA	－
D ダイマー	5.8 μg/mL	CK	79 U/L	F-T3	2.57 pg/mL
AT-Ⅲ	105%	アンモニア*6	189 μg/dL	F-T4	1.53 ng/mL
PC 活性	94%	Glu	195 mg/dL	TSH	1.560 μU/mL
PS 活性	95%	HbA1c	5.50%	BNP	57.6 pg/mL
総ホモシステイン	7.2 nmol/mL	HDL-C	35 mg/dL	CEA	1.8 ng/mL
ビタミン B$_1$*5	24 ng/mL	LDL-C	117 mg/dL	CA19-9	15 U/mL
ビタミン B$_{12}$	248 pg/mL	TG	96 mg/dL	sIL-2R	189 U/mL
葉酸	4.6 ng/mL	赤沈 30 分	0 mm	尿糖定性	－
乳酸	13.2 mg/dL	赤沈 60 分	3 mm	蛋白定性	－
ピルビン酸	0.54 mg/dL	赤沈 120 分	18 mm	尿潜血定性	（＋－）
CRP	0.63 mg/dL	リウマチ因子	－	尿比重	1.045
TP	7.5 g/dL	抗核抗体	－	尿白血球定性	－
Alb	4.2 g/dL	抗 CL.β2GPI	－	赤血球	5-9/HF
T-Bil	0.7 mg/dL	抗 CL. IgG	－	白血球	1-4/HF
UN	14.2 mg/dL	抗 CL. IgM	－	細菌	（＋－）
Cr	0.86 mg/dL	ループスアンチコアグラント	－		

12 誘導心電図

脈拍数 95 bpm，洞調律，正軸．

*5 アルコール多飲歴のある患者の意識障害では，ビタミン B$_1$ 欠乏によるウェルニッケ脳症の除外が重要である．

*6 痙攣発作に伴ってアンモニアの上昇をみることがある．

頭部単純 CT

右側頭葉皮質下に脳出血を認める．周囲は脳浮腫のため淡い低吸収を呈し，対側に比べて脳溝が不明瞭化している（図13-1）．

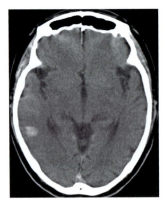

図 13-1　頭部単純 CT

頭部 MRI・MRA

拡散強調画像では右側頭葉に不均一な淡い信号上昇を認めるが，apparent diffusion coefficient（ADC）の著明な信号低下は伴わない．T_2^*強調画像では右側頭葉に出血巣に相当する低信号域を認める．FLAIR，time-of-flight（TOF）-MRA では右横脈洞から S 状静脈洞にかけて信号上昇があり（矢印），血栓の信号をみていると考えられる（図13-2）．

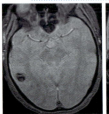
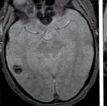

T_2^*強調画像　　　FLAIR

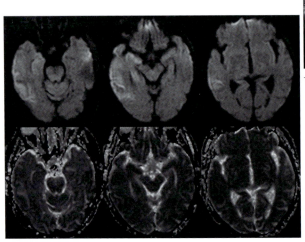

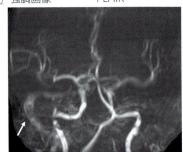

TOF-MRA

上段：拡散強調画像，下段：ADC
図 13-2　頭部単純 MRI

I. 脳梗塞

頭部造影 CT，4 次元 CT[*7]

造影 CT（図 13-3A）では右横静脈洞の造影欠損を認める（矢印）．4 次元 CT 動脈相（図 13-3B）では，主幹脳動脈に異常所見を認めない．左椎骨動脈は低形成を疑う．静脈相（図 13-3C）において，右横静脈洞から S 状静脈洞はわずかに造影効果がみられるが，ほぼ全体が造影欠損となっており，血栓閉塞していると考えられる．上矢状静脈洞，直静脈洞，海綿静脈洞の描出は良好であった．

*7 経時的に 3 次元 CT を撮影することで，動脈や静脈の血流を連続画像として得ることができる．

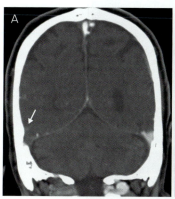 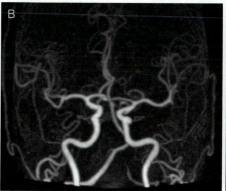 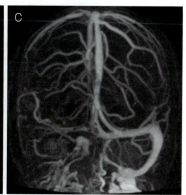

図 13-3 頭部造影 CT，4 次元 CT アンギオグラフィ

頭部 CT 灌流画像

右側頭葉に軽度の MTT 延長と CBV の増大があるが，CBF の低下は認めない（図 13-4）．灌流異常のパターンとしては Powers 分類[*8] Grade 1 の虚血と同様であるが，対応する動脈病変は認めないことから，うっ血を反映した所見と考えられる．

*8 主幹動脈病変による血行力学的脳虚血の重症度評価として，Powers 分類が知られる．正常状態を stage 0，灌流圧の低下に対して毛細血管拡張により安静時脳血流の保たれる状態を stage 1，さらに灌流圧が低下し安静時脳血流まで低下した状態を Stage 2 とする．

その他

頸胸腹骨盤部造影 CT，腹部超音波検査では，腫瘍性病変やその他の有意な異常所見を認めなかった．

下肢静脈超音波では，深部静脈血栓を認めなかった．

脳波検査では，基礎波は 8〜11 Hz，30 μV 程度の α 波が不規則に出現しており，θ 波や δ 波も全般性に混入していた．また右前頭部から後頭部にかけて鋭波がみられた．

入院後の経過

頭部画像所見より右横静脈洞〜S 状静脈洞血栓症と診断し，ヘパリンの持続点滴とグリセロールの点滴を開始した．意識レ

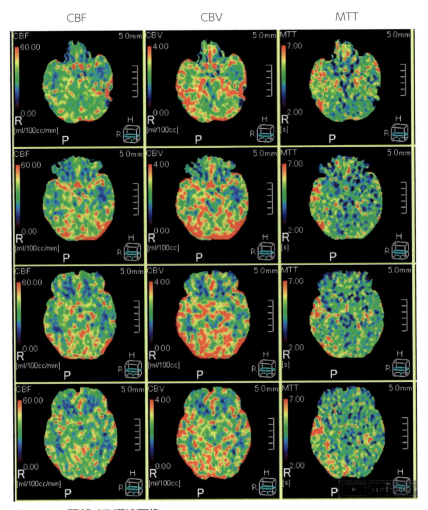

図 13-4　頭部 CT 灌流画像

　ベルは救急外来での初診時には JCS Ⅲ-200 であったが，入院時にはⅡ-10，入院翌日にはⅠ-2 まで改善した．治療開始 10 日後に再検した 4 次元 CT では，右 S 状静脈洞は閉塞していたものの，横静脈洞は一部が描出され，Labbe 静脈から静脈洞交会への側副路として機能していると考えられた．脳出血は拡大することなく経過し，ヘパリンはワルファリン内服に切り換え，PT-INR 2.0〜3.0 を目標に用量調節を行った．

　痙攣に対してはレベチラセタムの投与を行い，入院日以降は発作の再発なく経過した．しかし入院中に再検した脳波検査では右前頭部から後頭部の鋭波が持続していたことから，抗てんかん薬は継続のまま退院とし，今後の外来で中止の可否を検討する方針とした．

　リハビリにて ADL の改善を認め，第 37 病日に自宅退院した．

本症例の解説

　頭痛，痙攣，意識障害で発症し，画像検査より静脈洞血栓症と診断した症例である．本例でみられたMRI拡散強調画像の信号上昇は一般的な動脈性梗塞と比べて淡く不均一であり，また病変分布が血管支配域に一致しないことは，本症を疑わせる所見であった．FLAIR画像やMRAでは右横静脈洞～S状静脈洞の血栓が示唆され，造影CTで閉塞を証明し確定診断に至った．抗凝固療法のみで症状の改善が得られたため，血栓溶解療法や外科治療の追加は行わなかった．

　原因精査を進めたが，血液凝固異常や悪性疾患，感染症，自己免疫疾患を示唆する所見はなかった．気温上昇にもかかわらず飲酒を続けていたとのエピソードがあり，入院時検査でヘマトクリットや尿酸値の上昇があったことからも，高度の脱水が発症の誘引となったと考えられた．

　後述のとおり，ワルファリン療法の投与期間は背景疾患や原因に応じて決定することが推奨されている．本例では高リスクの血栓性素因は認めなかったため，半年から1年程度継続するのが妥当と考えられた．

解説

1．脳静脈洞血栓症の病態と疫学

　脳静脈洞血栓症とは，何らかの原因で静脈洞内に血栓を生じ，脳静脈系の還流障害をきたす疾患である．厳密には硬膜静脈洞血栓症と脳静脈血栓症が含まれるが，後者のほとんどは前者に続発するものである．脳循環において流出側の障害をきたすことで，圧上昇が動脈系（流入側）に波及し，脳梗塞（静脈性梗塞）や脳出血を引き起こす．

　全脳卒中に占める割合は0.5～1％と比較的まれだが，未診断例も多いと考えられる[1]．剖検例で偶然血栓症が発見される頻度は9.3％との報告もある[2]．大規模なコホート研究 International Study on Cerebral Vein and Dural Sinuses Thrombosis（ISCVT）によれば，50歳以下の発症が78％を占め，男性よりも女性が3倍多かった（図13-5）[3,4]．本症は経口避妊薬，妊娠，出産，産褥など女性特有のリスク因子が多いことから，とりわけ若年女性の脳血管障害として重要である．周産期の発症率は10万人当たり12例と報告されている．

　図13-6に主たる脳静脈洞・脳静脈の構造と部位別の発症頻度を示す．横静脈洞や上矢状静脈洞の頻度が高いが，多くの場合は複数の静脈系に同時に発症する[5]．

2．脳静脈洞血栓症の原因，危険因子

　本症の誘因は多彩であり（表13-1），Virchowの3要素，すなわち血流停滞，血管壁の障害，凝固亢進が引き金となる[5,6]．約85％の症例では何らかの危険因子や原因疾患が特定できるとされる．

　腰椎穿刺後は低髄液圧により脳が下方に牽引され，静脈系が変形することで血栓症を誘発することがある．低髄液圧そのものによる頭痛との鑑別が難しいが，頭痛の経過や体位による変動を注意深く観察する必要がある[7]．

3．脳静脈洞血栓症の臨床症候

　静脈灌流の悪化による頭蓋内圧亢進症状と，静脈性梗塞や出血による多彩な局所神経症候が出現しうる[1]．急性に発症することもあれば，慢性の経過をとることもある．最も多い症状は頭痛

症　例

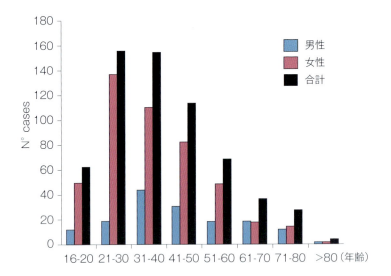

図 13-5　脳静脈洞血栓症の年齢，性別分布
(Saposnik G, Barinagarrementeria F, Brown RD Jr, et al.: Diagnosis and management of cerebral venous thrombosis: a statement for healthcare professionals from the American Heart Association/American Stroke Association. Stroke 42：1158–1192, 2011 より一部改変)

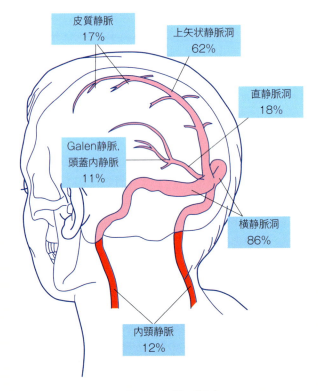

図 13-6　脳静脈洞血栓症の部位別頻度
(Stam J：Thrombosis of the cerebral veins and sinuses. N Engl J Med 352：1791–1798, 2005 より作成)

表 13-1　代表的な静脈洞血栓症の原因と危険因子

先天性血栓性素因	全身性疾患
プロテイン C 欠損症	悪性腫瘍(特に血液腫瘍)
プロテイン S 欠損症	抗リン脂質抗体症候群
アンチトロンビンⅢ欠損症	全身性エリテマトーデス
女性特有の危険因子	サルコイドーシス
経口避妊薬，女性ホルモン剤	Behcet 病
妊娠，産褥	甲状腺疾患
感染症	炎症性腸疾患
髄膜炎	その他
副鼻腔炎，中耳炎	硬膜動静脈瘻
全身感染症	脳動静脈奇形
医原性	頭部外傷
腰椎穿刺	高度の脱水
脳外科手術	貧血
内頸静脈のカテーテル留置	高ホモシステイン血症
薬剤(L-アスパラギナーゼ，ステロイドなど)	ネフローゼ症候群

(Stam J：Thrombosis of the cerebral veins and sinuses. N Engl J Med 352：1791-1798, 2005 および Coutinho JM：Cerebral venous thrombosis. J Thromb Haemost 13 Suppl 1：S238-244, 2015 より作成)

であり 70～90％の症例にみられる．このほか，痙攣，意識障害，何らかの神経巣症状，そして頭蓋内圧亢進に伴う乳頭浮腫は重要な徴候である．

　頭痛が唯一の症状である場合も少なくない．Cumurciuc らの報告では，全体の約 14％（17/123 例）が頭痛のみで発症しており，このうち約 88％（15/17 例）は横静脈洞血栓症であった[8]．数日かけて進行する持続性，拍動性，片側性（病変側に一致）の頭痛が典型的だが，急性の雷鳴頭痛を呈することもある．

4. 脳静脈洞血栓症と D ダイマー

　メタ解析において D ダイマー上昇の感度は 93.9％，特異度は 89.7％とともに高く，画像検査前に本症を予測する上で有用な検査といえる[9]．ただし，発症から 1 週間以上経過している場合や頭痛のみを呈する患者では偽陰性に注意が必要である．

5. 脳静脈洞血栓症の画像診断

　静脈洞の血栓や閉塞による直接所見と，静脈うっ血による静脈梗塞や出血などの二次的所見に分けられる[10]．

　単純 CT では静脈洞内の血栓が異常高吸収を呈する．大脳鎌よりも高吸収であれば静脈洞血栓症を疑う．皮質静脈に血栓が形成されると，脳表に沿って高吸収域を示す(cord sign)．造影 CT や 3 次元／4 次元 CT では静脈洞内の血栓が陰影欠損を示す．上矢状静脈洞血栓症における empty delta sign（静脈洞壁が三角形に増強され，中央に造影欠損：図 13-7）が有名である．

　MRI の診断感度は CT に勝り，特に血栓の描出に優れる．血栓は典型的には急性期に T_1 強調画像で等信号，T_2 強調画像で低信号，亜急性期には T_1，T_2 強調画像ともに高信号を呈するが，実際は必ずしもこれに従わず，多彩な信号パターンを示す．T_2^* 強調画像では急性期から明瞭な低信号を呈し，診断感度が高いとされる[11]．静脈性梗塞は急性期でも拡散強調画像で著明な高信

症　例

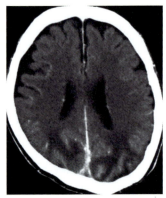

図13-7　造影CTにおける上矢状静脈洞血栓症のempty delta sign（自験例）

表13-2　CVTリスクスコア

項　目	点　数
悪性腫瘍	2
重度意識障害（GCS＜9）	2
深部静脈系の血栓	2
精神症状	1
男性	1
頭蓋内出血	1

CVT：cerebral venous thrombosis, GCS：Glasgow Coma Scale
(Ferro JM, Bacelar-Nicolau H, Rodrigues T, et al.：Risk score to predict the outcome of patients with cerebral vein and dural sinus thrombosis. Cerebrovasc Dis 28：39-44, 2009より)

号を示さず，ADCの信号低下もみられないことが特徴とされるが，実際はさまざまな信号の混在した不均一な信号を呈することが多い．ADCの低下領域は不可逆的，亢進領域は可逆的とされ，予後予測に役立つと報告されている[12]．

TOF法によるMRAでは，静脈洞内の血栓が高信号に描出されることがある．MR静脈撮影MR venography（MRV）では閉塞静脈の描出不良が認められる．ただし，横静脈洞はもともと左右差があることも多く，一側の横静脈洞が描出されないことは健常人でもしばしばある．一般に右側よりも左側が発達している頻度が高く，剖検例で両側とも同等に発達しているのは37〜50％程度，健常人の血管造影で22％は片側横静脈洞が欠損している，などの報告がある．先天性低（無）形成と血栓性閉塞を区別するのに単純CTにおける"sigmoid notch sign"が参考となり，S状洞切痕の左右差がMRVでの信号消失側と一致する場合は前者，一致しない場合は後者の可能性が高まる[13]．

6. 脳静脈洞血栓症の予後

近年の統計では本症の死亡率は従来に比べ著明に改善しているが，その一因は，画像診断技術の進歩により軽症例が診断されやすくなったことと考えられる．最近の報告における死亡率は5〜10％程度で，およそ2/3は後遺症なく回復する[1,14]．主たる死因は脳ヘルニアであり，死亡の独立した危険因子には，入院時の意識障害（GCS＜9），経過中の神経巣症状の増悪・出現，痙攣，深部脳静脈の血栓，後頭蓋窩病変などがある[4]．またFerroらは静脈洞血栓症の機能予後を予測するcerebral venous thrombosis（CVT）リスクスコア（表13-2）を提唱しており，3点以上ではmodifed Rankin Scale 3以上の後遺症または死亡のリスクが高い[15]．

7. 脳静脈洞血栓症の治療

抗血栓療法に加えて，頭蓋内圧亢進症に対する抗浮腫薬（グリセロールなど），痙攣に対する抗痙攣薬，基礎疾患の治療がある．ここでは抗血栓治療について述べたい．

図13-8は米国のガイドラインに基づく治療アルゴリズムである[3]．急性期の第一選択はヘパリンによる抗凝固療法（未分画ヘパリン静注または低分子ヘパリン皮下注）であり，発症時に脳出血を伴う場合も使用される．わが国[16]や欧州[17]のガイドラインでも，頭蓋内出血の有無にかか

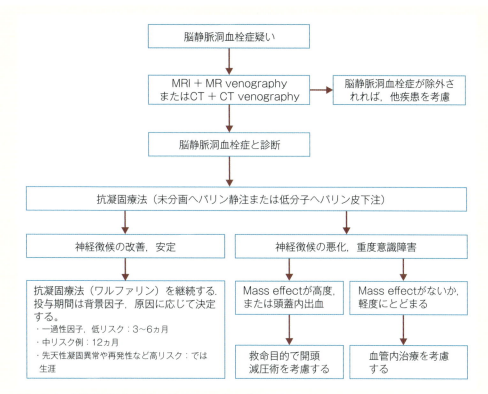

図 13-8　脳静脈洞血栓症の管理アルゴリズム
(Saposnik G, Barinagarrementeria F, Brown RD Jr, et al.: Diagnosis and management of cerebral venous thrombosis: a statement for healthcare professionals from the American Heart Association/American Stroke Association. Stroke 42: 1158-1192, 2011 より作成)

わらずヘパリンによる治療開始を支持している．プラセボとのランダム化比較試験のメタ解析によれば，ヘパリン群で死亡率と後遺症が明らかに軽減し，新規の頭蓋内出血も認めていない[18]．なお未分画ヘパリンと低分子ヘパリンの比較試験では，後者がより有効性や安全性に優れるとの報告もあるが[19,20]，質の高いエビデンスはない．

　全身的または局所的血栓溶解療法，カテーテルによる血栓摘出術やステント留置といった積極治療は，対照群のない観察研究レベルでは有効とする報告が多い[21,22]．現時点では第一選択とはなりえず，出血性合併症のリスクを十分考慮した上で，重症例やヘパリン治療で改善が得られない症例に対して適応を検討すべきと考えられる．現在，カテーテル治療と従来のヘパリン療法を比較するランダム化臨床試験（TO-ACT）が進行しているが，CVT リスクスコア 3 点未満に相当する軽症例は除外されている[23]．

　中長期的な再発予防にはワルファリン（目標 PT-INR：2.0〜3.0）が推奨され，血栓性素因のリスクに応じて投与期間を決定する．直接経口抗凝固薬 direct oral anticoagulants (DOAC) については，奏功例の報告があり効果が期待されているが[24,25]，エビデンスは確立していない．

　妊娠中に発症した場合は，急性期から分娩までは低分子ヘパリンで加療し，産後は少なくとも 6 週間，低分子ヘパリンまたはワルファリンを継続することが推奨されている[3]．なお，次回妊娠時に本症を再発する可能性は比較的低いとされる．

文 献

1) Bousser MG, Ferro JM：Cerebral venous thrombosis：an update. Lancet Neurol 6：162-170, 2007.
2) Towbin A：The syndrome of latent cerebral venous thrombosis：its frequency and relation to age and congestive heart failure. Stroke 4：419-430, 1973.
3) Saposnik G, Barinagarrementeria F, Brown RD Jr, et al.：Diagnosis and management of cerebral venous thrombosis：a statement for healthcare professionals from the American Heart Association/American Stroke Association. Stroke 42：1158-1192, 2011.
4) Canhão P, Ferro JM, Lindgren AG, et al.：Causes and predictors of death in cerebral venous thrombosis. Stroke 36：1720-1725, 2005.
5) Stam J：Thrombosis of the cerebral veins and sinuses. N Engl J Med 352：1791-1798, 2005.
6) Coutinho JM：Cerebral venous thrombosis. J Thromb Haemost 13 Suppl 1：S238-244, 2015.
7) Aidi S, Chaunu MP, Biousse V, et al.：Changing pattern of headache pointing to cerebral venous thrombosis after lumbar puncture and intravenous high-dose corticosteroids. Headache 39 (8)：559-564, 1999.
8) Cumurciuc R, Crassard I, Sarov M, et al.：Headache as the only neurological sign of cerebral venous thrombosis：a series of 17 cases. J Neurol Neurosurg Psychiatry 76 (8)：1084-1087, 2005.
9) Dentali F, Squizzato A, Marchesi C, et al.：D-dimer testing in the diagnosis of cerebral vein thrombosis：a systematic review and a meta-analysis of the literature. J Thromb Haemost 10：582-589, 2012.
10) 日向野修一：2-5 静脈血栓症．髙橋昭喜（編）脳 MRI 3．血管障害・腫瘍・感染症・他．秀潤社．pp.186-191, 2010.
11) Idbaih A, Boukobza M, Crassard I, et al.：MRI of clot in cerebral venous thrombosis：high diagnostic value of susceptibility-weighted images. Stroke 37：991-995, 2006.
12) Ducreux D, Oppenheim C, Vandamme X, et al.：Diffusion-weighted imaging patterns of brain damage associated with cerebral venous thrombosis. AJNR Am J Neuroradiol 22：261-268, 2001.
13) Chik Y, Gottesman RF, Zeiler SR, et al.：Differentiation of transverse sinus thrombosis from congenitally atretic cerebral transverse sinus with CT. Stroke 43：1968-1970, 2012.
14) Coutinho JM, Zuurbier SM, Stam J：Declining mortality in cerebral venous thrombosis：a systematic review. Stroke 45：1338-1341, 2014.
15) Ferro JM, Bacelar-Nicolau H, Rodrigues T, et al.：Risk score to predict the outcome of patients with cerebral vein and dural sinus thrombosis. Cerebrovasc Dis 28：39-44, 2009.
16) 日本脳卒中学会脳卒中ガイドライン委員会（編）：脳卒中治療ガイドライン 2015．協和企画，2015.
17) Ferro JM, Bousser MG, Canhao P, et al.：European Stroke Organization guideline for the diagnosis and treatment of cerebral venous thrombosis- endorsed by the European Academy of Neurology. Eur J Neurol 24：1203-1213, 2017.
18) Coutinho J, de Bruijn SF, Deveber G, et al.：Anticoagulation for cerebral venous sinus thrombosis. Cochrane Database Syst Rev 10：CD002005, 2011.
19) Misra UK, Kalita J, Chandra S, et al.：Low molecular weight heparin versus unfractionated heparin in cerebral venous sinus thrombosis：a randomized controlled trial. Eur J Neurol 19：1030-1036, 2012.
20) Coutinho JM, Ferro JM, Canhão P, et al.：Unfractionated or low-molecular weight heparin for the treatment of cerebral venous thrombosis. Stroke 41：2575-2580, 2010.
21) Viegas LD, Stolz E, Canhão P, et al.：Systemic thrombolysis for cerebral venous and dural sinus thrombosis：a systematic review. Cerebrovasc Dis 37：43-50, 2014.
22) Siddiqui FM, Dandapat S, Banerjee C, et al.：Mechanical thrombectomy in cerebral venous thrombosis：systematic review of 185 cases. Stroke 46：1263-1268, 2015.
23) Coutinho JM, Ferro JM, Zuurbier SM, et al.：Thrombolysis or anticoagulation for cerebral venous thrombosis：rationale and design of the TO-ACT trial. Int J Stroke 8：135-140, 2013.
24) Geisbüsch C, Richter D, Herweh C, et al.：Novel factor xa inhibitor for the treatment of cerebral venous and sinus thrombosis：first experience in 7 patients. Stroke 45：2469-2471, 2014.
25) Mendonça MD, Barbosa R, Cruz-e-Silva V, et al.：Oral direct thrombin inhibitor as an alternative in the management of cerebral venous thrombosis：a series of 15 patients. Int J Stroke 10：1115-1118, 2015.

（星野岳郎，北川一夫）

I. 脳梗塞

Case 14 上部内視鏡検査中に発症した奇異性脳塞栓症の症例　76歳，男性

主訴　左上下肢の脱力

概要

▶**現病歴**：某月某日，定期検査のため上部消化管内視鏡を受けた．検査はジアゼパムを用いた中等度鎮静（意識下沈静）で行われた．終了後に拮抗薬を用いて覚醒したところ，左上下肢の脱力を自覚した．ただちに施行した頭部CTで異常所見はなかったが，急性期脳梗塞の可能性が否定できないことから，同日当科を紹介され受診した．
▶**既往歴**：75歳，食道悪性腫瘍に対して食道亜全摘・再検術施行．
▶**内　服**：ボノプラザン（プロトンポンプ阻害薬）20 mg
▶**生活歴**：喫煙なし，飲酒 ビール 500 mL/日程度
▶**家族歴**：特になし．

一般身体所見

身長 169 cm，体重 76 kg，BMI 26.6，血圧 153/98 mmHg，脈拍 101／分　整，SpO_2 98%（室内気），体温 37.1℃．眼瞼結膜貧血なし，頸部血管雑音なし，甲状腺腫大なし，胸部は心雑音・ラ音聴取せず，腹部は平坦・軟で圧痛なし．橈骨・足背・膝窩動脈の触知良好．下腿の浮腫や腫脹なし，ホーマンズ徴候[*1] 陰性．

[*1] 足関節の背屈により下腿痛が出現すれば陽性．下肢深部静脈血栓症の理学検査として有名だが，感度，特異度は高くない．

神経学的所見

意識清明，失語なし，構音障害なし，視野正常，瞳孔両側 3 mm，対光反射正常，眼球運動制限なし，眼振なし，顔面感覚正常，両前額しわ寄せ可，睫毛徴候なし，口角下垂なし，聴力正常，嚥下障害なし，舌偏倚なし．

上肢バレー徴候　左で回内するが下垂はなし，回内回外運動左で拙劣，指鼻試験では測定障害なし．ミンガチーニ試験は左

133

症例

で下垂，膝踵試験は左で拙劣だが麻痺相応の所見．

　上肢腱反射＋/＋，膝蓋腱反射＋/＋＋，アキレス腱反射＋/＋，ホフマン反射－/－，トレムナー反射－/－，バビンスキー反射－/－，チャドック反射－/－．

　感覚系は触覚，温痛覚，位置覚，振動覚異常なし，しびれ感なし．
National Institute of Health Stroke Scale (NIHSS) 1 点（下肢の運動麻痺）．

検査所見

採血・検尿

WBC	7640/μL	Alb	3.5 g/dL	CK	45 U/L	TSH	0.858 μU/mL
好中球	66.5%	T-Bil	0.8 mg/dL	Glu	125 mg/dL	BNP	30.4 pg/mL
リンパ球	25.2%	UN	14.0 mg/dL	HbA1c	6%	CEA	1.2 ng/mL
RBC	4,000,000/μL	Cr	0.69 mg/dL	HDL-C	60 mg/dL	CA19-9	19 U/mL
Hb	11.0 g/dL	UA	4.6 mg/dL	LDL-C	108 mg/dL	SCC	1.3 ng/mL
Ht	34.3%	Na	138 mEq/L	TG	TG 78 mg/dL	CYFRA	2.5 ng/mL
Plt	308,000/μL	K	3.5 mEq/L	HBs 抗原	—	抗 p53 抗体	3.83 U/mL
APTT	34.9 秒	Cl	101 mEq/L	HBs 抗体	—	尿糖定性	—
PT-INR	1.15	Ca	8.5 mg/dl	HCV 抗体	—	蛋白定性	(＋−)
Fib-C	515 mg/dL	LDH	210 IU/L	HIV 抗体	—	尿潜血定性	—
D ダイマー	2.7 μg/mL	AST	15 IU/L	STS	—	尿比重	1.01
総ホモシステイン	13.0 nmol/mL	ALT	7 IU/L	TPHA	—	尿白血球定性	—
CRP	1.77 mg/dL	ALP	230 IU/L	F-T3	2.27 ng/mL	赤血球	1-4/HF
TP	6.6 g/dL	γ-GTP	36 IU/L	F-T4	1.32 pg/ml	白血球	1-4/HF

頭部 MRI 拡散強調画像および MRA 画像

拡散強調画像（図 14-1A）で右前頭・頭頂葉に散在する高信

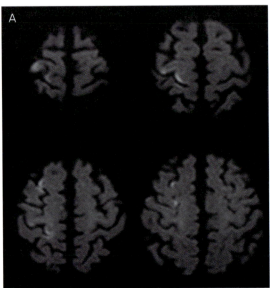
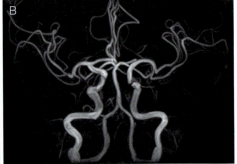

図 14-1　頭部 MRI 拡散強調画像（A）および MRA 画像（B）

号域を認めた．同部位はT$_2$強調画像やFLAIRでは信号変化はなかった．MRA（図14-1B）では主幹動脈に狭窄や閉塞は認めなかった．

心電図

12誘導心電図，24時間ホルター心電図，入院中の病棟心電図モニターでは，心房細動は検出されなかった．

頸動脈超音波

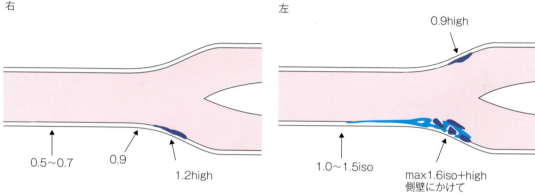

図14-2　頸動脈超音波のシェーマ

病側頸動脈に有意狭窄病変や不安定プラークはなかった．

経胸壁心臓超音波

左房径*2 32 mm（拡大なし），左室駆出率55％．壁運動に異常なく，弁膜症や左室内血栓は認めなかった．

経食道心臓超音波

経食道心臓超音波では，カラードプラ法で卵円孔開存 patent foramen ovale（PFO）を介した右左シャントがみられた（図14-3A）．さらに，マイクロバブルテストではヴァルサルヴァ負荷解除後，右左シャントを認めた（図14-3B）．心房中隔瘤*3 はなかった．左心耳血流速度*4 は 90 cm/秒で，左房および左心耳内にもやもやエコー，血栓は認めなかった．大動脈弓のプラーク*5 は認めなかった．

*2 心房細動を有する例では左房径の拡大を認めることが多い．

*3 心拍動に伴って心房中隔が左房側や右房側に突出する病態を心房中隔瘤と呼ぶ．

*4 左心耳血流速度が 20 cm/秒以下では血栓形成のリスクが高いといわれる．

*5 大動脈原性脳梗塞のリスクとなる大動脈複合粥腫病変は，1）4 mm以上のプラーク，2）潰瘍形成，3）可動性血栓，と定義されることが多い．

症 例

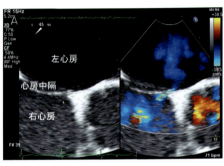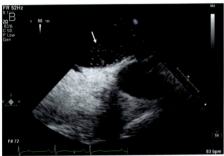

図 14-3　経食道超音波

下肢静脈超音波*6

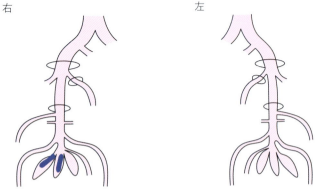

図 14-4　下肢静脈超音波のシェーマ

*6 右左シャントを伴う脳梗塞では，塞栓源として下肢深部静脈など静脈系の血栓を検索する必要がある．

　右ヒラメ静脈に等輝度，一部高輝度の血栓を認めた．浮遊血栓はなかった．

経頭蓋ドプラ検査

　右中大脳動脈で30分間モニタリングしたが，微小栓子信号 microembolic signal（MES）は検出しなかった．

その他

　上部内視鏡検査，全身CTでは，悪性腫瘍*7の再発や転移を疑う所見はなかった．

*7 原因不明の脳梗塞の中でも，高齢者，凝固異常を伴うケースなどでは，悪性腫瘍に伴う脳梗塞（トルーソー症候群）の可能性を考慮して積極的に悪性疾患検索を行うことが望ましい．

入院後の経過

　急性期脳梗塞の診断のもと，アルガトロバン，エダラボンの点滴静注，クロピドグレル，アスピリン，スタチンの内服を開始した．その後，左上下肢麻痺は徐々に改善し，入院4日目に

は NIHSS 0 点となった.

　皮質に散在する梗塞巣であり，塞栓性機序を疑った．頭頸部の血管イメージング，24 時間ホルター心電図，経胸壁心臓超音波では塞栓源を特定できなかったが，経食道超音波で右左シャント，PFO を認め，下肢静脈超音波で深部静脈血栓症 deep vein thrombosis（DVT）を認めたことから，奇異性脳塞栓症と診断した．抗血小板薬は中止しエドキサバンの内服に切り換え，自宅退院した．発症から 3 ヵ月時点での modified Rankin Scale 0．退院後も外来で抗凝固療法を継続し，再発なく経過している．

本症例の解説

　上部消化管内視鏡検査中に発症した，いわゆる embolic stroke of undetermined source（ESUS）の症例である．一般的な血管危険因子に乏しくルーチン検査で原因のわからない脳梗塞では，PFO に伴う奇異性脳塞栓症を疑い，積極的に経食道超音波を検討する必要がある．他の ESUS の塞栓源としては潜在性発作性心房細動，悪性腫瘍，大動脈弓腫瘍病変などの頻度が高いとされるが，現時点ではいずれも否定的であった．本症例では，内視鏡手技中の腹圧上昇が誘引となり，一時的に右房圧が上昇し右左シャントが惹起された可能性が疑われた．下肢深部静脈血栓症の誘引は明らかでなかったが，Wells スコアは 1 点（6 ヵ月以内の悪性腫瘍治療歴）の中リスクに相当する症例であった．

表 14-1　Wells スコア

項　目	点　数
悪性腫瘍（6 ヵ月以内の治療歴）	1
麻痺またはギプス固定	1
3 日以上のベッド安静または 4 週以内の大手術	1
深部静脈に沿った圧痛	1
下肢全体の腫脹	1
腓腹部直径の左右差＞3 cm	1
下肢の圧痕性浮腫	1
表在静脈の側副路発達	1
DVT の既往	1
DVT と同等以上に疑われる他の診断がある	−2

0 点：低確率，1～2 点：中確率，3 点：高確率
DVT の検査前確率の評価に Wells スコアがよく用いられる．

症例

 解説

1. 原因不明の塞栓性脳梗塞（ESUS）と奇異性脳塞栓症

脳梗塞のうちおよそ25%は原因不明の脳梗塞（cryptogenic stroke）とされるが，このうち塞栓性機序によるものをESUSと呼ぶことが定着しつつある[1]．ESUSの診断は，画像上ラクナ梗塞でないこと，血管画像検査で主幹動脈のアテローム硬化性狭窄がないこと，ホルター心電図，経胸壁心臓超音波で高リスク心塞栓源がないことを確認し，除外診断にて行う．ESUSの塞栓源として想定される病態には，潜在性発作性心房細動，悪性腫瘍，大動脈粥腫，奇異性脳塞栓症などが含まれる．

奇異性脳塞栓症とは，DVTなど静脈系で形成された血栓が，心臓や肺の右左シャントを介して動脈系に流入し，脳動脈を閉塞することで生じる脳梗塞である[2]．右左シャントの原因疾患はPFOのほか，心房中隔欠損，心室中隔欠損，肺動静脈瘻などがあげられる．成人の奇異性脳塞栓症の原因として最も多いのはPFOである．

2. PFO

卵円孔は，胎生期に母体臍帯血を右心房から左心房へ直接流入させる正常構造であり，これにより肺循環を迂回できる．通常は出生後，左房圧の上昇に伴い卵円孔弁が卵円孔に押し付けられ自然閉鎖するが，癒合が不完全で閉鎖不全が生じるとPFOとなる．剖検例ではPFOは健常成人の25%前後に存在すると報告されている[2]．PFOは左房側から卵円孔弁で覆われているため，通常左右シャントは生じない．しかし，運動，咳嗽，怒責などによりヴァルサルヴァ効果が起こり右房圧が高まると右左シャントを生じ（図14-5），脳塞栓症を発症する可能性がある[3]．

3. PFO，右左シャントの検索

PFOの診断には，経食道心臓超音波，経胸壁心臓超音波が用いられる．被験者に息こらえ（ヴァルサルヴァ負荷）をしてもらい，コントラスト剤（生理食塩水と少量の空気を攪拌させた直後の微小気泡含有生理食塩水）を静脈より注入，右房内に微小気泡が現れたら息こらえを解除し，3心拍以内に左房内に移動する様子が観察されれば右左シャント陽性と診断する（マイクロバブルテスト）[4]．息こらえに加えて咳き込みをさせることで検出感度が向上する[5]．コントラスト剤

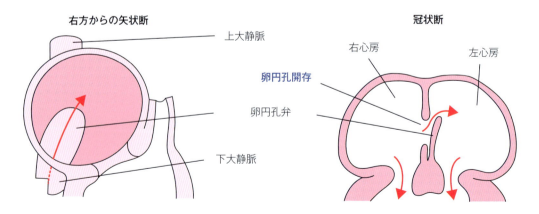

図14-5 卵円孔開存

(Hara H, Virmani R, Ladich E, et al.: Patent foramen ovale: current pathology, pathophysiology, and clinical status. J Am Coll Cardiol 46: 1768-1776, 2005 より作成)

は肘静脈よりも大腿静脈から注入した方が感度がよいとの報告もある[6]．ヴァルサルヴァ負荷なしで陽性の場合は，心外シャントを疑う．

　経頭蓋ドプラでは，微小気泡が実際に脳循環に飛来する様子をとらえることができる．側頭骨窓より中大脳動脈血流波形をモニターしつつ，ヴァルサルヴァ負荷と攪拌生理食塩水注入を行い，MESが検出されるかどうか観察する．PFOに限らず右左シャントが存在する場合に陽性となりうる．

　検出感度は経食道，経頭蓋，経胸壁の順に優れているが[2]，経食道は最も侵襲的であり，経頭蓋は右シャントの存在は証明できるが部位までは特定できない．

4．PFOと脳梗塞

　PFOは健常成人において高頻度に存在するが，脳梗塞のリスク因子とはならないことが示されている[7]．このため，PFOに対する脳梗塞一次予防も推奨されていない．

　一方，以前から若年性脳梗塞患者では対照群に比べてPFOの合併率が極めて高い（46％ vs. 11％）ことが注目されていた[2]．さらに高齢者でも原因不明の脳梗塞例ではPFO合併率が3倍近く高いことが報告され[8]，脳梗塞の塞栓源として重要視されるようになった．とはいえ，PFOの高い有病率を鑑みれば，脳梗塞患者に発見されたPFOが，真の病因なのか，単なる偶発的合併症なのか，症例ごとに十分吟味しなければならない．Alsheikh-aliらの検討によれば，原因不明の脳梗塞に見つかったPFOのうち，33％（55歳未満で20％，55歳以上で48％）は脳梗塞とは無関係であると算出している[9]．奇異性脳塞栓は，静脈血栓が形成され，かつ右左シャントがなければ生じ得ないので，まずは静脈系血栓の有無，腹圧のかかる動作などとの関連を確認する必要がある．シャント率の大きなPFOや心房中隔瘤（図14-6）では脳梗塞リスクが高いので[2]，超音波所見の評価も重要である．さらに脳梗塞の病型精査，特に大動脈粥腫や潜在性心房

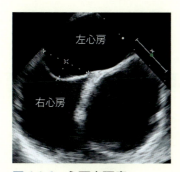

図14-6　心房中隔瘤（自験例）

表14-2　RoPEスコア

項　目	点　数
高血圧なし	1
糖尿病なし	1
脳梗塞/TIAの既往なし	1
非喫煙者	1
皮質梗塞	1
年齢	
18-29歳	5
30-39歳	4
40-49歳	3
50-59歳	2
60-69歳	1
70歳以上	0
合　計	0～10点

RoPE：risk of paradoxical embolism
(Kent DM, Ruthazer R, Weimar C, et al.：An index to identify stroke-related vs incidental patent foramen ovale in cryptogenic stroke. Neurology 81：619-625, 2013より作成)

細動の検索を施行した上で，PFO以外に原因となる疾患がないことを確かめる必要がある．Kent らは PFO と脳梗塞の因果関係の指標となる RoPE (Risk of Paradoxical Embolism) スコア (表 14-2) を提唱している[10]．動脈硬化危険因子に乏しく，皮質梗塞で，若年であるほど高値となり，PFO に関連する脳梗塞の可能性が高い（0～3点では0％，9～10点では88％）．

5. PFO を伴う奇異性脳塞栓症の二次予防治療

海外の12の臨床研究の統合解析では，抗血小板療法と抗凝固療法の治療成績は同等であった[11]．2018年に発表された NAVIGATE ESUS 試験のサブ解析では，PFO を伴う ESUS 患者ではアスピリンに比べてリバロキサバンで脳卒中再発リスクが半減したが，有意ではなかった[12]．わが国のガイドラインでは，DVT が証明された症例では DVT の治療に準じて抗凝固療法が推奨され，DVT のない症例では抗血小板薬が推奨されている[13]．また経皮的カテーテル卵円孔閉鎖術や外科的閉鎖術を考慮してもよい，とされている．

カテーテル閉鎖術に関しては，2012～2013年に報告された臨床試験では内科治療に勝る有用性は示されなかった[14~16]．しかし2017年，カテーテル治療の有益性を示す3つのランダム化比較試験の成績が同時に発表され[17~19]，大きなインパクトを与えた．これらの臨床試験の要約を表 14-3 に示す．いずれも60歳未満を対象としている．2017年の3試験が成功した要因として，シャント量の多いPFOの割合が高かったこと，診断が不確実な一過性脳虚血発作例を含まなかったこと，長期の追跡を行ったこと，などが推測される．カテーテル治療によって脳梗塞再発の相対リスクは有意に減少したが，再発率そのものは内科治療単独でも比較的低い（1～2％/年程度）．ゆえに，カテーテル手技に伴う周術期合併症リスク（3％）に見合うベネフィットを得られるのか，十分勘案すべきであろう．また，閉鎖術後の新規心房細動発症が多いことが指摘されており，抗血栓療法継続の必要性やデバイスの長期成績も確立していない．現時点では60歳以上の適応は不明であり，今後直接経口抗凝固薬 direct oral anticoagulants (DOAC) との比較，さらには医療経済効果についても検討されるべきと考えられる．

表 14-3 卵円孔閉鎖術のランダム化比較試験の概要

試験名	CLOSURE I	PC	CLOSE	RESPECT	REDUCE
出版年	2012	2013	2017	2017	2017
患者数	909	414	663	980	664
対象年齢（歳）	18-60	<60	18-60	18-60	18-59
大きな PFO（％）	不明	20	90	50	40
心房中隔瘤（％）	35	20	35	35	20
脳梗塞例（％）	70	80	100	100	100
閉鎖術と比較された内科治療	抗血小板薬	抗凝固薬 (VKA), 抗血小板薬	抗血小板薬	抗凝固薬 (VKA), 抗血小板薬	抗血小板薬
追跡期間（年）	2	4	5	6	3
内科治療群の脳卒中発症率	3.1％/2年	2.4％/4年	4.9％/5年	1.1％/年	1.7％/年
脳卒中ハザード比（95％信頼区間）	0.9 (0.4-2.0)	0.2 (0-1.7)	0.03 (0-0.3)	0.6 (0.3-1.0)	0.2 (0.1-0.6)

VKA：vitamin K antagonist

文　献

1) Hart RG, Diener HC, Coutts SB, et al.：Embolic strokes of undetermined source：the case for a new clinical construct. Lancet Neurol 13：429-438, 2014.

2) Homma S, Sacco RL：Patent foramen ovale and stroke. Circulation 112：1063-1072, 2005.

3) Hara H, Virmani R, Ladich E, et al.：Patent foramen ovale：current pathology, pathophysiology, and clinical status. J Am Coll Cardiol 46：1768-1776, 2005.

4) 日本脳神経超音波学会・栓子検出と治療学会合同ガイドライン作成委員会：経食道心エコー図検査による塞栓源検索ガイドライン．Neurosonology：神経超音波医学 19：132-146, 2006.

5) Stoddard MF, Keedy DL, Dawkins PR：The cough test is superior to the Valsalva maneuver in the delineation of right-to-left shunting through a patent foramen ovale during contrast transesophageal echocardiography. Am Heart J 125：185-189, 1993.

6) Hamann GF, Schätzer-Klotz D, Fröhlig G, et al.：Femoral injection of echo contrast medium may increase the sensitivity of testing for a patent foramen ovale. Neurology 50：1423-1428, 1998.

7) Di Tullio MR, Sacco RL, Sciacca RR, et al.：Patent foramen ovale and the risk of ischemic stroke in a multiethnic population. J Am Coll Cardiol 49：797-802, 2007.

8) Handke M, Harloff A, Olschewski M, et al.：Patent foramen ovale and cryptogenic stroke in older patients. N Engl J Med 357：2262-2268, 2007.

9) Alsheikh-Ali AA, Thaler DE, Kent DM：Patent foramen ovale in cryptogenic stroke：incidental or pathogenic? Stroke 40：2349-2355, 2009.

10) Kent DM, Ruthazer R, Weimar C, et al.：An index to identify stroke-related vs incidental patent foramen ovale in cryptogenic stroke. Neurology 81：619-625, 2013.

11) Kent DM, Dahabreh IJ, Ruthazer R, et al.：Anticoagulant vs. antiplatelet therapy in patients with cryptogenic stroke and patent foramen ovale：an individual participant data meta-analysis. Eur Heart J 36：2381-2389, 2015.

12) Kasner SE, Swaminathan B, Lavados P, et al.：Rivaroxaban or aspirin for patent foramen ovale and embolic stroke of undetermined source：a prespecified subgroup analysis from the NAVIGATE ESUS trial. Lancet Neurol 17：1053-1060, 2018.

13) Hoshino T, Nagao T, Mizuno S, et al.：Transient neurological attack before vertebrobasilar stroke. J Neurol Sci 325：39-42, 2013.

14) Furlan AJ, Reisman M, Massaro J, et al.：Closure or medical therapy for cryptogenic stroke with patent foramen ovale. N Engl J Med 366：991-999, 2012.

15) Meier B, Kalesan B, Mattle HP, et al.：Percutaneous closure of patent foramen ovale in cryptogenic embolism. N Engl J Med 368：1083-1091, 2013.

16) Carroll JD, Saver JL, Thaler DE, et al.：Closure of patent foramen ovale versus medical therapy after cryptogenic stroke. N Engl J Med 368：1092-1100, 2013.

17) Mas JL, Derumeaux G, Guillon B, et al.：Patent Foramen Ovale Closure or Anticoagulation vs. Antiplatelets after Stroke. N Engl J Med 377：1011-1021, 2017.

18) Saver JL, Carroll JD, Thaler DE, et al.：Long-Term Outcomes of Patent Foramen Ovale Closure or Medical Therapy after Stroke. N Engl J Med 377：1022-1032, 2017.

19) Søndergaard L, Kasner SE, Rhodes JF, et al.：Patent Foramen Ovale Closure or Antiplatelet Therapy for Cryptogenic Stroke. N Engl J Med 377：1033-1042, 2017.

〈星野岳郎，北川一夫〉

I. 脳梗塞

Case 15 椎骨動脈解離によるOpalski症候群を呈した症例　54歳，女性

主訴　後頸部痛，めまい，嚥下障害

概要

▶**現病歴**：来院の1週間ほど前，歩行中に右後頸部から肩の鈍痛を自覚したが，市販の鎮痛薬内服で軽快した．以降も数回同様のエピソードがあった．某月某日早朝，後頸部の鈍痛で目が醒め，回転性めまいを自覚するとともに，唾液がうまく飲み込めないことに気づいた．しばらく安静にして様子をみていたが軽快せず，昼にかけて歩行時のふらつき，右手足の脱力感も出現したため救急要請し，当院へ搬送された．
▶**既往歴**：14歳時に虫垂炎手術．5年前より高血圧に対して投薬治療中．
▶**内　服**：バルサルタン80 mg，アムロジピン5 mg
▶**生活歴**：喫煙5本/日を27年間（7年前に禁煙），機会飲酒
▶**家族歴**：特になし．

一般身体所見

身長159 cm，体重58 kg，BMI 23.0，血圧154/79 mmHg，脈拍100／分　整，SpO_2 99%（室内気），体温36.6℃．眼瞼結膜貧血なし，頸部血管雑音なし，甲状腺腫大なし，胸部は心雑音・ラ音聴取せず，腹部は平坦・軟で圧痛なし，橈骨・足背・膝窩動脈の触知良好．

神経学的所見

意識清明，失語なし，軽度の構音障害あり．視野正常，瞳孔両側2/2.5 mm，対光反射正常，右眼裂の狭小化あり，眼球運動制限なし，左向きの定方向性眼振あり（図15-1），左顔面の温痛覚低下あり，両前額しわ寄せ可，睫毛徴候なし，口角下垂なし，聴力正常，右カーテン徴候陽性，嚥下反射低下あり，舌

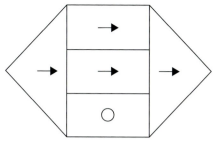

図 15-1　注視眼振所見

偏倚なし．

　上肢バレー徴候　右で回内・動揺あり，握力 25/35 kg，回内回外運動　右で拙劣，指鼻試験では右測定障害あり．ミンガチーニ試験　左で下垂，膝踵試験　左測定障害．

　上肢腱反射＋＋/＋＋，膝蓋腱反射＋＋/＋，アキレス腱反射＋/＋，ホフマン反射－/－，トレムナー反射－/－，バビンスキー反射＋/－，チャドック反射＋/－．

　感覚系は左半身の触覚，温痛覚低下あり．位置覚，振動覚異常なし，しびれ感なし．右顔面の発汗低下あり．

　National Institute of Health Stroke Scale (NIHSS) 7 点（構音障害，上下肢麻痺*1，感覚障害，上下肢協調運動障害）．

＊1 典型的なワレンベルク症候群の症候（顔面と半身の感覚障害，小脳失調，めまい，眼振，構音嚥下障害，Horner 症候群）に加えて，深部腱反射の亢進，病的反射を伴う片麻痺があることに注目する．

検査所見

採血・検尿

WBC	9,290/μL	UN	16.3 mg/dL	HBs 抗原	―
好中球	63.3%	Cr	0.64 mg/dL	HBs 抗体	―
リンパ球	29.6%	UA	3.7 mg/dL	HCV 抗体	―
RBC	4,160,000/μL	Na	141 mEq/L	HIV 抗体	―
Hb	12.7 g/dL	K	4.2 mEq/L	STS	―
Ht	38.5%	Cl	101 mEq/L	TPHA	―
Plt	367,000/μL	Ca	9.2 mg/dL	F-T3	2.53 ng/mL
APTT	30.9 秒	LDH	220 IU/L	F-T4	1.25 pg/mL
PT-INR	1.16	AST	13 IU/L	TSH	2.910 μU/mL
Fib-C	503 mg/dL	ALT	12 IU/L	BNP	10.0 pg/mL
D ダイマー	1.5 μg/mL	ALP	201 IU/L	尿糖定性	―
AT-Ⅲ	108%	γ-GTP	46 IU/L	蛋白定性	―
TAT	1.7 ng/mL	CK	28 U/L	尿潜血定性	(＋－)
総ホモシステイン	7.1 nmol/mL	Glu	139 mg/dL	尿比重	1.014
CRP	1.09 mg/dL	HbA1c	6.1%	尿白血球定性	―
TP	6.7 g/dL	HDL-C	36 mg/dL	赤血球	1-4/HF
Alb	3.8 g/dL	LDL-C	137 mg/dL	白血球	1-4/HF
T-Bil	0.7 mg/dL	TG	109 mg/dL		

心電図

　12 誘導心電図，24 時間ホルター心電図，入院中の病棟心電図モニターでは，心房細動は検出されなかった．

頭部単純 CT

頭蓋内出血ほか明らかな粗大病変を認めない．

頭部 MRI・MRA

A 拡散強調画像　　B MRA　　C BPAS

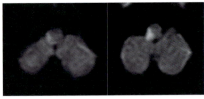
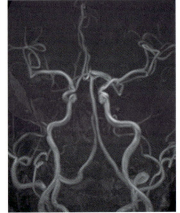
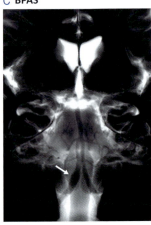

D T₁強調画像

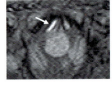

図 15-2　頭部 MRI・MRA

　拡散強調画像で右延髄外側に急性期梗塞巣を認めた．MRA では右椎骨動脈に明らかな狭窄や拡張はないが，basiparallel anatomic scanning（BPAS）*2 で V4 は部分的に紡錘状の拡張を呈する（図 15-2C）．T₁強調画像では同レベルで右椎骨動脈壁に高信号域を認め（図 15-2D），偽腔内の血栓と考えられる．

＊2 斜台と平行な冠状断を inverted heavily T₂強調画像で撮像し，頭蓋内椎骨脳底動脈の外径を観察するもの．従来の内腔画像ではなく，外観画像である．

頭部 CTA

　右椎骨動脈 V4 は一部で壁不正が疑われるが，解離によるものか，動脈硬化性変化などによるものか判別は困難であった．元画像では明らかな intimal flap や double lumen は指摘できなかった（図 15-3）．

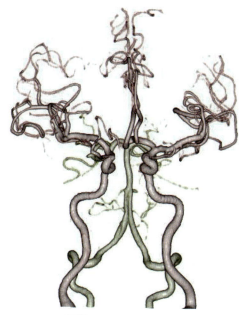

図 15-3　頭部 3D-CTA

頸動脈超音波

頸部頸動脈に有意狭窄病変や不安定プラークはなかった．

経頭蓋ドプラ検査

30分間モニタリングしたが，微小栓子信号 microembolic signal（MES）*3 は検出しなかった．右左シャントも認めなかった．

＊3 経頭蓋ドプラで観察できる血流波形上に出現する信号変化で，塞栓源として脳血管内に飛来する微小栓子（多くは血栓，ほか脂肪，粥腫片，気体など）によって生じる．脳動脈解離でも MES の検出例が報告されており，塞栓性機序が疑われるケースもある．

入院後の経過

画像上 intimal flap, double lumen はとらえられなかったが，右椎骨動脈の紡錘状拡大と壁内血腫の存在から，動脈解離による延髄外側症候群と診断した．明らかな動脈瘤の形成はなかった．病歴から進行性の症状悪化が疑われたため，アルガトロバン，エダラボンの点滴とクロピドグレル，バイアスピリン，スタチンの内服で治療を開始した．発症1週間後に再検した MRI では新規病変はなく，梗塞巣は右延髄下部外側に限局していることを確認した（図 15-4）．T_2 強調画像では，右椎骨動脈に血栓化した解離腔が flow void 消失として捉えられた．その後定期的に再検した MRA でも，血管の有意な形態変化はなかった．

入院後は症状の悪化なく経過し，片麻痺は改善したものの，運動失調は後遺し，移動は杖歩行のレベルであった．また嚥下

症　例

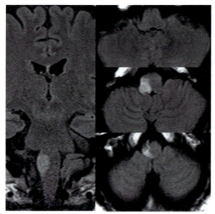
A FLAIR

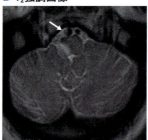
B T₂強調画像

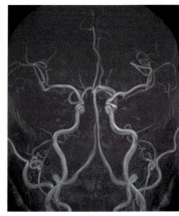
C MRA

図 15-4　頭部 MRI・MRA（発症後 1 週間）

障害があり，ファイバースコープ*4 にて右梨状窩の唾液貯留*5 が著明で重度の障害が残存していたことから，当院入院中は間接嚥下訓練までにとどめた．第 23 病日，modified Rankin Scale 3 で回復期リハビリ病院に転院した．

*4 嚥下機能の評価は，X 線透視下で行う嚥下造影検査 video fluoroscopy（VF）やファイバースコープを用いて直視で観察する嚥下内視鏡検査 video endoscopy（VE）を組み合わせて行う．

*5 延髄障害による球麻痺では病側の梨状窩に唾液や食塊が貯留しやすくなる．嚥下の際に頸部を麻痺側へ回旋しておくと，同側の梨状窩が狭くなり，咽頭収縮のよい非麻痺側を利用して食道へ食塊を送り込むことができるため，誤嚥を予防できる．

本症例の解説

　血管危険因子として高血圧と過去の喫煙歴がある若年性脳梗塞の症例である．頭頸部痛を伴う延髄外側梗塞では，初めから脳動脈解離の可能性を念頭において画像検査を進めるべきである．本症例では動脈本幹の狭窄や閉塞はなかったものの，偽腔内の血栓が疑われ，急性期の症状増悪もあったことから，積極的な抗血栓療法を行った．また脳動脈解離は経時的に血管形態が変化しやすいため，定期的に血管画像検査をフォローし，病態に応じて抗血栓薬の適否やカテーテル治療の適応をその都度判断する必要がある．

　神経症候学的には，本症例は典型的な延髄外側症候群（ワレンベルク症候群）の症候に加えて病側の錐体路徴候を呈しており，梗塞巣も延髄下部に進展していたことから，Opalski 症候群*6 と考えられた．

*6　延髄下部外側の錐体交叉後の皮質脊髄路が責任病巣とされ，同側の不全片麻痺を伴うワレンベルク症候群の亜型である．

解説

1. 脳動脈解離の病態，分類，疫学

　脳動脈解離は，脳を灌流する動脈の内膜に亀裂が生じ，中膜の平滑筋層内に血液が流れ込み偽腔を形成することで生じる[1,2]（図15-5）．偽腔が内膜側にできると動脈内腔の狭窄や閉塞をきたし，脳梗塞や一過性脳虚血発作を発症する（虚血型）．一方，外膜側にできると瘤状に拡張して解離性動脈瘤を形成し，破裂すればくも膜下出血を生じる（出血型）．無症候性に偶然発見されたり，頭痛のみなど脳卒中を発症しないケースもある．わが国の全脳卒中のうち脳動脈解離が占める割合は0.7%で，虚血型が72%，出血型が28%であった[3]．40～50歳代が発症のピークで，3:1の割合で男性に多い．若年性脳卒中の原因として重要であるが，高齢者も少なくない．特に高齢者では頭痛や明確な発症機転を欠く場合が多いことに注意を要する[4]．

　本症は，外傷，カイロプラクティック，ゴルフや水泳などのスポーツを介したさまざまな頸部への機械的負荷が発症機転となる（外傷性脳動脈解離）．海外の報告によれば，解離症例の約40%には発症前1ヵ月以内に何らかの頸部の機械的誘引の病歴があった（逆に，半数以上は特に誘引なく発症する）[5]．外的要因の明らかでない非外傷性脳動脈解離の中には，線維筋形成不全をはじめ血管脆弱性に関連する背景として表15-1に示すような基礎疾患を有する場合もある[6]．また，*PHACTR1*の遺伝子変異は解離の発症リスクが低いことが報告されている[7]．*PHACTR1*は片頭痛の疾患感受性遺伝子でもあることは興味深い．

　脳動脈解離は解離の部位により頸動脈系と椎骨脳底動脈系に分類され，それぞれさらに頭蓋外（頸部），頭蓋内，両者の合併例に分類される．好発部位には明らかな人種差があり，欧米人では頭蓋外・頸動脈に多い一方で，日本人を含むアジア人では頭蓋内・椎骨動脈に多い[2]．表15-2にわが国のコホート研究，SCADS-I（Spontaneous Cervicocephalic Arterial Dissection Study I）における日本人脳動脈解離の部位別頻度を示す[8]．椎骨動脈に加えて，前大脳動脈の脳梗塞の原因としても重要である[9]．頭蓋内解離は脳梗塞とともにくも膜下出血を生じうるので，わが国の脳動脈解離は出血型の割合が相対的に高い．

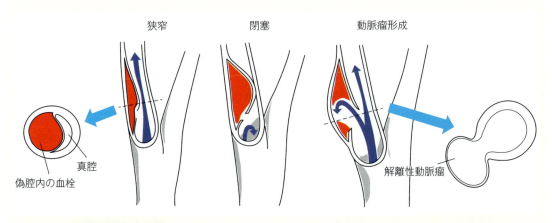

図15-5　脳動脈解離の病態
(Steinsiepe VK, Jung S, Goeggel SB, et al.: Spontaneous Cervical Pissections. Austin J Clin Neurol 1: 1012, 2014より作成)

表15-1 脳動脈解離の基礎疾患

線維筋形成不全
嚢胞性中膜壊死
Marfan 症候群
IV型 Ehlers-Danlos 症候群
骨形成不全症
弾性線維性仮性黄色腫
その他の遺伝性結合組織疾患

(高木誠:脳動脈解離(Cerebral artery dissection)の診断と治療の手引き.若年者脳卒中診療の手引き.国立循環器病センター内科脳血管部門,pp.85-90, 2003.より一部改変)

表15-2 日本人脳動脈解離の部位別頻度

内頸動脈系	79 (17.4%)
頭蓋外内頸動脈	11 (2.4%)
頭蓋内内頸動脈	18 (4.0%)
中大脳動脈	16 (3.5%)
前大脳動脈	34 (7.5%)
椎骨脳底動脈系	369 (81.2%)
頭蓋外椎骨動脈	24 (5.3%)
頭蓋内椎骨動脈	288 (63.4%)
脳底動脈	22 (4.8%)
後下小脳動脈	26 (5.7%)
上小脳動脈	1 (0.2%)
後大脳動脈	8 (1.8%)
多発性	6 (1.3%)

(Minematsu K, Matsuoka H, Kasuya J, et al.: Cervicocephalic arterial dissections in Japan: Analysis of 454 patients in the spontaneous cervicocephalic arterial dissection study I (SCADS-I). Stroke 39: 566, 2008 より作成)

2. 脳動脈解離の臨床所見

拍動性の頭痛,頸部痛が先行あるいは出現すると同時に,局所神経症状を呈する場合は本症を強く疑う.日本人に多い頭蓋内椎骨動脈解離による脳梗塞では,延髄外側症候群(ワレンベルク症候群)を起こしやすく,顔面・半身の感覚障害や小脳症状,第Ⅷ・Ⅸ・Ⅹ脳神経麻痺,ホルネル症候群などを生じる[10].前大脳動脈領域の脳梗塞では下肢の単麻痺が典型的である.頭蓋外内頸動脈解離では,動脈拡張により周囲の交感神経が圧迫されることでホルネル症候群を生じることがある[11].頭頸部痛を伴う一側のホルネル症候群("painful Horner syndrome")は本症の"red flag"とされる.

3. 脳動脈解離の画像診断

脳血管造影検査は脳動脈解離の診断に最も有用な検査の一つであり,直接所見として intimal flap(真腔と偽腔を分ける隔壁)または double lumen を認めれば診断が確定する[12].また pearl and string sign(瘤状の拡張と,その近傍の不正な狭小化)や string sign は間接所見として診断的価値が高い.一般には脳血管造影は本症の診断にあたり最初の検査となることは少なく,MRI・MRA や CTA などの非侵襲的検査によって診断される機会も多い.MRI の T_1 強調画像や T_2 強調画像では,偽腔内の血腫が高信号域として描出される.ただし T_2 強調画像では,亜急性期〜慢性期の血栓(デオキシヘモグロビン,ヘモジデリン)は低信号を呈するため,真腔の flow void 消失と識別できない.MRA や CTA の元画像で解離の直接所見を得られることがあるが,アーチファクトとの判別が困難な場合も多い.椎骨脳底動脈系では,MRI の BPAS 像により血管の外径を観察し,MRA などと組み合わせて血管の局所的拡張をとらえることが可能である.

脳動脈解離は,亜急性期から慢性期にかけて解離の進展や血腫の吸収,動脈瘤の形成などを呈し,血管所見が変化しやすいことが重要である.急性期に直接所見を認めないと動脈硬化性変化や血管炎との鑑別が困難なケースもあるが,短期間で形態変化がある場合は解離の可能性が高い

といえる．適切な治療方針決定のためにも，経時的に画像検査をフォローすべきである．

4. 脳動脈解離の治療

　脳動脈解離の治療は，発症様式（虚血型，出血型），解離部位，病変の形状などに応じて考える必要がある．さまざまな治療の選択肢があるが，その適応や有用性については十分なエビデンスがないため議論が多い．くも膜下出血で発症した場合は，発症後早期に再出血をきたすリスクが高いため，迅速に開頭手術（proximal occlusion, trapping など）や血管内治療（ステント，コイル）を検討する[13]．椎骨動脈解離では，病変部と後下小脳動脈の位置関係や対側椎骨動脈の発達度合いを考慮した治療戦略が必要となる．以下に虚血型脳動脈解離に対する治療について述べる．

a. 急性期の血栓溶解療法とカテーテル治療

　脳動脈解離に伴う脳梗塞には遺伝子組み換え組織プラスミノゲンアクチベーター recombinant tissue plasminogen activator（rt-PA）静注による血栓溶解療法の適応があるが，症例ごとに慎重に検討する必要がある．まず急性期に解離を正確に診断すること自体が容易ではないので，頭痛を伴うケースなどでは動脈解離の可能性を留意して判断すべきである．これまでにランダム化比較試験のエビデンスはないものの，Cervical Artery Dissection and Ischaemic Stroke Patients（CADISP）研究[14]や Swiss intravenous thrombolysis databank[15]などの観察研究によれば，解離症例に対する血栓溶解療法の有効性・安全性は他病型と同等であった．一方で，解離症例に血栓溶解療法を行っても，行わなかった場合と転機は大きく変わらないとする報告もある[16]．これらの海外の報告は頭蓋外解離症例がほとんどであるため，わが国に多い頭蓋内解離にそのまま当てはめることはできない．頭蓋内解離は虚血発症であっても経過中にくも膜下出血を生じることもあるので[17]，少なくとも動脈拡張や動脈瘤のあるケースには使用を控えるべきと考えられる．

　経カテーテル的血栓回収療法やステントによる外科的治療についても明確なエビデンスはないが，一定の有効性が報告されている[18,19]．

b. 抗血栓療法

　虚血型頭蓋外脳動脈解離の病態は解離部に形成される血栓による塞栓症や血行力学的機序であり[20]，抗血小板または抗凝固療法が推奨される．頭蓋外解離による脳梗塞に対して抗血小板薬と抗凝固薬を比較したランダム化臨床試験 Cervical Artery Dissection in Stroke Study（CADISS）では，両群の有効性に有意差を認めなかった[21]．頭蓋内解離に対するエビデンスは確立していないが，頭蓋外解離に準じて抗血栓療法が推奨される．ただし明らかな瘤形成のある場合は控えるべきである[13]．解離による閉塞血管は3ヵ月以内に60～80％は再開通し[22]，この時期を過ぎれば脳梗塞や解離の再発リスクは極めて低いことが知られている．したがって，少なくとも発症から3～6ヵ月間は抗血栓療法を行い，以降は画像所見を参考に適宜継続の必要性を判断することが推奨される[13]．狭窄が完全に改善していれば抗血栓薬は中止してよいと考えられる．

文献

1) Schievink WI：Spontaneous dissection of the carotid and vertebral arteries. N Engl J Med 344：898-906, 2001.
2) Debette S, Compter A, Labeyrie MA, et al.：Epidemiology, pathophysiology, diagnosis, and management of intracranial artery dissection. Lancet Neurol 14：640-654, 2015.

3) 野田公一, 元田敦子, 同道頼子：動脈解離による脳梗塞, くも膜下出血の病態・治療・予後. 小林祥泰（編）：脳卒中データバンク 2015. 中山書店, pp.46-47, 2015.

4) Traenka C, Dougoud D, Simonetti BG, et al.：Cervical artery dissection in patients≧60 years：Often painless, few mechanical triggers. Neurology 88：1313-1320, 2017.

5) Engelter ST, Grond-Ginsbach C, Metso TM, et al.：Cervical artery dissection：trauma and other potential mechanical trigger events. Neurology 80：1950-1957, 2013.

6) 高木誠：脳動脈解離（Cerebral artery dissection）の診断と治療の手引き. 若年者脳卒中診療の手引き. 国立循環器病センター内科脳血管部門, pp.85-90, 2003.

7) Debette S, Kamatani Y, Metso TM, et al.：Common variation in PHACTR1 is associated with susceptibility to cervical artery dissection. Nat Genet 47：78-83, 2015.

8) Minematsu K, Matsuoka H, Kasuya J, et al.：Cervicocephalic arterial dissections in Japan：Analysis of 454 patients in the spontaneous cervicocephalic arterial dissection study I（SCADS-I）. Stroke 39：566, 2008.

9) Sato S, Toyoda K, Matsuoka H, et al.：Isolated anterior cerebral artery territory infarction：dissection as an etiological mechanism. Cerebrovasc Dis 29：170-177, 2010.

10) Arnold M, Bousser MG, Fahrni G, et al.：Vertebral artery dissection：presenting findings and predictors of outcome. Stroke 37：2499-2503, 2006.

11) Baumgartner RW, Arnold M, Baumgartner I, et al.：Carotid dissection with and without ischemic events：local symptoms and cerebral artery findings. Neurology 57：827-832, 2001.

12) 日向野修一：2-3 脳動脈解離と解離性動脈瘤. 高橋昭喜（編）：脳 MRI 3. 血管障害・腫瘍・感染症・他. 秀潤社, pp.134-139, 2010.

13) 日本脳卒中学会脳卒中ガイドライン委員会（編）：脳卒中治療ガイドライン 2015. 協和企画, 2015.

14) Engelter ST, Dallongeville J, Kloss M, et al.：Thrombolysis in cervical artery dissection--data from the Cervical Artery Dissection and Ischaemic Stroke Patients（CADISP）database. Eur J Neurol 19：1199-1206, 2012.

15) Engelter ST, Rutgers MP, Hatz F, et al.：Intravenous thrombolysis in stroke attributable to cervical artery dissection. Stroke 40：3772-3776, 2009.

16) Lin J, Sun Y, Zhao S, et al.：Safety and Efficacy of Thrombolysis in Cervical Artery Dissection-Related Ischemic Stroke：A Meta-Analysis of Observational Studies. Cerebrovasc Dis 42：272-279, 2016.

17) Ono H, Nakatomi H, Tsutsumi K, et al.：Symptomatic recurrence of intracranial arterial dissections：follow-up study of 143 consecutive cases and pathological investigation. Stroke 44：126-131, 2013.

18) Kurre W, Bansemir K, Aguilar Pérez M, et al.：Endovascular treatment of acute internal carotid artery dissections：technical considerations, clinical and angiographic outcome. Neuroradiology 58：1167-1179, 2016.

19) Moon K, Albuquerque FC, Cole T, et al.：Stroke prevention by endovascular treatment of carotid and vertebral artery dissections. J Neurointerv Surg 9：952-957, 2017.

20) Morel A, Naggara O, Touze E, et al.：Mechanism of ischemic infarct in spontaneous cervical artery dissection. Stroke 43：1354-1361, 2012.

21) Markus HS, Hayter E, Levi C, et al.：Antiplatelet treatment compared with anticoagulation treatment for cervical artery dissection（CADISS）：a randomised trial. Lancet Neurol 14：361-367, 2015.

22) Engelter ST, Brandt T, Debette S, et al.：Antiplatelets versus anticoagulation in cervical artery dissection. Stroke 38：2605-2611, 2007.

（星野岳郎, 北川一夫）

I. 脳梗塞

Case 16　トルソー症候群　69歳，女性

主訴　左片麻痺，発語障害

概要

▶**現病歴**：某年某日22：00頃構音障害，軽度の右上肢感覚障害が出現したが，その後症状は軽快したため放置していた．
　2日後12：30会話中に突然発語障害が出現．13：30自家用車で当院救急外来を受診した．このとき，車からうまく降りることができず，左上下肢の麻痺を認めた．
▶**既往歴**：25年前（44歳時）他院で卵巣嚢腫を指摘されたが，特に症状なく放置していた．

一般身体所見

体重60 kg，血圧137/71 mmHg，脈拍77／分　整，体温36.6℃．

神経学的所見

　意識はややぼーっとしていたが，見当識は保たれており，Japan Coma Scale（JCS）はⅠ-1，Glasgow Coma Scale（GCS）は15（E4V5M6）であった．高次脳機能では，軽度理解力低下，注意力障害あり，物品呼称障害，失計算を認めたが，左半側空間失認は認めなかった．脳神経では，瞳孔正円同大，眼位は正中で，眼球運動障害は認めなかった．顔面感覚に異常なく，額のしわ寄せに左右差はなかったが，左鼻唇溝は浅かった．軟口蓋運動は正常で，挺舌は正中であった．運動系では，左上肢のバレー兆候が陽性で，左不全片麻痺（徒手筋力テスト4）を認めた．深部腱反射は左上下肢で亢進し，左バビンスキー反射およびチャドック反射は陽性であった．右上肢に軽度の感覚障害あり．左上肢の回内・回外運動，指鼻指テストは拙劣であった．歩行は不能であった．NIH Stroke Scale（NIHSS）[*1]は

[*1] NIHSSは，米国National Institute of Health（NIH）で開発された脳卒中重症度スケールで，米国におけるrt-PA静注療法の治験（NINDSスタディ）で用いられた．本スケールは，内頸動脈系（前方循環）の脳梗塞患者の重症度評価のために開発されたため，椎骨脳底動脈系（後方循環）の脳梗塞患者の評価には不適当である．また，各項目の点数の合計は42点であるが，理解力のない患者，あるいは麻痺のある患者では「失調」はなし（0点）と評価されるため，最重症の患者の評価点は40点であることに注意を要する．

症例

4点であった.

検査所見

採血・心電図

WBC	8,300/μL	SFMC	(1+)	AST	29 U/L
RBC	4,390,000/μL	CRP	0.625 mg/dL	ALT	16 U/L
Hb	12.6 g/dL	BNP	56.3 pg/mL	ALP	378 U/L
Ht	38.6%	TP	7.4 g/dL	γ-GTP	22 U/L
Plt	126,000/μL	Alb	3.6 g/dL	CK	93 U/L
APTT	30秒	Amy	131 U/L	血糖	95 mg/dL
PT-INR	1.12	UN	14 mg/dL	HbA1c	5.1%
Fib-C	303 mg/dL	Cr	0.55 mg/dL	T-Cho	198 mg/dL
FDP	14.4 μg/mL	Na	141 mEq/L	TG	91 mg/dL
Dダイマー	20.9 μg/mL	K	4.1 mEq/L	CEA	4.1 ng/mL
AT-Ⅲ	78%	Cl	108 mEq/L	CA125	415.8 U/mL
PIC	1.4 μg/mL	Ca	9.9 mEq/L	CA15-3	763 U/mL
TAT	51.6%	LDH	342 U/L	CA19-9	942.1 U/mL

　入院時血液検査所見では，血小板数（Plt）には異常を認めなかったが，Dダイマー，FDPの増加が認められた．また，総コレステロール（T-Cho），CRPが高値であったが，甲状腺機能は正常範囲で，血管炎などの自己免疫疾患を示唆する抗体は陰性であった．しかし，CA125，CA15-3，CA19-9などのムチン腫瘍マーカーがいずれも高値であり，悪性腫瘍に伴う播種性血管内凝固 disseminated intravascular coagulation（DIC）前駆状態が示唆された．12誘導心電図は正常範囲であった．

胸部レントゲン（図16-1）

　心拡大，縦隔拡大などを認めなかったが，右胸水貯留を認めた．

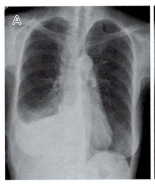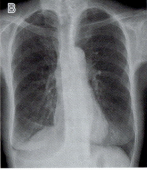

図16-1　胸部レントゲン
A：受診時, 右胸水を認めた. B：1ヵ月後, 右胸水はほぼ消失した.

頭部 MRI（図 16-2）

　拡散強調画像 diffusion weighted image（DWI）で，左側頭頭頂葉および右前頭葉に新鮮梗塞を認め，MRA で右中大脳動脈 M1 に閉塞があり，左 M2 遠位部にも狭窄が疑われた．

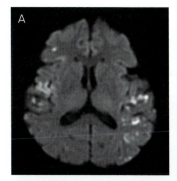
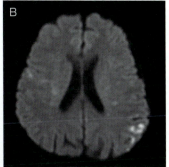
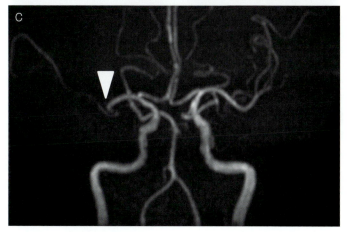

図 16-2　発症時頭部 MRI
拡散強調画像（A，B）では，左側頭頭頂葉および右前頭葉に高信号域を認め，MRA では右中大脳動脈 M1 に閉塞があり，左 M2 遠位部にも狭窄が疑われた．

経　過

　受診 2 日前に一過性脳虚血発作 transient ischemic attack（TIA）または小梗塞と考えられる症状を認めており，遺伝子組み換え組織プラスミノゲンアクチベーター recombinant tissue plasminogen activator（rt-PA）静注療法の適応にはならなかった．来院時左片麻痺が強く，右 M1 閉塞が認められたことから，15：00（発症 2 時間 30 分後，来院 90 分後）血管内血栓回収術のための鼠径部穿刺を行った．左総頸動脈造影（図 16-3A）では，左 M1 の閉塞を認めたが，Penumbra 5MAX ACE™ [*2] で血栓吸引を行い，15：30 再開通（TICIⅢ [*3]）が得

[*2] Penumbra 5MAX ACE™ は，ADAPT と呼ばれる吸引テクニックで血栓回収を行う Penumbra システム™ の改良型デバイスである．現在，Solitaire FR 血栓除去デバイス，Trevo® Pro クロットリトリーバー，REVIVE® SE 血栓除去デバイスなどのステント型デバイスとともに血栓回収療法の主流となっている．

[*3] TICI グレードは IMS Ⅱ スタディー[1]で用いられた血管再開通の評価グレードで，次のように分類される．0：還流なし，Ⅰ：再開通は認めるが末梢還流がほとんどないかゆっくり還流，ⅡA：血管支配領域の半分以下の還流，ⅡB：血管の半分以上の領域の還流，Ⅲ：末梢までの完全な還流．

症　例

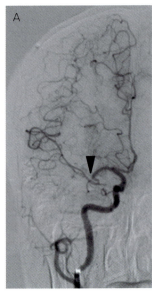
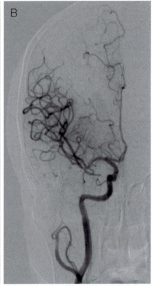

図 16-3　脳血管造影
初回の左総頸動脈造影（A）では，左 M1 の閉塞を認めたが，Penumbra 5MAX ACE で 1 回吸引を行った後，再開通（TICI Ⅲ）が得られた（B）．

られた（図 16-3B）．その後，左片麻痺症状はほぼ完全に消失したが，左頭頂葉梗塞によると思われる健忘失語，理解力障害，失計算は残存した．

入院後経過

入院後の臨床経過を図 16-4 に示す．入院後施行された胸腹部 CT（図 16-5）では，右胸水貯留を認めたが，明らかな腫瘤陰影は認めなかった．また，右卵巣腫瘍を認めたが，明らかなリンパ節腫大や転移巣などは認めなかった．右胸水穿刺を施行したが，悪性所見を認めなかった（class 2）．心電図モニターおよびホルター心電図では，発作性心房細動を認めなかった．経胸壁心エコーでは，左室壁運動に異常なく，心駆出率も正常範囲で，左房内血栓，明らかな卵円孔開存などを認めなかった．また，僧帽弁，大動脈弁に疣贅を認めなかった．「塞栓源を特定できない塞栓性脳卒中 embolic stroke of undetermined source（ESUS[*4]）」と診断し，ヘパリン（1.5 万単位/日）を開始した．

第 5 病日施行された下肢静脈ドプラエコーで，右浅大腿静脈（図 16-6），両側ヒラメ静脈に血栓が認められ，静脈血栓塞栓症 venous thromboembolism（VTE）と診断し，ヘパリンをエドキサバン（30 mg/日）に変更した．しかし，第 7 病日軽度の左片麻痺が出現し，頭部 MRI（DWI）で右前頭葉に新たな脳

*4 ESUS（詳細は Case 18（p.170）を参照）は塞栓源不明の脳塞栓症で，1）ラクナ梗塞（CT で 1.5 cm 以下の皮質下梗塞）でない，2）責任となる頭蓋内・外主幹動脈に 50%以上の狭窄がない，3）心房細動や心腔内血栓などの心原性脳塞栓症を強く示唆する心疾患を欠く，4）脳梗塞をきたす他の特異的疾患がないものをさす[2]．5 つのカテゴリーが包含され，悪性腫瘍に伴う脳梗塞はそのうちの一つである．この病態に対して，これまでアスピリンと直接経口抗凝固薬 direct oral anti coagulants（DOAC）の有効性・安全性を比較する無作為化 2 重盲検比較試験（RCT）が 2 つ行われたが，いずれもアスピリンを上回る DOAC の有用性は確認できなかった[3]．

I. 脳梗塞

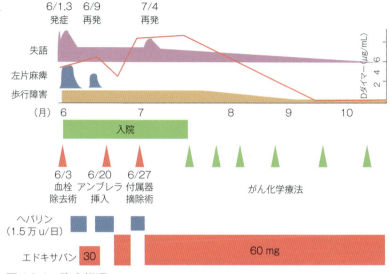

図 16-4　臨床経過

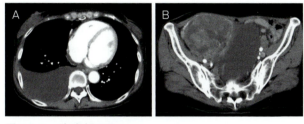

図 16-5　胸腹部 CT

胸部 CT (A) では，右胸水貯留を認めたが，明らかな腫瘤陰影は認めなかった．腹部 CT (B) では，右卵巣腫瘍 (9×10 cm) を認めた．

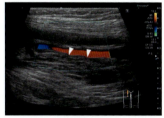

図 16-6　下肢静脈ドプラエコー

第 5 病日施行された下肢静脈ドプラエコーでは，右大腿静脈に血栓を認めた．

梗塞を認めた．このため，再度ヘパリンに変更し，右下肢静脈にアンブレラを挿入した．その後，エドキサバン (60 mg/日) を再開し，ヘパリン・ブリッジを導入後，第 25 病日に付属器切除術を施行した．病理組織診断では，明細胞がん (class 5) であった．術後，一過性に小梗塞による失語の悪化を認めたが，エドキサバン (60 mg/日) を再開したところ，症状は軽快した．がん化学療法を 6 回施行し，4 ヵ月後には D ダイマーは正常化し，臨床的には寛解状態となった．また，3 ヵ月後の胸部レントゲンでは，右胸水は消失していた (図 16-1B)．

本症例の解説

新しく作成された日本血栓止血学会 DIC 診断基準（図 16-7，表 16-1）[4]によれば，本例の入院時の DIC 診断スコアは合計 2 点（「基本形」を適用）となり，DIC とは診断できない．しかし，トロンビン-アンチトロンビン複合体 thrombin-antithrombin complex（TAT），プラスミン-α_2プラスミンインヒビター複合体 plasmin-α_2 plasmin inhibitor complex（PIC）が高値で，可溶性フィブリンモノマー soluble fibrin monomer complex（SFMC）も陽性であり，凝固線溶系の亢進が存在する DIC 前駆状態と考えられた．

本例は感染症や造血障害は否定的であり，悪性腫瘍が潜在することを念頭に胸腹部 CT を施行したところ，右胸水と右卵巣腫瘍が認められた．胸水穿刺では悪性所見は認められなかったが，腫瘍マーカーを測定したところ，CA125，CA15-3，CA19-9 などのムチン腫瘍マーカーが陽性で，卵巣がんが強く疑われた．本例のように，悪性腫瘍に伴う凝固能亢進状態を基盤として，静脈および動脈の血栓塞栓症をきたす病態は「トルソー症候群」と呼ばれる．

本疾患はいわゆる ESUS の一つであるが，前述のように，現時点で ESUS の治療方針は確立していない．本例では，下肢静脈ドプラエコーで VTE が認められため，Xa 阻害薬であるエドキサバンに変更した．当初は出血リスクを考慮して，低用量（30 mg/日）を使用していたが，小梗塞再発を認めたため，高用量（60 mg/日）に変更した．付属器切除術前に右下肢静脈にアンブレラを挿入したが，術後，再度小梗塞の再発を認めた．しかし，大きな後遺症は残さず，エドキサバン（60 mg/日）の継続で，長期間にわたり再発を認めていない．また，治療後右胸水は消失し，いわゆる「pseudo-Meigs 症候群[*5]」と考えられた．

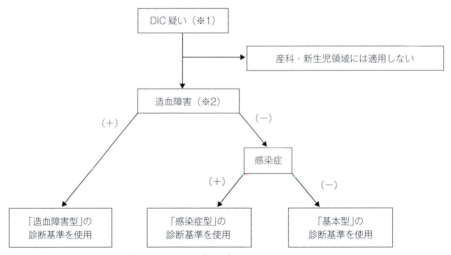

図 16-7　DIC 診断基準適用のアルゴリズム

- DIC 疑い（※1）：DIC の基礎疾患を有する場合，説明の付かない血小板数減少・フィブリノゲン低下・FDP 上昇などの検査値異常がある場合，静脈血栓塞栓症などの血栓性疾患がある場合など．
- 造血障害（※2）：骨髄抑制・骨髄不全・末梢循環における血小板破壊や凝集など，DIC 以外にも血小板数低下の原因が存在すると判断される場合に（＋）と判断．寛解状態の造血器腫瘍は（−）と判断．
- 基礎病態を特定できない（または複数ある）あるいは「造血障害」「感染症」のいずれにも相当しない場合は基本型を使用する．例えば，固形癌に感染症を合併し基礎病態が特定できない場合には「基本型」を用いる．
- 肝不全では 3 点減じる．

(DIC 診断基準作成委員会：日本血栓止血学会 DIC 診断基準　2017 版．血栓止血誌 28（3）：369-391, 2017 より)

> ＊5 Meigs 症候群とは，卵巣線維腫摘出後に貯留していた胸水や腹水が消失する病態をさすが，卵巣線維腫群以外の組織型のものは pseudo-Meigs 症候群と呼ばれる．

表 16-1　DIC 診断基準

項目		基本型	造血障害型	感染症型
一般止血検査	血小板数 ($\times 10^4/\mu L$)	12<　　　　　　0点 8< ≤12　　　1点 5< ≤8　　　　2点 ≤5　　　　　　3点 24時間以内に 30%以上の減少　+1点 （※1）		12<　　　　　　0点 8< ≤12　　　1点 5< ≤8　　　　2点 ≤5　　　　　　3点 24時間以内に 30%以上の減少　+1点 （※1）
	FDP ($\mu g/mL$)	<10　　　　　0点 10≤ <20　　1点 20≤ <40　　2点 40≤　　　　　3点	<10　　　　　0点 10≤ <20　　1点 20≤ <40　　2点 40≤　　　　　3点	<10　　　　　0点 10≤ <20　　1点 20≤ <40　　2点 40≤　　　　　3点
	フィブリノゲン (mg/dL)	150<　　　　　0点 100< ≤150　1点 ≤100　　　　　2点	150<　　　　　0点 100< ≤150　1点 ≤100　　　　　2点	
	プロトロンビン時間比	<1.25　　　　　0点 1.25≤ <1.67　1点 1.67≤　　　　　2点	<1.25　　　　　0点 1.25≤ <1.67　1点 1.67≤　　　　　2点	<1.25　　　　　0点 1.25≤ <1.67　1点 1.67≤　　　　　2点
分子マーカー	アンチトロンビン (%)	70<　　　　0点 ≤70　　　　1点	70<　　　　0点 ≤70　　　　1点	70<　　　　0点 ≤70　　　　1点
	TAT, SF または F1+2	基準範囲上限の 2倍未満　　0点 2倍以上　　1点	基準範囲上限の 2倍未満　　0点 2倍以上　　1点	基準範囲上限の 2倍未満　　0点 2倍以上　　1点
肝不全（※2）		なし　　0点 あり　　-3点	なし　　0点 あり　　-3点	なし　　0点 あり　　-3点
DIC 診断		6点以上	4点以上	5点以上

注）
- （※1）：血小板数>5万 μL では経時的低下条件を満たせば加点する（血小板数≤5万では加点しない）．血小板数の最高スコアは3点までとする．
- FDP を測定していない施設（D-ダイマーのみ測定の施設）では，D-ダイマー基準値上限2倍以上への上昇があれば1点を加える．ただし，FDP も測定して結果到着後に再評価することを原則とする．
- FDP または D-ダイマーが正常であれば，上記基準を満たした場合であっても DIC の可能性は低いと考えられる．
- プロトロンビン時間比：ISI が 1.0 に近ければ，INR でも良い（ただし DIC の診断に PT-INR の使用が推奨されるというエビデンスはない）．
- プロトロンビン時間比の上昇が，ビタミン K 欠乏症によると考えられる場合には，上記基準を満たした場合であっても DIC とは限らない．
- トロンビン-アンチトロンビン複合体（TAT），可溶性フィブリン（SF），プロトロンビンフラグメント 1+2（F1+2）：採血困難例やルート採血などでは偽高値で上昇することがあるため，FDP や D-ダイマーの上昇度に比較して，TAT や SF が著増している場合は再検する．即日の結果が間に合わない場合でも確認する．
- 手術直後は DIC の有無とは関係なく，TAT, SF, FDP, D-ダイマーの上昇，AT の低下など DIC 類似のマーカー変動がみられるため，慎重に判断する．
- （※2）肝不全：ウイルス性，自己免疫性，薬物性，循環障害などが原因となり「正常肝ないし肝機能が正常と考えられる肝に肝障害が生じ，初発症状出現から8週以内に，高度の肝機能障害に基づいてプロトロンビン時間活性が40%以下ないしは INR 値 1.5 以上を示すもの」（急性肝不全）および慢性肝不全「肝硬変の Child-Pugh 分類 B または C（7点以上）」が相当する．
- DIC が強く疑われるが本診断基準を満たさない症例であっても，医師の判断による抗凝固療法を防げるものではないが，繰り返しての評価を必要とする．

（DIC 診断基準作成委員会：日本血栓止血学会 DIC 診断基準 2017 年版．血栓止血誌 28（3）：369-391, 2017 より）

解説

1. トルソー症候群の概念

1865年 Trousseau A は，胃がん患者に認められた遊走性血栓性静脈炎を初めて記載し，担がん患者は血栓性静脈炎を合併しやすいことを報告した．その後，「肺がん，膵がん，胃がんなどの担がん患者の胸部や上肢の表在静脈に見られる反復性・遊走性血栓症」を，彼の名にちなんで「トルソー症候群」と呼ぶようになった．近年，栄養障害・脱水による脳梗塞や抗がん剤による血管炎などを含めて，広く担がん患者における血栓塞栓症は「cancer-associated thrombosis (CAT)」と呼ばれるが，トルソー症候群は「悪性腫瘍に合併する凝固能亢進状態とそれに伴う血栓性静脈炎，あるいは脳梗塞を含む全身性動脈血栓症」と理解され[5~7]，CATの一部分症と考えられる．本疾患では，非細菌性血栓性心内膜炎 nonbacterial thrombotic endocarditis (NBTE) を合併することがあり[8]，脳塞栓症の原因となる．また，脳には組織因子やトロンボプラスチンが多く，トロンボモジュリンが少ないことから，脳血栓症を起こしやすいと考えられている．近年，人口高齢化を背景にがん患者が増加しており，脳梗塞の発症を機に初めて悪性腫瘍が発見されることも少なくない．

2. 凝固能亢進機序

悪性腫瘍による凝固能亢進機序は十分には解明されていないが，多様な機序が推定されている（表16-2）[9]．また，本症候群を発症する悪性腫瘍の多くが腺がんであることから[9,10]，サイトカインなどにより産生され，血中に分泌されたムチン[*6]自体が，シアル酸残基により直接プロトロンビンを活性化したり，セレクチンを介して血小板凝集，単球の血管内皮への粘着を促進したりする可能性が推定されている[7]（図16-8，9）．

3. DIC治療

本症候群では，すでに原病の悪性腫瘍が進行していることも多く，基本的に予後は不良である．治療の可否は，いかに早く悪性腫瘍を診断し，治療できるかにかかっており，そのためには合併するDICのコントロールおよび脳梗塞・VTE再発予防が重要である．また，NBTEを有する症例では，心原性脳塞栓症を発症するリスクが高く，予後に大きく関わってくる．しかし，消化管腫瘍などで出血がある場合には，抗凝固療法も困難であることが多い．したがって，静脈および動脈血栓塞栓症と出血のリスク評価を十分に行った上で，原疾患や社会的状況を勘案した総合的な治療方針を立てる必要がある．

表 16-2 悪性腫瘍による凝固能亢進機序

1. 組織因子（TF）の曝露：TF-Ⅶa複合体形成（外因系凝固カスケード活性化）
2. ビタミンK依存性システイン・プロテアーゼの放出：直接第X因子を活性化
3. 第Ⅷ因子およびフィブリノゲンの増加：XaおよびVaによるプロトロンビン活性化
4. ムチン産生：シアル酸残基による直接的なプロトロンビン活性化，セレクチンを介する血小板凝集，単球の血管内皮への粘着を促進
5. PAI-Ⅰ産生：フィブリンを溶解するプラスミンを産生するt-PAを阻害
6. サイトカイン（IL-1, IL-6, IL-8, TNF, TGF, ICAM）放出：単球・血小板・内皮細胞などの活性化
7. 腫瘍細胞へのフィブリン沈着

ICAM：細胞間接着分子，IL-1, 6, 8：インターロイキン-1, 6, 8，PAI-Ⅰ：プラスミノゲン・アクチベーター・インヒビター-Ⅰ，t-PA：組織プラスミノゲン・アクチベーター，TGF：トランスフォーミング増殖因子，TNF：腫瘍壊死因子

（野川　茂：がんと脳梗塞-トルソー症候群の臨床．血栓止血誌 277：18-28, 2016 より）

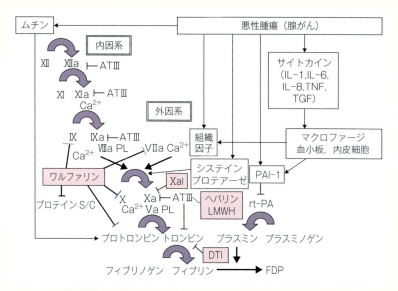

図 16-8 凝固能亢進機序と治療

ATⅢ：antithrombin Ⅲ, EC：endothelial cell, FDP：fibrin degradation product, IL：interleukin, LMWH：low molecular weight heparin, Mφ：macrophage, PAI-1：plasminogen activator inhibitor-1, PL：phospholipid, Plt：platelet, TF：tissue factor, TGF：tissue growth factor, TNF：tissue necrotizing factor, t-PA：tissue plasminogen activator

（野川　茂：がんと脳梗塞-トルーソー症候群の臨床．血栓止血誌 27（1）：18-28, 2016 より）

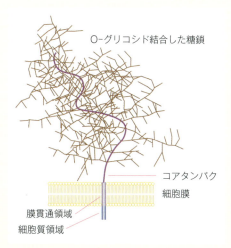

図 16-9　ムチンの構造

上皮（腺）細胞から分泌される糖タンパク（分子量 100～1000 万）で，巨大な糖鎖が粘性，保水性，タンパク分解酵素への耐性を担う．その構造は，OH 基を有するセリンあるいはスレオニンからなるコア蛋白（アポムチン，MUC）と無数の糖鎖の還元末端の N-アセチルガラクトサミンが，α-O-グリコシド結合により高頻度で結合したものであり（図 16-9），アポムチンの種類により MUC1-19 に分類される．分泌型と膜結合型があり，血中に分泌されたムチンは，臨床的に腺がんの腫瘍マーカーとして用いられており，膵臓がんなどのマーカーである CA19-9（MUC1）や卵巣がん，子宮がんなどのマーカーである CA125（MUC16）が有名である．

　DIC の治療では，ワルファリンはプロテイン S および C をさらに枯渇させるおそれがあり，その効果は不確実である．また，薬剤相互作用のため，抗がん剤の使用は困難である．このため，未分画ヘパリンの経静脈投与が第一に考慮されるが[5]，ATⅢ活性が 70％以下に低下している場合には ATⅢ を補充する必要がある．また，ヘパリンには，ムチンがセレクチンを介して血小板凝集，単球の血管内皮への粘着を促進するのを直接ブロックする作用も期待されている[7]．従来，静注薬のみであったため，在宅での使用は困難であったが，ヘパリンカルシウム皮下注（5,000

表 16-3　VTE 再発予防のための薬剤

薬　剤	投与法・注意点
①ワルファリンカリウム （ワーファリン®）	・INR 2-3（70 歳以上は 1.6-2.6）にコントロール ・枯渇したプロテイン S/C の生成阻害の可能性 ・薬剤相互作用のため，抗がん剤の使用困難
②ヘパリンナトリウム （ノボ・ヘパリン注®）	・10,000～30,000 単位/日を持続点滴 ・aPTT を前値の 1.5 倍程度にコントロール
③ヘパリンカルシウムキット （ヘパリンカルシウム皮下注シリンジ「モチダ」）	・1 回 5000 単位を 1 日 2 回皮下注 ・在宅医療導入可能
④フォンダパリヌクスナトリウム （アリクストラ®皮下注）	・Xa を選択的阻害する合成ペンタサッカライド ・プレフィルドシリンジで 1 日 1 回皮下注 ・ACCP ガイドラインで，急性期 VTE に対してグレード IA に推奨 ・HIT を発症しにくい ・わが国では，「急性肺血栓塞栓症および急性深部静脈血栓症」「VTE 発現リスクの高い下肢整形外科手術・腹部手術施行患者」のみに保険適用
⑤直接経口 Xa 阻害薬 　・エドキサバン（リクシアナ®） 　・リバーロキサバン（イグザレルト®） 　・アピキサバン（エリキュース®）	RCT でダルテパリンと非劣性 ・エドキサバン：Hokusai-VTE Cancer ・リバーロキサバン：SELECT-D ・アピキサバン：ADAM VTE
（参考） ⑥ダルテパリンナトリウム （フラグミン®皮下注，わが国では未承認）	・始めの 1 ヵ月 200 IU/kg，その後 150 IU/kg を 1 日 1 回皮下注 ・グローバル標準薬だが VTE 予防では未承認
⑦エノキサパリンナトリウム （クレキサン®皮下注）	・「下肢整形外科手術および VTE 発症リスクの高い腹部手術施行例」のみで保険適用 ・HIT を生じる可能性あり
⑧ダビガトラン	・直接経口抗トロンビン薬（VTE 適用未承認）

単位 1 日 2 回）の導入により在宅医療に移行できるようになった．遺伝子組換えトロンボモジュリン（リコモジュリン®）はわが国で開発された薬剤で，DIC を合併した肺がん 31 例（腺がん 16 例）での有効性が報告されており[11]，術前に DIC コントロールなどに用いられる．

4．VTE・脳梗塞再発予防

　前述のように，トルソー症候群に伴う脳梗塞は ESUS の一つに分類されるが，現時点で ESUS に対して確立された治療法はない．一方，脳梗塞を合併する自験例では，50％以上の症例で VTE を合併しており[9]，VTE を合併する症例では，VTE 再発予防治療が脳梗塞の再発予防にもつながることが期待される（表 16-3）．

　わが国では未承認であるが，欧米では低分子ヘパリン low molecular weight heparin（LMWH）であるダルテパリン皮下注が，DIC 治療および VTE 予防の標準薬とされている[12]．LMWH は，皮膚の基質タンパクと結合しにくく，血中半減期が長いため，皮下注に適しており，米国胸部医学会 American College of Chest Physicians（ACCP）の血栓治療ガイドライン（2016 年）[13]では，がん合併 VTE に対して，ワルファリンよりも高い推奨度となっているされている（グレード 2B）．

　フォンダパリヌクス（アリクストラ®皮下注）は，Xa を選択的阻害する合成ペンタサッカライドで．わが国では，2007 年に VTE 発現リスクの高い「下肢整形外科手術施行患者」に対して，

2008年に「腹部手術施行患者」に対して，2011年に「急性肺血栓塞栓症および急性深部静脈血栓症」に対して，保険適用を取得した．フォンダパリヌクスは，ACCPガイドライン[13]で，急性期VTEに対してグレードIAに推奨されている．エノキサパリンナトリウム（クレキサン®）は，未分化ヘパリンに酵素処理を施して低分子化したヘパリノイドで，わが国では「下肢整形外科手術例」および「VTE発症リスクの高い腹部手術施行例」のみで保険適用がある．

近年，直接経口Xa阻害薬のVTE予防に対する有効性が確立したが，ごく最近，担がん患者のVTE再発予防におけるエドキサバン（Hokusai VTE Cancer[14]），リバーロキサバン（SELECT-D[15]），アピキサバン（ADAM VTE）とダルテパリンの無作為化比較試験（RCT）の結果が相次いで報告され，いずれもVTE再発および大出血の複合エンドポイントにおいて，Xa阻害薬のダルテパリンに対する非劣性が証明された．これらのRCTの結果を，そのまま脳梗塞再発予防に当てはめることはできないが，ダルテパリン皮下注が使用できないわが国においては，VTE合併症例に関しては，消化管出血のリスクを考慮しながらXa阻害薬の使用を検討してもよいと考えられる．

文献

1) Tomsick T, Broderick J, Carrozella J, et al.: Revascularization results in the Interventional Management of Stroke II trial. AJNR Am J Neuroradiol 29: 582-587, 2008.
2) Hart RG, Diener HC, Coutts SB, et al.: Embolic strokes of undetermined source: the case for a new clinical construct. Lancet Neurol 13: 429-438, 2014.
3) Hart RG, Sharma M, Mundl H, et al.: Rivaroxaban for Stroke Prevention after Embolic Stroke of Undetermined Source. N Engl J Med 378: 2191-2201, 2018.
4) DIC診断基準作成委員会：日本血栓止血学会DIC診断基準2017年版．血栓止血誌 28：369-391，2017.
5) Sack GH Jr, Levin J, Bell WR: Trousseau's syndrome and other manifestations of chronic disseminated coagulopathy in patients with neoplasms: clinical, pathophysiologic, and therapeutic features. Medicine (Baltimore) 56: 1-37, 1977.
6) Callander N, Rapaport SI: Trousseau's syndrome. West J Med 158: 364-371, 1993.
7) Varki A: Trousseau's syndrome: multiple definitions and multiple mechanisms. Blood 110: 1723-1729, 2007.
8) Lopez JA, Ross RS, Fishbein MC, et al.: Nonbacterial thrombotic endocarditis: a review. Am Heart J 113: 773-784, 1987.
9) 野川茂：がんと脳梗塞―トルーソー症候群の臨床．血栓止血誌 27：18-28，2016.
10) Chaturvedi S, Ansell J, Recht L: Should cerebral ischemic events in cancer patients be considered a manifestation of hypercoagulability? Stroke 25: 1215-1218, 1994.
11) Nakano K, Sugiyama K, Satoh H, et al.: Effect of Thrombomodulin Alfa on Disseminated Intravascular Coagulation in Patients with Lung Cancer. Intern Med 56: 1799-1806, 2017.
12) Walsh-McMonagle D, Green D: Low-molecular-weight heparin in the management of Trousseau's syndrome. Cancer 80: 649-655, 1997.
13) Kearon C, Akl EA, Ornelas J, et al.: Antithrombotic Therapy for VTE Disease: CHEST Guideline and Expert Panel Report. Chest 149: 315-352, 2016.
14) Raskob GE, van Es N, Verhamme P, et al.: Edoxaban for the Treatment of Cancer-Associated Venous Thromboembolism. N Engl J Med 378: 615-624, 2018.
15) Young AM, Marshall A, Thirlwall J, et al.: Comparison of an Oral Factor Xa Inhibitor With Low Molecular Weight Heparin in Patients With Cancer With Venous Thromboembolism: Results of a Randomized Trial (SELECT-D). J Clin Oncol 36: 2017-2023, 2018.

〔野川　茂〕

I. 脳梗塞

Case 17 可逆性脳血管収縮症候群　62歳，女性

主訴　雷鳴頭痛*1

概　要

▶現病歴：某月某日 6 時起床時，これまで経験したことがない後頭部の激痛が突然出現し，嘔吐を伴った．アスピリンを内服したところ，頭痛はやや軽快したため，自宅で安静にしていたが，翌日になっても軽快しないため，午後 1 時に当院に救急搬送された．
▶既往歴：特になし
▶家族歴：くも膜下出血の者なし*2

一般身体所見

血圧 142/71 mmHg，脈拍 93／分　整，体温 37.5℃．貧血・黄疸なし．頸部リンパ節触知せず．甲状腺腫なし．頸動脈雑音聴取せず．心音純，肺野清．下腿浮腫なし．

神経学的所見

意識はややぼうっとしていたが見当識障害なく，Japan Coma Scale（JCS）はⅠ-1．脳神経では，視野正常，瞳孔正円同大，眼位は正中で，眼球運動障害は認めなかった．顔面感覚に異常なく，額のしわ寄せ，鼻唇溝に左右差なし．軟口蓋運動は正常で，舌偏倚なし．運動系では，バレー徴候なく，明らかな筋力低下は認めなかった．深部腱反射は左右差なく，バビンスキー反射，チャドック反射は認めなかった．感覚は正常であった．回内・回外運動，指鼻指試験に異常なし．jolt accentuation サインを認めたが，明らかな項部硬直を認めず，ケルニッヒ徴候も陰性であった*3．頭痛のため，歩行は不能であった．

*1 雷鳴頭痛とは，突然に出現し，1 分未満で痛みの強さがピークに達する 1 時間から 10 日間持続する重度の頭痛を指す．発症後の数週または数ヵ月にわたって，定期的な再発はない．可逆性脳血管収縮症候群 reversible cerebral vasocontriction syndrome（RCVS）の他，脳動脈瘤破裂などによるくも膜下出血，脳動脈解離，脳内出血，脳静脈洞血栓症，下垂体卒中などの二次性雷鳴頭痛が原因となるため，これらの鑑別が重要である（表 17-4 参照）[1]．

*2 脳動脈瘤に関しては，遺伝歴を認めることがあるため，念のため家族歴を聴取する．

*3 髄膜刺激症状：jolt accentuation サインとは，頭部を左右に揺すった際に頭痛が増強する現象で，感度は高いが髄膜刺激症状としての特異度は低い．項部硬直とは，臥位で患者の頸部を胸部につけるように前屈した際に抵抗を感じるもので，特異度が高い．ケルニッヒ徴候とは，股関節および膝関節を 90°に屈曲した状態から，膝関節を 135°以上伸展させたときに制限がある場合を陽性とし，通常は両側性である．

検査所見

採血

WBC	6700/μL	PC	90%	ALT	16 U/L
好中球	77.1%	PS	80%	ALP	215 U/L
リンパ球	16.1%	CRP	8.6 mg/dL	γ-GTP	44 U/L
単球	5.7%	TP	6.4 g/dL	血糖	119 mg/dL
好酸球	0.9%	Alb	3.9 g/dL	HbA1c	5.5%
好塩基球	0.2%	T-Bil	1.2 mg/dL	TSH	1.49 μU/mL
RBC	3,640,000/μL	UN	11.6 mg/dL	T-Cho	257 mg/dL
Hb	13.2 g/dL	ChE	312 U/L	TG	42 mg/dL
Ht	38.6%	Cr	0.45 mg/dL	抗DNA抗体	<2
Plt	228,000/μL	UA	1.9 mg/dL	抗核抗体	<40
APTT	25.6秒	Na	140 mEq/L	抗CL・β2GPI	<3.5 U/mL
PT-INR	0.97	K	4.3 mEq/L	C-ANCA	<3.5 U/mL
Fib-C	314 mg/dL	Cl	102 mEq/L	P-ANCA	<1.3 U/mL
FDP	2.0 μg/mL	Ca	8.6 mEq/L	F-T3	3.37 pg/mL
Dダイマー	0.6 μg/mL	LDH	248 U/L	F-T4	1.43 ng/dL
AT-Ⅲ	121%	AST	23 U/L		

入院時血液検査所見では，凝固能に異常なく，総コレステロール（T-Cho），CRPが高値であったが，甲状腺機能は正常範囲で，血管炎などの自己免疫疾患を示唆する抗体は陰性であった．

心電図

正常範囲で，モニターでも心房細動などの不整脈を認めなかった．

胸部レントゲン

心拡大，縦隔拡大などを認めなかった．

CT・CTA

受診時頭部CT（図17-1）では，右前頭極および左円蓋部にくも膜下出血*4を認めた．頭部CTアンギオグラフィCT angiography（CTA，図17-2）では，動脈瘤や動静脈奇形などの明らかな出血源を認めなかったが，両側前大脳動脈を中心に複数の血管攣縮部位（矢頭）を認めた．

*4 円蓋部くも膜下出血 convexity subarchnoid hemorrhage（SAH）の鑑別としては，脳動脈瘤，動静脈奇形などからの出血のほか，RCVS[2]，後方可逆性白質脳症候群 posterior reversible encephalopathy syndrome（PRES）（後述），脳静脈洞血栓症，静脈梗塞，原発性中枢神経系血管炎（後述）やSLEなどの血管炎，細菌性心内膜炎に合併する感染性動脈瘤，凝固異常，アミロイド血管症，覚醒剤などの薬剤性出血などが考えられる．

症　例

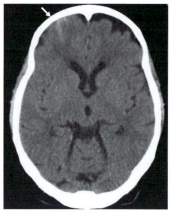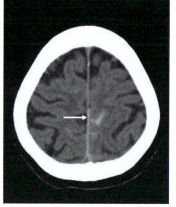

図 17-1　受診時頭部 CT
右前頭極および左円蓋部にくも膜下出血を認める．

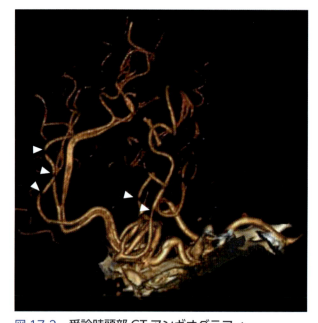

図 17-2　受診時頭部 CT アンギオグラフィ
動脈瘤や動静脈奇形などの出血源を認めず，前大脳動脈などに複数の脳血管攣縮部位（矢頭）を認める．

入院後の経過

　入院後，午後 10 時より全身の強直間代性痙攣発作が出現し，ジアゼパムの静注で発作は軽快したが，意識障害，右不全片麻痺，右への共同偏視が残存した[*5]．脳血管造影（図 17-3）を施行したところ，両側前大脳動脈を中心に多数の血管攣縮部位（矢頭）が確認され，RCVS と診断した．

　1 週間ニカルジピン（ペルジピン®）およびグリセロールの点滴が施行され，その後，ベラパミル（ワソラン® 240 mg/日，3 回）の経口投与が行われた．頭痛は約 2 週間で徐々に消退し，3 週間後独歩退院した．

[*5] 左円蓋部くも膜下出血付近を焦点とする部分発作の全般化と考える．

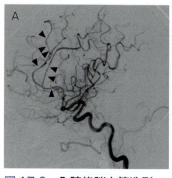 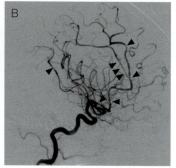

図 17-3　入院後脳血管造影
A：左内頸動脈造影，B：右内頸動脈造影
両側前大脳動脈などに多数の脳血管攣縮部位（矢頭）を認める．

本症例の解説

　本例は，数日前に雷鳴頭痛で発症し，救急搬送されたが，頭部 CT で円蓋部 SAH を認め，頭部 CTA で動脈瘤などを認めず，脳血管造影所見で複数の血管攣縮部位を認めたことから，RCVS と診断した．その後，痙攣，意識障害など，重篤な症状を合併したが，カルシウム拮抗薬が有効で症状は軽快した．本例では，RCVS の明らかな誘因は不明であった．

解説

1．RCVS の概念・診断基準

　RCVS は，雷鳴頭痛を主徴とし，多巣性・分節性血管攣縮をきたす可逆性の疾患で，1978 年に Snyder ら[3]が "isolated benign cerebral vasculitis" として報告したのが初例とされる．その後，"migrainous vasospasm"[4]などの名称も用いられたが，1988 年 Call と Fleming[5]により "reversible cerebral vasoconstriction" として報告され，"Call-Fleming 症候群" とも呼ばれていた．表 17-1 に Ducros ら[6]の診断基準を，表 17-2 に国際頭痛分類第 3 版ベータ版の診断基準[7]を示す．

表 17-1　RCVS の診断基準

・急性で重篤な頭痛（しばしば雷鳴頭痛）で，局所神経症状あるいはてんかんを伴う場合と伴わない場合がある．
・単相性で発症から 1 ヵ月を超えて新たな症状をきたすことはない
・脳血管の分節性攣縮が間接（MRA，CTA）あるいは直接脳血管造影で認められる
・動脈瘤によるくも膜下出血が見られない
・正常あるいはそれに近い髄液所見（タンパク<1 g/L，WBC<15/mm^3，糖正常）
・発症から 12 週以内に施行された間接あるいは直接血管造影で，完全なあるいは顕著な血管の正常化がみられる

（Ducros A, Wolff V：The Typical Thunderclap Headache of Reversible Cerebral Vasoconstriction Syndrome and its Various Triggers. Headache 56：657-673, 2016 より作成）

表 17-2　RCVS による頭痛の診断基準

A. 新規の頭痛で，C を満たす
B. 可逆性脳血管攣縮症候群（RCVS）と診断されている
C. 原因となる証拠として，以下のうち少なくとも 1 項目が示されている
　1. 頭痛は局所神経的欠損または痙攣発作（あるいはその両方）を伴うことも伴わないこともあり，血管造影で「数珠（string and beads）」様外観を呈し，RCVS の診断の契機となった
　2. 頭痛は以下の項目のいずれかまたは両方の特徴をもつ
　　a）雷鳴頭痛として発現し，1 ヵ月以内は繰り返し起こる
　　b）性行為，労作，ヴァルサルヴァ手技，感情，入浴やシャワーなどが引き金をなる
　3. 発現から 1 ヵ月を超えると著明な頭痛は起こらない
D. 他に適切な ICHD-3 の診断がなく，動脈瘤性くも膜下出血が適切な検査で除外されている

（国際頭痛学会・頭痛分類委員会：可逆性脳血管攣縮症候群（RCVS）による頭痛．国際頭痛分類第 3 版ベータ版．pp.75, 医学書院，2014 より）

2. 疫学，症状，誘因・前駆状態

　RCVS の好発年齢は 20～50 歳で，女性に多い（男女比 1：2～3）[2,8]．有病率に関しては，定義や診断基準が明確でなかったため明らかにされていないが，従来考えられていたより頻度が高い可能性がある．多くは予後良好であるが，脳卒中の合併は予後不良因子で[9]，致死率は 1％未満とされる[2]．

　典型例では，雷鳴頭痛を認め（95％）[6]，これが診断の端緒となることが多いが，意識障害，てんかん合併例では頭痛を認めない例も存在する[10]．従来，後方循環系は脳血管自動調節能（autoregulation）が脆弱であるとされ，後大脳動脈の RCVS では PRES を合併しやすい[11,12]．このため，後方循環系の症状が多く，視覚異常，構音障害，失語症，小脳性失調などを認めることが多い．また，本例のように痙攣発作（1～17％）[6]，意識障害，片麻痺などをきたすこともある．円蓋部くも膜下出血（convexity SAH）[2,8]，脳内出血（lobar type）[13]，PRES[11]，脳梗塞などの中枢神経系病変（脳卒中）を 12～81％で認める[6]．

　RCVS の誘因あるいは前駆状態としては，さまざまなものが報告されている（表 17-3）[6]．分娩後[14]あるいは産褥期に RCVS が起こりやすく，エストロゲンとの関連が示唆されている．分娩時のいきみや高血圧症により PRES を合併しやすく[11]，視力低下を認めたり，てんかんを伴った子癇発作をきたすこともある．また，性交[15]，運動，入浴，ヴァルサルヴァ手技などが誘因となる．薬剤によるものとしては，トリプタン・エルゴタミンなどの血管収縮薬，シクロスポリンなどの免疫抑制剤，選択的セロトニン再取り込み阻害薬 selective serotonin reuptake inhibitor（SSRI），麻薬・覚醒剤，抗がん剤などがある．また，子宮筋腫や腎不全による慢性貧血や鎌形赤血球症などでは，組織の酸素分圧が低下しており脳血管は拡張状態にあるが，急速に輸血を施行された場合には血管トーヌスのバランスが崩れ PRES を発症することがある[16]．このように RCVS の発症機序は個々の病態により異なるが，基本的には交感神経過活動状態に血管内皮細胞障害などが加わり，脳血管自己調節能および血液脳関門の破綻が生じることが原因と考えられる[9,17]．

3. 画像所見

　本疾患の診断には，MRA を含めた MRI が有用であり，血管攣縮および合併する脳卒中の有無を確認する．典型例では，雷鳴頭痛から 1 週間では，血管攣縮は末梢血管にのみ局在し，通常の MRA では後方視的に確認しない限り血管攣縮を指摘できず，脳血管造影のみで確認できる場合

表 17-3　RCVS の誘因および関連病態

妊娠および分娩後	妊娠後期，早期産褥期 ±血管作動性物質の使用，子癇前駆状態/子癇/分娩後期子癇，HELLP
合法あるいは非合法薬物の暴露	大麻／マリファナ，コカイン，エクスタシー，（メタ)-アンフェタミン，LSD ニコチンパッチ，電子たばこ アルコール暴飲
血管作動薬の投与	抗うつ薬：SSRI，NSRI，MAO 阻害薬 α-交感神経刺激薬：鼻閉改善薬（フェニルプロパノールアミン，偽エフェドリン，エフェドリン），ノルエピネフリン，アンフェタミン トリプタン 麦角アルカロイド誘導体：メテルギン，ブロモクリプチン，リスリド 人参，ハーブ薬
カテコールアミン産生腫瘍	褐色細胞腫，気管支カルチノイド，グロームス腫瘍
頭頸部の急性病態	外傷，頭頸部手術，頸動脈内膜剝離術，血管内手技 頸動脈および椎骨動脈解離 脳静脈血栓症，頭蓋内圧低下，髄膜炎
種々の病態	免疫抑制剤，血液製剤：免疫グロブリン静注，赤血球輸血，インターフェロンα，シクロホスファミド，タクロリムス，エリスロポエチン 自己免疫疾患：抗リン脂質抗体症候群，血栓性血小板減少性紫斑病 分類不能：抗カルシウム血症，ポルフィリア，脊髄硬膜下血腫，自律神経過反射，フェニトイン中毒

HELLP：hemolytic anemia, elevated liver enzymes, and low platelet count, LSD：lysergic acid diethylamide, SSRI：selective serotonin reuptake inhibitors, SNRI：noradrenaline and serotonin reuptake inhibitors, MAO：monoamine oxidase
(Ducros A, Wolff V：The Typical Thunderclap Headache of Reversible Cerebral Vasoconstriction Syndrome and its Various Triggers. Headache 56：657-673, 2016 より作成)

がある．しかし，arterial spin labelling（ASL）による脳灌流画像を撮像することにより，末梢血管での攣縮（還流低下）を推定できることがある．その後，全例ではないが，頭痛寛解時には血管攣縮は近位部の主幹動脈へ移行し（centripetal propagation）[8,12]，MRA で典型的な分節状の血管攣縮を確認できるようになる．この変化は可逆性で，3 ヵ月には消失するため，これを急性期の MRA と比較することも疾患を鑑別する上で重要となる．

4. 鑑別疾患

雷鳴頭痛をきたす疾患を表 17-4 にあげる[1,18]．くも膜下出血は，「今までに経験したことがない突然の激しい頭痛」で発症することが多い．頸部痛，悪心・嘔吐，意識障害をきたすこともある．それ以前に少量のマイナーリークにより頭痛を認めることも多く，前兆頭痛(sentinel headache)と呼ばれる．脳動脈解離のうち，頸動脈では前頭部痛，椎骨動脈解離では後頸部痛を認めることがあり，わが国では後者が圧倒的に多い．脳内出血のうち，小脳出血および脳葉出血で頭痛が多くみられ，後者では出血と同側で頭痛を呈する．脳静脈洞血栓症では，雷鳴頭痛とともに嘔吐，意識障害，痙攣発作，うっ血乳頭などがみられる．下垂体卒中では，突然の頭痛とともに視野障害，眼球運動障害，複視などがみられる．

一方，画像上鑑別を要するのが原発性中枢神経系血管炎 primary angitis of central nervous system（PACNS）で，2012 年の国際 Chapel Hill 分類で primary CNS vascuritis に名称が統一された．本疾患では，60％以上の患者が頭痛を呈するが[19]，いわゆる雷鳴頭痛とされる突然発症の重度の頭痛を認めることは少ない．しかし，脳血管造影では，小血管に RCVS に類似した狭窄像が認められ，髄液所見で細胞増多，脳生検で分節性の肉芽腫性血管炎を確認することで診

表17-4 雷鳴頭痛の原因

・くも膜下出血	・脳梗塞
・前兆頭痛	・急性高血圧性緊急症
・脳静脈洞血栓症	・RCVS
・脳動脈解離	・第Ⅲ脳室コロイド囊胞
・特発性低髄液圧	・頭蓋内感染症
・下垂体腺腫	・一次性雷鳴頭痛
・斜台後方血腫	・一次性咳嗽性,性交時,労作性頭痛
・脳内出血	

(Schwedt TJ, Matharu MS, Dodick DW: Thunderclap headache. Lancet Neurol 5: 621-631, 2006 より作成)

表17-5 RCVSと原発性中枢神経系血管炎の鑑別

	RCVS	原発性中枢神経系血管炎
誘発因子	出産後,血管作用物質への暴露	なし
発症様式	急性発症,単相性	潜行性,潜行性
頭痛	急性,雷鳴頭痛	慢性進行性
脳脊髄液所見	ほぼ正常	リンパ球,タンパク増加
MRI	70%で正常	ほぼ全例で異常
血管造影検査	常に異常.6〜12週で改善.	正常のこともある
脳生検	血管炎の所見はみられない	血管炎の所見
薬物治療	カルシウム拮抗薬	免疫治療

(Hajj-Ali RA, Calabrese LH: Central nervous system vasculitis. Curr Opin Rheumatol 21: 10-18, 2009 より作成)

断に至る(表17-5)[20].

5. 治療

　治療法として確立されたものはないが,安静にし,高血圧症があればこれを是正し,誘発因子を除去することが重要である.また,ニカルジピンやベラパミルなど,血管拡張作用を有するカルシウム拮抗薬が積極的に用いられることが多い.片頭痛の予防薬である塩酸ロメリジンも使用されることがある.子癇発作では,硫酸マグネシウム製剤(静注用マグネゾール®)が用いられることがある.ステロイドも使用されることがあるが,エビデンスはない.脳卒中や痙攣を合併する症例では,これらの治療も併せて行う.

文　献

1) 慢性頭痛の診療ガイドライン作成委員会(編):一次性雷鳴頭痛はどのように診断し治療するか.慢性頭痛の診療ガイドライン2013. pp.251-252, 医学書院, 2013.

2) Singhal AB, Hajj-Ali RA, Topcuoglu MA, et al.: Reversible cerebral vasoconstriction syndromes: analysis of 139 cases. Arch neurol 68: 1005-1012, 2011.

3) Snyder BD, McClelland RR: Isolated benign cerebral vasculitis. Arch neurol 35: 612-614, 1978.

4) Serdaru M, Chiras J, Cujas M, et al.: Isolated benign cerebral vasculitis or migrainous vasospasm? J neurol neurosur psychiatry 47: 73-76, 1984.

5) Call GK, Fleming MC, Sealfon S, et al.: Reversible cerebral segmental vasoconstriction. Stroke 19: 1159-1170, 1988.

6) Ducros A, Wolff V：The Typical Thunderclap Headache of Reversible Cerebral Vasoconstriction Syndrome and its Various Triggers. Headache 56：657-673, 2016.

7) 国際頭痛学会・頭痛分類委員会：可逆性脳血管攣縮症候群（RCVS）による頭痛. 国際頭痛分類第3版ベータ版. p.75, 医学書院, 2014.

8) Ducros A, Boukobza M, Porcher R, et al.：The clinical and radiological spectrum of reversible cerebral vasoconstriction syndrome. A prospective series of 67 patients. Brain 130（Pt 12）：3091-3101, 2007.

9) Yancy H, Lee-Iannotti JK, Schwedt TJ, et al.：Reversible cerebral vasoconstriction syndrome. Headache 53：570-576, 2013.

10) Wolff V, Ducros A：Reversible Cerebral Vasoconstriction Syndrome Without Typical Thunderclap Headache. Headache 56：674-687, 2016.

11) Chen SP, Fuh JL, Wang SJ, et al.：Magnetic resonance angiography in reversible cerebral vasoconstriction syndromes. Ann Neurol 67：648-656, 2010.

12) Shimoda M, Oda S, Hirayama A, et al.：Centripetal Propagation of Vasoconstriction at the Time of Headache Resolution in Patients with Reversible Cerebral Vasoconstriction Syndrome. AJNR Am J Neuroradiol 37：1594-1598, 2016.

13) Ducros A, Fiedler U, Porcher R, et al.：Hemorrhagic manifestations of reversible cerebral vasoconstriction syndrome：frequency, features, and risk factors. Stroke 41：2505-2511, 2010.

14) Bogousslavsky J, Despland PA, Regli F, et al.：Postpartum cerebral angiopathy：reversible vasoconstriction assessed by transcranial Doppler ultrasounds. Eur Neurol 29：102-105, 1989.

15) Jackson M, Lennox G, Jaspan T, et al.：Migraine angiitis precipitated by sex headache and leading to watershed infarction. Cephalalgia 13：427-430, 1993.

16) Singh K, Gupta R, Kamal H, et al.：Posterior reversible encephalopathy syndrome secondary to blood transfusion. J Clin Neurosci 22：592-594, 2015.

17) Ducros A：Reversible cerebral vasoconstriction syndrome. Lancet Neurol 11：906-917, 2012.

18) Schwedt TJ, Matharu MS, Dodick DW：Thunderclap headache. Lancet Neurol 5：621-631, 2006.

19) Yelnik CM, Kozora E, Appenzeller S：Cognitive disorders and antiphospholipid antibodies. Autoimmun revi 15：1193-1198, 2016.

20) Hajj-Ali RA, Calabrese LH：Central nervous system vasculitis. Curr Opin Rheumatol 21：10-18, 2009.

（野川　茂）

I. 脳梗塞

Case 18　塞栓源の同定に苦慮した脳塞栓症
67歳，男性

主訴　突発した構音障害と右半身の感覚障害

概要

▶**現病歴**：某年11月10日頃より少し歩いただけで息切れを感じるようになっていた．11月17日午前9：00より[*1]呂律が回っていないことに気づき，近医を受診したところ，著明な下腿浮腫と胸部レントゲン写真で心拡大を認めた．ただちに当院救急外来を紹介受診したが，明らかに構音障害があったため脳梗塞疑いで入院となった．
▶**既往歴**：37歳，胃潰瘍，過敏性腸症候群，逆流性食道炎．62歳，尋常性乾癬．高血圧・糖尿病・脂質異常症は指摘されていない．
▶**嗜好歴**：喫煙なし，飲酒なし．
▶**内　服**：ラモセトロン5μg，ファモチジン40 mg，エトレチナート20 mg
▶**家族歴**：母が高血圧，糖尿病．

*1 時刻が特定できる発症様式は塞栓性機序を示唆する．

一般身体所見

身長：152 cm，体重：45.5 kg，BMI：19.6，血圧150/110 mmHg，脈拍104／分　整，体温36.4℃，SpO$_2$ 96%（室内気吸入時），貧血（－），黄疸（－），リンパ節触知せず，甲状腺腫なし，頸部血管雑音なし，漏斗胸，心音・呼吸音正常，両下腿に圧痕性浮腫あり．

神経学的所見

意識清明，見当識障害なし，線分二等分試験正常，視野正常，眼球運動制限なし，瞳孔両側3.5 mm，対光反射迅速，眼瞼下垂なし，顔面感覚：右側に表在覚低下（8/10），右口角下垂あり，難聴なし，構音障害あり，軟口蓋挙上良好，舌偏倚なし，

上肢バレー徴候なし，下肢ミンガチーニ徴候なし，徒手筋力テスト 5/5，指鼻試験・膝踵試験は正常，四肢腱反射正常，バビンスキー，チャドック反射なし，右半身に表在覚低下（8/10），安静時および姿勢時に振戦なし，歩行正常，動作緩慢なし，感覚消去現象なし．

National Institutes of Health Stroke Scale (NIHSS) スコアは顔面麻痺，半身感覚低下，構音障害で 3 点であった．

検査所見

採血

WBC	6,800/μL	LDH	223 IU/L
RBC	5,130,000/μL	AST	23 IU/L
Hb	15.1 mg/dL	ALT	16 IU/L
Ht	47.4%	CK	118 IU/L
Plt	218,000/μL	血糖	107 mg/dL
UN	21.0 mg/dL	TG	119 mg/dL
Cr	0.98 mg/dL	HDL-C	67 mg/dL
Na	139 mmol/L	LDL-C	134 mg/dL
K	4.3 mmol/L	HbA1c	6.3%
Cl	105 mmol/L		

一般採血，検尿ともに特記すべき異常所見はなかった．LDL-C は 134 mg/dL と軽度高値，HbA1c 6.3%と正常範囲であった．また凝固系のスクリーニング検査で異常は認めなかった．

頭部 MRI 拡散強調画像および MRA

MRI（図 18-1）では左前頭葉に皮質を含む楔形[*2]の新規虚血病変を認めた．MRA（図 18-2）で左中大脳動脈は主幹部にも分枝にも有意な狭窄・閉塞はなかった[*3]．

*2 皮質病変かつ境界明瞭ということから，塞栓性閉塞によって生じた脳梗塞であることが示唆される．

*3 MRA の解像度には限界があるため，再開通しているのか，末梢血管が閉塞しているのかまでは判断できない．

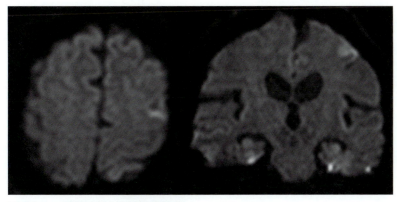

図 18-1　頭部 MRI 拡散強調画像

症例

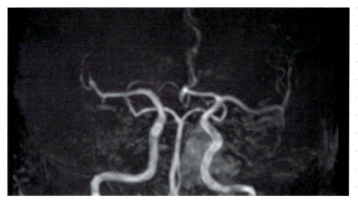

図 18-2　MRA

胸部レントゲン

胸部レントゲン写真（図 18-3）で心胸郭比 68％と心拡大を認めた．

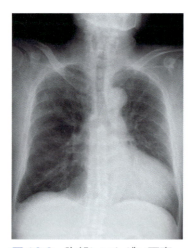

図 18-3　胸部レントゲン写真

12 誘導心電図

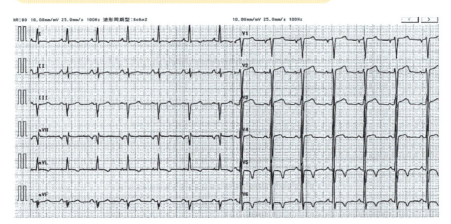

図 18-4　12 誘導心電図

12誘導心電図（図18-4）および48時間の心電図モニター*4は洞調律であり，心房細動はなく，高血圧性変化やST-T変化は認めなかった．

頸動脈超音波検査で，有意な狭窄や閉塞所見はなく，血流速度検査も正常範囲内であった．経胸壁心臓超音波検査ではEF 29%と低下*5していた．心内血栓はなく，弁装置にも異常を認めなかった．下肢静脈超音波検査で深部静脈血栓症の所見はなかった．

> *4 発作性心房細動を検出するためにはできる限り長く心電図モニターを行うことが望まれる．筆者らの施設では最低48時間はモニターすることを必須としている．

> *5 低心機能であり，何らかの基礎心疾患の潜在が疑われた．

入院後の経過

脳塞栓症の診断のもと，抗凝固療法を開始した上で，塞栓源の精査を継続する方針とした．入院時点で心房細動や深部静脈血栓症がなかった*6ため，抗凝固薬としてワルファリンを導入し，非弁膜症性心房細動に準じてPT-INR 2.0～3.0で管理した．PT-INRが目標値に到達するまで，またワルファリン・ジレンマ*7に配慮する意味もあってヘパリン10,000単位／日の持続点滴を併用した．

症状は数日の経過で軽快し，ごく軽度の右口角下垂を認めるのみとなった．安静と水分管理を行うことで心不全症状も改善し，NIHSS 1，modified Rankin Scale 1の状態で，第7病日に心機能精査目的で循環器内科へ転科した．この時点での内服はワルファリン3 mg/日（INR 2.2）．なお，入院時に認めたLDL高値に対してアトルバスタチン2.5 mg/日を追加した．

> *6 直接経口抗凝固薬 direct oral anticoagulant（DOAC）の使用にあたっては適応疾患を遵守する必要がある．また，急性期DOACの使用についての有効性や安全性は現在検証中であり，まだ確立してはいない．

> *7 ビタミンK依存性凝固阻止因子であるプロテインS，プロテインCは凝固第Ⅱ，Ⅶ，Ⅸ，Ⅹ因子より半減期が短い．このためワルファリン開始時には一過性の凝固亢進状態が生じる．

本症例の解説

突発した構音障害と右半身の感覚障害を呈した症例であり，MRI所見もあわせて脳塞栓症であることは容易に診断できる．EF 29%の低心機能から心不全を併発しており心原性脳塞栓症が疑われる．しかしTrial of ORG 10172 in Acute Stroke Treatment（TOAST）分類に定める高リスク塞栓源心疾患[1]は認められず，定義に従って潜因性脳梗塞あるいは脳卒中（cryptogenic stroke〈CS〉）を暫定診断とした[2]．

CSに対する二次予防として，ガイドラインでは抗血小板療法が推奨される．しかし本例では動脈原性塞栓症の要素に乏しく，著明な心機能低下もあったため抗凝固療法による治療が望ましいと判断した．DOACは心不全例への効果が確立しておらず，そもそも適応疾患が限定されている（心房細動または深部静脈血栓症）ため，ワルファリンを心房細動用量で用いる方針とした．

なお後述する塞栓源不明脳塞栓症（embolic stroke of undetermined source〈ESUS〉）（解説2 ESUSとは〈p.174〉を参照）の診断基準に本例は合致する．

退院後の経過

循環器内科に転科の後，心筋症も念頭に心臓カテーテル検査を含めた精査が行われた．その結果，左室低心機能の所見であり，全周性に壁運動が低下していた．不整脈源性右室異形成の鑑別も必要であり，「潜因性脳梗塞における心房細動検出」の適応を有する埋め込み型心電図モニター（Reveal LINQ®）を導入し潜在する不整脈の有無について追跡する方針となった．

某月 2 日に埋め込みを行い，同月 6 日に退院した．退院後 3 日目に遠隔モニターからのアラートが送信され，7 時間の心房細動（脈拍 125/分，最大 200/分）が検出された．今後，心機能の回復をみながらワルファリンから DOAC へ変更する予定である．

解 説

1. CS とは

さまざまな原因検索を行っても発症原因が特定できない脳梗塞である．この診断に至る理由には次の 3 つがある．1 つ目は可逆的な原因である．頻度の低い発作性心房細動，脳血管攣縮，塞栓子の自然融解・再開通などがこの範疇に入る．当該疾患を念頭において長時間のモニターを行うか，所見の存在する時期に適切に検査しなければ特定に至らない．2 つ目は，既知の原因疾患だが責任病巣としての意義が不明な場合である．責任血管ではあるが狭窄率が 50％未満，責任血管以外にある 50％以上の狭窄，あるいは大動脈弓部粥腫が該当する．3 つ目として，脳梗塞の原因としての意義が不明なものである．深部静脈血栓を伴わない卵円孔開存などがこれにあたる．

CS の診断率は，各施設で保有する診断技術の差や診断能力に影響される．どこまで積極的に検査を行うかによって，その頻度は多くも少なくもなる．近年は，潜因性脳梗塞を「病因の可能性がある異常を有するが，その所見が一定の基準を満たさないもの」，「検査が不十分であったもの」，そして「十分な精査にもかかわらず原因がみつからないもの」に分け，3 番目を真の CS とする意見もある（図 18-5）[3]．

2. ESUS とは

DOAC の普及に合わせ提唱された新たな疾患概念である．CS の大部分に塞栓性機序が推定されているが，ガイドラインは CS を非心原性脳梗塞に分類し抗血小板療法を推奨している．しかし潜在性心房細動が想定される場合，抗血小板療法の再発予防効果は不十分である．頻度の低い心房細動例へのワルファリン投与は出血合併症が懸念されるが，安全性に優れる DOAC であれば積極的な再発予防ができると考えられた．

このコンセプトに基づき当初，CS をターゲットとした臨床試験が提案されたが，その概念が曖昧すぎるため当局からの実施許可は下りなかった．そこで考えられたのが ESUS である[4]．その定義を整理すると，ラクナ梗塞，アテローム血栓性脳梗塞，心原性脳塞栓症を除外し，特定の原因が判明している脳梗塞も除外した残りの脳梗塞である（表 18-1）．特定の原因による脳梗塞として頻度が高いものは，動脈解離，血管炎，抗リン脂質抗体症候群，もやもや病，片頭痛，薬

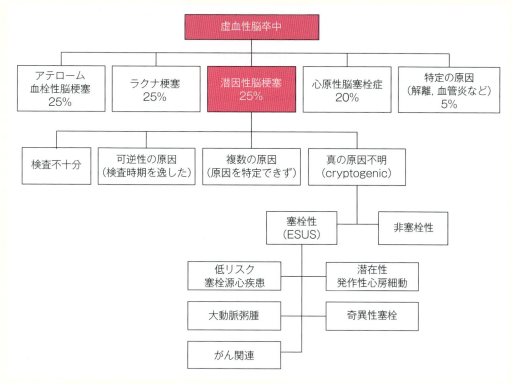

図 18-5 虚血性脳卒中の分類：CS と ESUS の関係

表 18-1 ESUS の診断基準と診断に必要な検査

ESUS の診断基準
1．ラクナ梗塞ではない梗塞病変（CT/MRI）
2．病変を灌流する頭蓋外・頭蓋内主幹脳動脈に 50％以上の狭窄がない
3．高リスク塞栓源心疾患（心房細動，心房粗動，人工弁，心臓内血栓，左房粘液腫，僧帽弁狭窄，最近の心筋梗塞，感染性心内膜炎，など）がない
4．そのほかの特殊な脳卒中の原因（血管炎，解離，片頭痛，薬物中毒など）がない
ESUS の診断に必要な検査
1．頭部の CT または MRI
2．12 誘導心電図
3．経胸壁心エコー
4．自動リズム検出を伴う 24 時間以上の心臓モニター
5．脳虚血領域を灌流する頭蓋内外動脈の画像検査（血管造影，MRA，CTA，経頭蓋ドプラ）

剤，ホルモン使用などである．

3．ESUS の治療？

治療法が定まらない CS の中から DOAC による抗凝固療法に適した集団を早期に抽出できることが，ESUS 疾患概念の大きなメリットである．このコンセプトの確立を目指し 2 つの国際共同試験が行われた．

NAVIGATE-ESUS（New Approach Rivaroxaban Inhibition of Factor Xa in a Global Trial versus ASA to Prevent Embolism in Embolic Stroke of Undetermined Source）は，リバーロキサバン 15 mg/日とアスピリン 100 mg/日を比較した試験である．有効性の主要評価

項目は脳卒中（虚血性，出血性および分類不能の脳卒中，神経学的画像所見に異常を認める一過性脳虚血発作）と全身性塞栓症の複合として実施された．安全性の主要評価項目は，国際血栓止血学会出血基準の重大な出血である．7,213例の登録時点で中断され，有効性は両群で差はなく，安全性はリバーロキサバンが劣るという結果であった[5]．

RE-SPECT ESUS（Randomized Evaluation in Secondary Stroke Prevention Comparing the Thrombin Inhibitor Dabigatran Etexilate versus ASA in Embolic Stroke of Undetermined Source）は発症3〜6ヵ月以内のESUS症例を対象とし，ダビガトラン300 mg/日または220 mg/日の有効性と安全性をアスピリン100 mg/日と比較した試験である[6]．2018年10月に開催されたWorld Stroke Congressで最終成績が発表され，有効性，安全性ともに両群間に差はないという結果であった．

これらの結果から，ESUSとして早期にDOACで治療できる症例を抽出するという目論見は失敗に終わった．ガイドラインでは今後も抗血小板療法を推奨してくことになろう．ESUSの診断基準を満たしたとしても，抗血栓療法を大きく変えることはないが，本症例のように心房細動の潜在を追求していく姿勢は大切である．この場合，埋め込み型心電モニターの活用がその一助となろう[7]．

文献

1) Adams HP Jr, Bendixen BH, Kappelie LJ, et al.：Classification of subtype of acute ischemic stroke. Definitions for use in a multicenter clinical trial. TOAST. Trial of Org 10172 in Acute Stroke Treatment. Stroke 24：35-41, 1993.
2) Mohr JP：Cryptogenic stroke. N Engl J Med 318：1197-1198, 1988.
3) O'Donnell M, Kasner SE：Cryptogenic stroke. Grotta JC, Albers GW, Broderick JP, et al（ed）：Stroke, 6th Edition. Pathophysiology, Diagnosis, and Management, pp.707-715. Elsevier, 2016.
4) Hart RG, Diener HC, Coutts SB, et al.：Embolic stroke of undetermined source：the case for a new clinical construct. Lancet Neurol 13：429-438, 2014.
5) Hart RG, Sharma M, Mundl H, et al.：Rivaroxaban for stroke prevention after embolic stroke of undetermined source. N Engl J Med 378：2191-2201, 2018.
6) Diener HC, Easton JD, Granger CB, et al.：Design of Randomized, double-blind, Evaluation in secondary Stroke Prevention comparing the EffiCaCy and safety of the oral Thrombin inhibitor dabigtran etexilate vs. acetylsalicylic acid in patients with Embolic Stroke of Undetermined Source（RE-SPECT ESUS）. Int J Stroke 10：1308-1312, 2015.
7) 日本脳卒中学会 脳卒中医療向上・社会保険委員会 潜因性脳梗塞患者診断手引き作成部会：埋め込み型心電図記録計の適応となり得る潜因性脳梗塞患者の診断の手引き．脳卒中 38：277-286, 2016.

（平野照之）

I. 脳梗塞

Case 19 脳梗塞を繰り返し高度の白質病変を呈した症例　65歳，女性

主訴　左口角周囲と左手指の感覚障害

概要

▶**現病歴**：某日午前6：30に起床し，朝の身支度をしていた．午前7：00頃から左口唇と左手首以遠にしびれ感が出現したため，同日，救急外来を受診した．
▶**既往歴**：20歳，片頭痛[*1]．62歳，脳梗塞（右不全麻痺，生活に支障ない状況まで回復）．高血圧・糖尿病・脂質異常症は指摘されていない．
▶**生活歴**：喫煙なし，飲酒なし．
▶**内　服**：シロスタゾール100 mg，酸化マグネシウム660 mg
▶**家族歴**：母が脳梗塞を60歳で発症[*2]．母方の兄弟4人のうち2人に脳梗塞．

[*1] 前兆を伴う片頭痛はCADASIL症例によくみられる症状である．

[*2] 脳梗塞の家族歴から遺伝性脳卒中の可能性を疑う．

一般身体所見

身長：158 cm，体重：46.2 kg，BMI：18.5，血圧141/85 mmHg，脈拍93／分　整，体温36.7℃，SpO$_2$ 96％（室内気吸入時），貧血（−），黄疸（−），リンパ節触知せず，甲状腺腫なし，頸部血管雑音なし，胸腹部に異常所見なし．

神経学的所見

意識清明，見当識障害なし，視野正常，眼球運動制限なし，瞳孔両側3.5 mm，対光反射迅速，眼瞼下垂なし，顔面感覚：左口角周囲に表在覚低下（7/10）[*3]，難聴なし，構音障害なし，軟口蓋挙上良好，舌偏倚なし．
　上肢バレー徴候なし，下肢ミンガチーニ徴候なし，徒手筋力テスト5/5，指鼻試験・膝踵試験は正常，四肢腱反射正常，バビンスキー，チャドック反射なし，左手掌橈側に表在覚低下（7/10）[*4]，体幹・下肢には感覚障害なし，安静時および姿勢

[*3] 口角周囲に感覚異常を認めた場合，視床病変の可能性を念頭に積極的に同側手掌の感覚を確認する．

[*4] 口角周囲の感覚障害と合わせて視床病変による手口症候群と判断できる．

症例

時に振戦なし，歩行正常，動作緩慢なし．

高次脳機能検査として実施した Mini Mental State Examination（MMSE）は 26/30 であった．

検査所見

採血・検尿

WBC	4,200/μL	Na	143 mmol/L	血糖	94 mg/dL
RBC	423,000/μL	K	4.6 mmol/L	TG	105 mg/dL
Hb	12.7 mg/dL	Cl	106 mmol/L	T-Cho	226 mg/dL
Ht	38.8%	LDH	173 IU/L	HDL-C	54 mg/dL
Plt	226,000/μL	AST	19 IU/L	LDL-C	143 mg/dL
UN	13.7 mg/dL	ALT	13 IU/L	HbA1c	5.6%
Cr	0.57 mg/dL	CK	59 IU/L		

一般採血，検尿ともに特記すべき異常所見はなかった．LDL-C は 143 mg/dL と軽度高値，HbA1c 5.6％と正常範囲であった．また凝固系のスクリーニング検査で異常は認めなかった．

心電図・心電図モニター

12 誘導心電図，心電図モニターで心房細動はなく，高血圧性変化や ST-T 変化は認めなかった．

MRI

MRI（図 19-1）では右視床に新規虚血病変を認めた．また FLAIR 画像では深部白質に高度の高信号病変があり，右側頭葉皮質直下[*5]にも白質病変を認めた．なお，MR 血管造影で頭蓋内外の主幹動脈に狭窄や閉塞は認めなかった．

*5 CADASIL の MRI 所見として最も感度・特異度に優れる画像所見であり，側頭葉病変の存在が CADASIL の診断契機となることも多い．

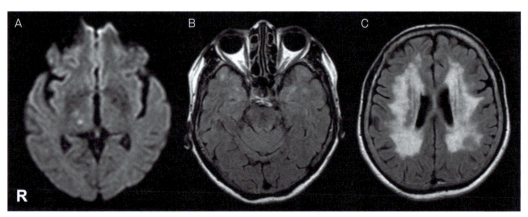

図 19-1　頭部 MRI 拡散強調画像（A）および FLAIR 画像（B・C）

入院後の経過

入院後は，オザグレルナトリウム1回80 mg 1日2回の点滴と，アスピリン200 mg/日とクロピドグレル75 mg/日（初日のみ300 mg/日）によるdual antiplatelet therapy（DAPT）を開始した．左顔面と左手掌の感覚障害は5日の経過で軽減，消失した．脳卒中の濃厚な家族歴があり，特徴的なMRI画像所見から遺伝性脳卒中，なかでもcerebral autosomal dominant arteriopathy with subcortical infarcts and leukoencephalopathy（CADASIL）を疑った．

本人の希望もあり十分な説明と同意の下，*Notch3*遺伝子解析を実施した．その結果，R207C変異が判明しCADASILの診断が確定した．この結果をふまえ，シロスタゾール100 mg/日，アトルバスタチン5 mg/日の内服治療を行い，第13病日にmodified Rankin Scale（mRS）1で，自宅へ退院した．

本症例の解説

視床性手口症候群を呈したラクナ梗塞症例であり，抗血小板療法により症状の回復をみた．高血圧や糖尿病といった血管危険因子が乏しいにもかかわらず，MRIでは高度の白質病変を認めた．さらに脳梗塞の家族歴，片頭痛の既往はCADASILを疑う根拠となり，最終的に*Notch3*遺伝子変異を確認することで最終診断に至った．

CADASILには確立した治療法はない．ラクナ梗塞や一過性脳虚血発作を繰り返すが，経過中に脳出血をきたすこともまれではない．このため，再発予防のための抗血小板療法には，出血合併症の危険性が低いシロスタゾールを選択することが多い．高LDLコレステロール血症にはスタチンを追加した．また，認知機能障害に塩酸ドネペジルの効果を認めたという報告があり，本例でも投与する方針とした．

退院後の経過

外来受診時の血圧は130/70 mmHg程度で推移し，シロスタゾール，アトルバスタチンの内服を継続している．その後，脳梗塞も脳出血も再発することなく経過しているが，MMSEは3年間の経過で24/30と低下しており，塩酸ドネペジル5 mg/日の内服を追加している．

症例

1. CADASILとは

cerebral autosomal dominant arteriopathy with subcortical infarct and leukoencephalopathy の略称であり，皮質下梗塞と白質脳症を伴う常染色体優性遺伝性脳動脈症と訳される．*Notch3* 遺伝子が病因遺伝子であることが明らかにされ，遺伝子座は 19p13.1～13.2 に局在する[1]．

臨床的には，1) 10～30 歳代で前兆を伴うあるいは伴わない片頭痛発作がみられ，2) 高血圧，糖尿病，脂質異常症などの脳卒中のリスクファクターをもたずに 40～50 歳代と比較的若年で一過性脳虚血発作 transient ischemia atack（TIA）やラクナ型脳梗塞発作を繰り返す．3) 60 歳を過ぎる頃には次第に進行して仮性球麻痺や認知症症状を呈する（図 19-2）[2]．4) 家族に類似症状（常染色体性優性遺伝）をみる．以上のような場合に CADASIL を疑って診断を確定するための検査を進めることになる．

近年，わが国からの報告例が増えるにつれ，高血圧，脂質異常など危険因子を有する症例や，50 歳以降に発症する例も少なくないことがわかってきた．また特徴的な MRI 画像所見が診断の契機となることも多い．このような実情を鑑み，厚労省遺伝性脳小血管病の病態機序の解明と治療法の開発班から CADASIL 診断基準が提唱されている（表 19-1）[3]．

2. CADASIL に特徴的な MRI 所見

MRI での白質病変分布が特徴的である．側頭極や前頭極の皮質直下まで及ぶ高度の leukoaraiosis（図 19-3）や外包の白質病変の存在は本症を疑う重要な所見である[4]．また T_2^* 強調画像で脳微小出血 cerebral microbleeds（CMBs）を認める頻度も高く，脳実質内細動脈の内弾性板断裂を示唆する．CADASIL で脳出血の頻度も高いゆえんである．

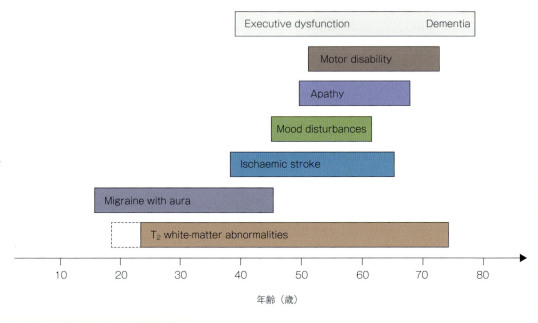

図 19-2　CADASIL の臨床経過

表 19-1　CADASIL 診断基準

1. 55 歳以下の発症（大脳白質病変もしくは 2 の臨床症候）
2. 下記のうち，二つ以上の臨床症候
   a. 皮質下性認知症，錐体路障害，偽性球麻痺の 1 つ以上．
   b. 神経症候をともなう脳卒中様発作．c. うつ症状．d. 片頭痛．
3. 常染色体優性遺伝形式
4. MRI/CT で，側頭極をふくむ大脳白質病変
5. 白質ジストロフィーを除外できる（ALD, MLD）

Definite
4（側頭極病変の有無は問わない），5 を満たし，Notch3 遺伝子の変異，または皮膚などの組織で電子顕微鏡で GOM をみとめる．
注：1）Notch3 遺伝子の変異は EGF 様リピートの Cysteine のアミノ酸置換をともなう変異．その他の変異に関しては，原因とするためには，家系内での解析をふまえ原因となる遺伝子変異となるか否かを判断する．
　　2）凍結切片をもちいた，抗 Notch3 抗体による免疫染色法では，血管壁内に陽性の凝集体をみとめる．本方法は，熟練した施設では有用な方法であり，今後 GOM に代わる可能性もある．

Probable
上記の 5 項目をすべて満たすが，Notch3 遺伝子の変異の解析，または電顕で，GOM の検索がおこなわれていない．

Possible
4 を満たし（側頭極病変の有無は問わない），1 もしくは 2 の臨床症候の最低 1 つを満たし，3 が否定できないもの（両親の病歴が不明など）

*注意事項：発症年齢は 55 歳を越えることもある．認知症は皮質性が目立つこともある．
ALD：adreno-leukodystrophy, MLD：metachromatic leukodystrophy, GOM：granular osmiophilic material
（水野敏樹：CADASIL の診断，病態，治療の進歩―本邦における CADASIL 診断基準の作成―臨床神経 52：303-303, 2012 より）

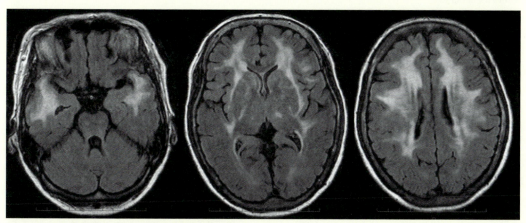

図 19-3　典型的な CADASIL の白質病変

3. 推定される CADASIL の発症機序

　CADASIL において最も特徴的な病理変化は脳の最小動脈をはじめとする全身の血管平滑筋基底膜部に granular osmiophilic material（GOM）が沈着することである（図 19-4）．近年，GOM は Notch3 細胞外ドメインの凝集塊そのものと考えられ，これが血管平滑筋の変性崩壊に大きく関わっている．CADASIL 例の脳表の髄質動脈では全長にわたって平滑筋細胞が消失しており，外膜には強い線維化，内膜にも線維化またはヒアリン化を認めるものの，内腔が閉塞していることはまれである．これは "earthen pipe state（土管様変化）" と表現され[5]，CADASIL における血管反応性低下を裏付ける重要な所見である．

症　例

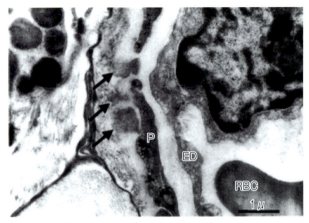

図 19-4　GOM
CADASIL 患者皮膚生検の電子顕微鏡所見．外皮細胞（P）基底膜内に granular osmiophilic material（GOM）の沈着を認める（矢印）．R：赤血球，ED：血管内皮細胞．

　皮質下白質病変を主体とする CADASIL であるが，その認知機能低下には大脳皮質萎縮がより重要であることが指摘されている[6]．高磁場 MRI を用いた検討によると CADASIL では皮質梗塞も少なからず認められている．したがって脳小血管病が血管反応性低下をきたし，大脳白質病変を形成し，ラクナ梗塞・脳出血を多発し，さらに皮質萎縮を生じて認知症を発症する経路が考えられている．

4．CADASIL の治療

　根本的な治療法はないが，脳梗塞発症はその後の ADL や認知機能に大きな影響を与えるため，通常の脳梗塞治療以上に初回発作を抑えることは大切である．また，遺伝的要因以上に環境要因は強く働いているため[7]，喫煙などの生活習慣の是正，合併する高血圧の厳格な管理が強く求められる．

　脳梗塞の再発予防についてはコンセンサスが得られていない．通常の抗血小板薬の投与では，短期間に再発を繰り返す症例も多い．一方，微小出血や症候性脳出血を合併することもあるため，抗血小板薬の過剰投与は避けるべきである．筆者らは抗血小板薬を選択する場合は，出血が最も少ないとされるシロスタゾールを 100 mg/日から用いることが多い．

　このほか片頭痛予防薬であるカルシウム拮抗薬の塩酸ロメリジンの再発抑制効果を示唆した報告[8]や，認知機能低下例にドネペジルを用いたところ Trail Making Test で改善をみたという報告[9]がある．

文　献

1) Joutel A, Corpechot C, Ducros A, et al.：Notch3 mutation in CADASIL, a hereditary adult-onset condition causing stroke and dementia. Nature 383：707-710, 1996.

2) Chabriat H, Joutel A, Dichgans M, et al.：Cadasil. Lancet Neurol 8：643-653, 2009.

3) Mizuta I, Watanabe-Hosomi A, Koizumi T, et al.：New diagonsitic criteria for cerebral autosomal dominant arteriopathy with subcortical infarcts and leukoencephalopathy in Japan. J Neurol Sci 381：62-67, 2017.

4) Chabriat H, Levy C, Taillia H, et al. Patterns of MRI lesions in CADASIL. Neurology 51：452-457, 1998.

5) Okeda R, Arima K, Kawai M：Arterial changes in cerebral autosomal dominant arteriopathy with subcortical infarcts and leukoencephalopathy (CADASIL) in relation to pathogensis of diffuse myelin loss of cerebral white matter：Examination of cerebral medullary arteries by reconstruction of serial sections of an autopsy case. Stroke 33：2565-2569, 2002.

6) Jouvent E, Mangin JF, Duchesnay E, et al.：Longitudinal changes of cortical morphology in CADASIL. Neurobiol Aging 33：e29-36, 2012.

7) Adib-Samii P, Brice G, Martin RJ, et al.：Clinical spectrum of CADASIL and the effect of cardiovascular risk factors on phenolype：Study in 200 consecutively recruited individuals. Stroke 41：630-634, 2010.

8) Mizuno T, Kondo M, Ishigami N, et al.：Congnitive impairment and cerebral hypoperfusion in a CADASIL patient improved during administration of lomerizine. Clin Neuropharmacol 32：113-116, 2009.

9) Dichgans M, Markus H, Salloway S, et al.：Donepezil in patients with subcortical vascular cognitive impairment：A randomized double-blind trial in CADASIL. Lancet Neurol 7：310-318, 2008.

〔平野照之〕

Ⅱ. 脳出血

Case 1　抗凝固療法中に発症した小脳出血の症例　77歳，女性

主訴　浮動性めまい

概　要

▶**現病歴**：某月某日に浮動性めまいを自覚したが[*1]，しばらく様子をみていた．翌朝になって浮動性めまいが増悪したため救急要請をして，当院を受診した．
▶**既往歴**：リウマチ性心臓病（僧帽弁狭窄症，僧帽弁交連切開術後，大動脈弁狭窄症），心房細動
▶**内　服**：ワルファリン 3 mg と 2.5 mg を交互に内服，ジゴキシン 0.125 mg，クエン酸第一鉄ナトリウム錠 100 mg
▶**家族歴**：母：心筋梗塞

[*1] 小脳出血は自覚的なめまいのみで発症することもあり，注意が必要である．詳細は解説1（p.187）を参照．

一般身体所見

血圧 154/104 mmHg，脈拍 105／分　整，体温 36.8℃，SpO_2 98%（室内気吸入時），眼瞼結膜：貧血（－），眼球結膜：黄疸（－），甲状腺腫なし，肺野：清，心音；Ⅲ，Ⅳ音聴取せず，胸骨左縁 Leveine Ⅲ/Ⅳ の収縮期駆出性雑音あり，下腿浮腫なし．

神経学的所見[*2]

意識：Ⅱ-10，GCS　E3V5M6

視野正常，眼球運動制限なし，複視なし，水平方向性注視方向性眼振あり，瞳孔両側 3 mm，対光反射正常，顔面感覚正常，額のしわ寄せ対称，閉眼正常，鼻唇溝対称，聴力正常，構音障害なし，カーテン徴候陰性，軟口蓋挙上対称，舌偏倚なし．

上肢バレー徴候なし，下肢ミンガチーニ徴候なし，徒手筋力テスト 5/5，指鼻指試験にて右で企図振戦あり，回内回外運動右で拙劣，踵膝試験は右で拙劣，上肢腱反射＋/＋，膝蓋腱反射＋/＋，アキレス腱反射＋/＋，ホフマン，トレムナー反射な

[*2] 右小脳障害による右協調運動障害および注視方向性眼振を認める．小脳出血の時の所見の詳細については解説1（p.187）を参照．

し，バビンスキー，チャドック反射なし，感覚障害を認めず．
歩行は評価できなかった．

検査所見

採血

WBC	9,400/μL	PT-INR	3.34	Na	134.3 mEq/L
RBC	3,620,000/μL	Fib-C	484 μg/mL	K	3.8 mEq/L
Hb	10.5 g/dL	Dダイマー	<0.5 μg/mL	Cl	98 mEq/L
Ht	31.9 g/dL	TP	7.7 g/dL	LDH	265 U/L
MCV	88 fl	Alb	3.2 g/dL	AST	23 U/L
MCH	29.0 pg	T-Bil	0.8 mg/dL	ALT	11 U/L
MCHC	32.9 g/dL	UN	9.6 mg/dL	CK	28 U/L
Plt	288,000/μL	Cr	0.43 mg/dL	Glu	134 mg/dL
APTT	43.5 秒	UA	4.1 mg/dL	CRP	<0.01 mg/dL

採血では，血色素量が 10.5 と貧血を認めた．APTT 43.5，PT-INR 3.34 と凝固系の異常[*3] を認めた．

*3 ワルファリン内服中の脳出血であり，PT-INR の評価は必須である．

MRI・CT

頭部単純 CT（入院時）では，右小脳半球に低吸収域を囲う直径 30 mm 大の高吸収域を認めた（図 1-1 左）．脳室の拡大[*4] は認めなかった（図 1-1 右）．

頭部単純 MRI（入院時）では，右小脳半球に 4 cm 大の拡散強調画像で不均一な高信号，T_2強調画像で不均一な高信号，T_2^*強調画像で低信号の病変あり，血腫と考えられた．脳浮腫を認める．拡散強調画像では周囲に高信号が認められず，出血性梗塞による出血とは考えにくかった[*5]．

頭部 CT（第 14 病日）では，浮腫を認めるが，血腫は縮小傾向にあり，止血が完成していると考えた．

*4 小脳出血の手術適応の判断には水頭症の有無を評価する必要がある．詳細は解説 2（p.187）を参照．

*5 出血性梗塞や血管奇形などの二次性脳出血の除外が必要である．

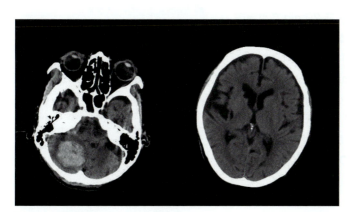

図 1-1　頭部単純 CT（入院時）

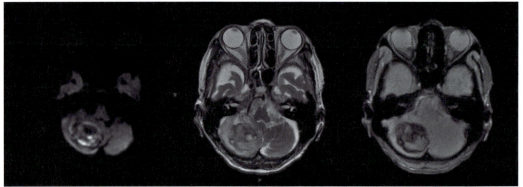

拡散強調画像　　　　　T₂強調画像　　　　　T₂*強調画像

図 1-2　頭部単純 MRI（入院時）

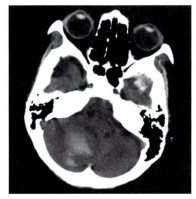

図 1-3　頭部 CT（第 14 病日）

入院後の経過

　手術適応につき脳外科コンサルトしたが，意識レベルが保たれており，増悪する神経症状がないことから緊急手術の適応はないと判断した*6．

　PT-INR の過延長があることから*7，入院同日よりワルファリン内服を中止した．メナテトレノン注射液 20 mg を点滴静注し，ワルファリンの作用を拮抗した．収縮期血圧 140 mmHg を目標として降圧して保存的に経過観察することになった*8．脳浮腫に対して高張グリセロール 200 mL を 1 日 1 回点滴静注，消化管潰瘍予防のためオメプラゾール 20mg 1 日 1 回静脈注射を開始した．翌日の PT-INR は 1.31 まで低下した．

　意識レベルや，めまい，吐き気といった症状の増悪を認めず，その後のフォローの頭部 CT でも出血巣の拡大や水頭症の出現などは認めなかった．

*6 意識レベル，神経症状の悪化，水頭症がないことから手術適応がないと判断した．詳細は解説 2（p.187）を参照．

*7 ワルファリン内服中の脳出血については，ワルファリンの即時中止，およびビタミン K，新鮮凍結血漿投与などが考慮される．詳細は Case 4（p.189）を参照．

*8 脳出血急性期の降圧目標については明確なエビデンスがない．詳細は解説 3（p.188）を参照．ワルファリン内服中の出血は予後不良であり積極的に降圧を図ることとした．

第16病日からワルファリンをもとの3 mgで再開し*9，最終的には1.5 mgにまで減量した．

入院後から活動性の低下が出現し，ベッド上で無表情でいることが多くリハビリテーションが進まなくなった．死別のエピソードもありうつ病を疑い，精神神経科を受診しミルタザピン15 mg内服を開始した*10．うつ症状は改善し，食事量も回復し，リハビリテーションも順調に進むようになり第25病日に退院となった．

*9 脳出血後の抗凝固療法の再開のタイミングについては一定の見解はなく脳出血の状態などから経験的に判断している．詳細はCase 4（p.189）を参照．

*10 post stroke depressionはリハビリテーションの阻害因子となり予後不良因子であるので，適切な対応が必要である．詳細は解説4（p.189）を参照．

本症例の解説

リウマチ性心臓病に対してワルファリン内服中に浮動性めまいで発症した小脳出血の症例．ワルファリン内服中であったため中止として，ビタミンK投与を行った．新鮮凍結血漿は，輸血に伴う感染症，心不全などのリスクを鑑みて行わなかった．翌日にはPT-INR＜1.35まで低下していた．神経症状の増悪，意識障害，水頭症の出現はなく外科的治療の適応はないと考え保存的治療で加療を行った．脳浮腫に対して高張グリセロールを投与，消化管潰瘍予防のためオメプラゾールを投与した．リウマチ性弁膜症に伴う心房細動があり頭部CTにて出血の拡大がないことを確認して，血栓予防のため第16病日からワルファリンを再開した．post stroke depressionを合併したがミルタザピンにより改善した．

解説

1. 小脳出血の疫学と臨床

小脳出血の臨床脳卒中データバンク2015によると脳出血の部位別の頻度では，登録された急性期脳出血17,723例中，被殻出血が5,402例（29％）と最も多かった．被殻出血に続いて視床（26％），皮質下（19％），脳幹（9％），小脳（8％），尾状核（1％），その他（8％）の順である．

小脳出血の症状としては，小脳の障害自体によるものと，圧迫による症状の2つがある．小脳障害による症状としては，四肢失調，構音障害（断綴性発語，爆発性発語，不明瞭発語），歩行障害などの体幹失調，注視方向性眼振，企図振戦などの症状があり，めまいという自覚症状で発症することもある．

血腫の拡大や浮腫の悪化により後頭蓋窩の圧が上がることや，脳幹を圧迫すると種々の症状をきたす．頭痛，末梢性顔面神経麻痺，耳鳴，聴力障害，外転神経麻痺，ホルネル徴候，錐体路障害による麻痺，病的反射の出現，脳幹網様体の圧迫による意識障害，両側縮瞳，除脳硬直姿勢などがある．重症の場合には脳ヘルニアを起こすことがある．

2. 小脳出血の手術適応

脳卒中治療ガイドライン2015によると，小脳出血の手術適応は「最大径が3 cm以上の小脳出血で神経学的症候が増悪している場合，または小脳出血が脳幹を圧迫し脳室閉塞による水頭症を来している場合には，手術を考慮する（グレードC2)」とされている．

American Heart Association/American Stroke Association（AHA/ASA）の2015年のガイドライン[1]においては，テント上の脳出血に関しては有効性が証明されていないとしている

が，小脳出血については「神経学的悪化，または脳幹圧迫および脳室の閉塞による水頭症，もしくは圧迫に伴う水頭症のみがある小脳出血の患者は，可及的速やかに血種除去術を行うべきである．（クラスⅠ；エビデンスレベルB）初期治療として血種除去術ではなく，脳室ドレナージを行うことは推奨されない．（クラスⅢ；エビデンスレベルC）」のように記載されており，日本のガイドラインと共通している．

3. 脳出血急性期の血圧管理

脳出血急性期の血圧管理については，十分な降圧による血種拡大の抑制が必要な一方で，血圧低下に伴う脳循環障害による影響が懸念されており，目標値については議論があるところである．

The Second Intensive Blood Pressure Reduction in Acute Cerebral Hemorrhage Trial（INTERACT2試験）[2]において，脳出血急性期患者を，目標収縮期血圧を140 mmHg未満に降下させ7日間維持する強化治療群と目標収縮期血圧を180 mmHg未満にする標準治療群の2群に無作為割付して評価したところ，主要評価項目とした90日後の死亡および重大な機能障害（modified Rankin Scale〈mRS〉3以上）について差は認められなかった．しかし，副次評価項目であるmRSの順序を考慮した機能転帰の解析結果は，強化治療群で有意に良好であった．また，致死的でない重大事象の発生率に両群で差は認めず，強化治療の安全性も示された．

Antihypertensive Treatment of Acute Cerebral Hemorrhage（ATACH）試験[3]においては，脳出血急性期の患者60例を対象に試験を行った．ニカルジピンにより収縮期血圧を第一段階として170〜200 mmHg，第二段階として140〜170 mmHg，第三段階として110〜140 mmHgのように段階的に降圧していったが，いずれの群においても神経学的症状の増悪，有害事象の発生，3ヵ月後の死亡は予想値に対して低く，脳出血急性期における降圧の安全性が示された．

これらの結果を受けて，脳卒中治療ガイドライン2015においては，「脳出血急性期の血圧は，できるだけ早期に収縮期血圧140 mmHg未満に降下させ，7日間維持することを考慮してもよい（グレードC）」と記載されている．AHA/ASA 2015ガイドラインにおいても「収縮期血圧150〜220 mmHgを呈する脳出血の症例において，急性期の血圧治療に禁忌がなければ，急速な収縮期血圧140 mmHgまでの降圧は安全であり（クラスⅠ；エビデンスレベルA），機能的転帰を改善するのに有効かもしれない（クラスⅡa；エビデンスレベルB）．収縮期血圧220 mmHg以上を呈する脳出血の症例においては，持続静脈投与による積極的な降圧と頻回の血圧モニターを検討することは妥当である．（クラスⅡb；エビデンスレベルC）」としている．

INTERACT2試験およびATACH試験の結果に基づき，脳出血急性期の降圧目標を検討するためより大規模な無作為化比較試験であるATACH-2試験[4]が行われた．発症4.5時間以内に降圧を開始できた特発性テント上脳出血の症例に対して，収縮期血圧110〜139 mmHgを目標とする積極的降圧群と収縮期血圧を140〜179 mmHgとする標準降圧群の2群に無作為に割り付けた．結果としては，目標1,280例に到達する前の中間解析で積極的降圧群の有意性が認められなかったため中止となっている．

これらの結果から現時点では，脳出血急性期の降圧目標については定まったものはなく，今後の検討課題である．

脳出血急性期の降圧治療に際しては，緊急に降圧をしたいことや経口摂取が困難なことが多いことから，投与する降圧薬としては持続点滴静注が用いられることも多い．カルシウム拮抗薬であるニカルジピン，ジルチアゼム，硝酸薬のニトログリセリンやニトロプルシドなどが用いられ

る．硝酸薬は十分な降圧効果が得られない場合がある．また，ジルチアゼムは徐脈の副作用で十分降圧ができないことがある．ニカルジピンについては，添付文章において「頭蓋内出血で止血が完成してないと推定される患者，脳卒中急性期で頭蓋内圧が亢進している患者」には使用禁忌とされ，急性期脳出血の患者では使用できなかった．しかし，日本脳卒中学会，日本脳神経外科学会，日本高血圧学会が共同で添付文章の改訂を要望し，2011年6月の添付文章改訂において禁忌事項からこの内容が削除され，慎重投与に変更および警告記載となった．また，先述のATACH試験でもニカルジピン投与の安全性が示されている．

4．脳卒中後のうつ状態について

　Ayerbeらのメタ解析の報告[5]によると，脳卒中後のうつの有病率は29％で，発症後5年以内の累積発症率は39～52％であった．発症1年後のうつ状態からの回復率は15～57％であった．また，脳卒中後のうつ状態の主な予測因子は，運動障害，脳卒中前のうつ状態，認知機能障害，脳卒中の重症さ，不安であった．また，うつ状態になることで，QOLを下げ，死亡率，運動障害を悪化させる独立した因子であった．脳卒中治療ガイドライン2015においても「脳卒中後のうつは日常生活動作（ADL）や認知機能の改善を阻害し，健康関連QOLが低くなるため，十分な評価を行い，リハビリテーション治療を進めることが勧められる（グレードB）」としており，うつ状態への早期対応が脳卒中の予後改善に重要である．

　予防については，脳卒中治療ガイドライン2015においては，「運動やレジャーは脳卒中後のうつの発生を減少させるので進められる（グレードB）」としている．脳卒中後うつ状態に対する薬物治療としては，脳卒中治療ガイドライン2015では「うつ状態に対して，早期に三環系抗うつ薬，選択的セロトニン再取り込み阻害薬（SSRI）などの抗うつ薬を開始することが勧められる（グレードB）」としている．

文　献

1) Hemphill JC 3rd, Greenberg SM, Anderson CS, et al.：Guidelines for the Management of Spontaneous Intracerebral Hemorrhage：A Guideline for Healthcare Professionals From the American Heart Association/American Stroke Association. Stroke 46：2032-2060, 2015.
2) Anderson CS, Heeley E, Huang Y, et al.：Rapid blood-pressure lowering in patients with acute intracerebral hemorrhage. N Engl J Med 368：2355-2365, 2013.
3) Antihypertensive Treatment of Acute Cerebral Hemorrhage(ATACH)investigators：Antihypertensive treatment of acute cerebral hemorrhage. Crit Care Med 38：637-648, 2010.
4) Qureshi AI, Palesch YY, Barsan WG, et al.：Intensive Blood-Pressure Lowering in Patients with Acute Cerebral Hemorrhage. N Engl J Med 375：1033-1043, 2016.
5) Ayerbe L, Ayis S, Wolfe CD, et al.：Natural history, predictors and outcomes of depression after stroke：systematic review and meta-analysis. Br J Psychiatry 202：14-21, 2013.

〈長田高志〉

II. 脳出血

Case 2 内視鏡下脳内血腫除去術を施行した被殻出血の症例 48歳，男性

主訴 意識障害

概要

▶**現病歴**：某月某日，一人でボウリングをしている最中に突然転倒した．その様子を見ていた隣のレーンにいた人たちにより救急要請をされ，当院救急外来を受診した．来院時には右半身麻痺を認め，発汗著明で，到着時に嘔吐した．
▶**既往歴**：特になし
▶**内　服**：特になし

一般身体所見

血圧 207/137 mmHg，脈拍 115／分　整，体温　36.9℃，SpO_2 99％（室内気吸入時），眼瞼結膜：貧血（－），眼球結膜：黄疸（－），甲状腺腫なし，肺野：清，心音；Ⅲ，Ⅳ音聴取せず，心雑音なし，下腿浮腫なし．

神経学的所見[*1]

意識：Ⅱ-10，GCS　E3V3M6
右同名半盲（手刀法），左共同偏視，瞳孔両側 3 mm，対光反射正常，額のしわ寄せ対称，鼻唇溝対称，腕落下試験右腕が急速に落下する，膝立保持試験右保持できず，下肢落下試験右足が急速に落下する，上腕二頭筋反射＋/＋，上腕三頭筋反射＋/＋，膝蓋腱反射＋/＋，アキレス腱反射＋/＋，ホフマン，トレムナー反射なし，バビンスキー，チャドック反射なし，痛覚刺激に対する反応に左右差なし．歩行は評価できなかった．

[*1] 片麻痺，意識障害，同名半盲は被殻出血の典型的な症状である詳細は解説2（p.193）を参照．
意識障害を認める患者であっても，手刀法で同名半盲を，腕落下試験，下肢落下試験，膝立保持試験で麻痺を評価するなどの方法がある．

検査所見

採血

明らかな異常所見なし．

心電図

脈拍 93/分 洞調律．

胸部レントゲン

明らかな異常所見なし．

CT

頭部単純 CT では，縦 5.5 cm×横 2.5 cm×高さ 5 cm の左被殻出血を認める（血種量が 34.4 mL[*2]）．血種による圧排で midline shift をきたしている．

造影によっても出血の原因となる腫瘍などの所見なし．

CT 血管造影上も明らかな血管奇形を認めなかった．

頭部単純 CT（術後 1 日目）では，血種は除去され，圧排による midline shift も解除された．

[*2] 推定血種量（mL）は縦（cm）×横（cm）×高さ（cm）×1/2 で算出することができる．

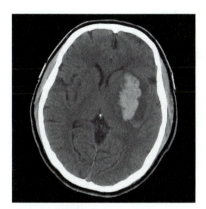

図 2-1 頭部単純 CT

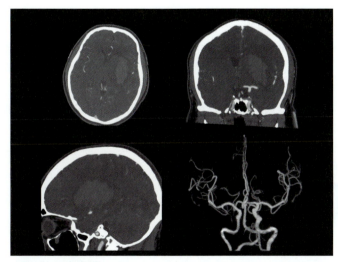

図 2-2 頭部造影 CT

症例

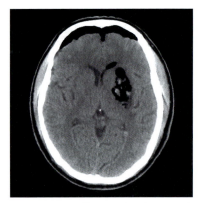

図2-3　頭部単純CT（術後1日目）

入院後の経過

　頭部CTにて左被殻出血を認めた．ニカルジピン原液を5 mL/時間で開始したが，血圧は依然高値で持続したため投与量を増加した．12 mL/時間まで増量して収縮期血圧を140 mmHg未満にコントロールすることができた[*3]．

　血腫量が34.4 mLあり，手術適応と考え[*4]，内視鏡下血腫除去術[*5]を施行した．術後経過は良好で，術後3日後に抜管し，呼吸器から離脱した．その後，リハビリテーションを継続し，右半身麻痺，失語を認め，移動は車いすであった．元々利き腕が左手のため経口摂取は自力で行えるようになった．術後1ヵ月で，右片麻痺，高次脳機能障害のリハビリテーション目的に他院に転院した．

[*3] 急性期脳出血における適正な降圧目標については現時点では明確なものはない．本症例では脳卒中治療ガイドライン2015を参照し収縮期血圧140 mmHgを目標とした．詳細はⅡ-Case 1（p.184）を参照．

[*4] 本症例は意識障害などの神経症状を認め，血腫量が31 mL以上でmidline shiftを頭部画像で認めることから手術適応と考えた．詳細は解説3を参照．

[*5] 低侵襲である内視鏡下血腫除去術を選択した．エビデンスがまだ十分ではなく，今後の集積が必要である．詳細は解説3を参照．

本症例の解説

　若年発症の被殻出血の症例である．来院時未治療の高血圧があり，被殻出血の診断がついた時点で降圧療法を開始した．出血量が31 mL以上あり，軽度の意識障害を伴うことから外科的治療の適応と考え，神経内視鏡下血腫除去術を施行した．
　意識状態は改善したものの右片麻痺，失語などの高次脳機能障害が残存するためリハビリテーション目的で転院した．

解説

1. 被殻出血の頻度

　脳卒中データバンク2015によると，脳出血の部位別の頻度では，登録された急性期脳出血17,723例中，被殻出血が5,402例（29％）と最も多かった．被殻出血に続いて視床（26％），皮質下（19％），脳幹（9％），小脳（8％），尾状核（1％），その他（8％）の順である．
　年齢を50歳未満と50歳以上に分けると，50歳未満は脳出血全体の9.1％であった．これを

部位別にみると，50歳未満において被殻出血が有意に多かった（50歳未満41.9％　対　50歳以上28.2％）．

また，久山町研究[1]によると，1961年から74年までの第1期では被殻出血は脳出血全体の74％，1974年から87年の第2期では44％，1988年から2001年の第3期では24％と経時的に割合が減少している．

2．被殻出血の臨床

被殻は，主に中大脳動脈水平部から直接分岐する外側レンズ核線条体動脈からの血流が注いでいるが，この外側レンズ核線条体動脈の破綻が被殻出血の主な原因とされている．

被殻出血の臨床症状は，血種量および伸展方向により規定され，無症状もしくは軽症から昏睡状態のような重症にいたるまでさまざまな程度に分かれる．

多くの場合，出血側とは反対側の片麻痺，半身の知覚障害をきたすことが多い．血種が内包前脚へと進展した場合には，片麻痺の程度は比較的軽い傾向にある．一方で内包後脚方向に伸展した場合には，重度の片麻痺をきたすことが多い．

背側に血種が進展して，外側膝状体から視放線の視覚経路に影響が及ぶ場合には血種側と反対側の同名半盲を呈する．

前頭葉眼球運動野 frontal eyefield から傍正中橋網様体 paramedian pontine reticular formation（PPRF）の神経伝導路の障害により健側への注視障害を呈し，その結果として病側を見つめる共同偏視が出現する．優位半球障害の場合には失語症を呈する．血種が前頭葉側へ伸展する場合には運動性失語をきたしやすく，後方や側頭葉側に伸展する場合には感覚性失語，全失語を呈する．劣位半球では半側空間無視，病態失認などの高次機能障害を呈する．昏睡状態などの強い意識障害，瞳孔異常（瞳孔不同）を呈する場合には，出血量が多いもしくは脳ヘルニアが生じていることが疑われる．

被殻出血の分類においては脳卒中の外科研究会のCT分類[2]がしばしば用いられる．これは血種の錐体路に及ぼす影響を内包への伸展度によって分類する方法である（表2-1）．

3．被殻出血の手術適応

脳卒中治療ガイドライン2015によると，脳出血の手術一般については，「脳出血の部位に関係なく，血種量10 mL未満の小出血または神経学的所見が軽度な症例は手術を行わないように勧められる（グレードD）．また，意識レベルが深昏睡（Japan Coma Scale（JCS）300）の症例に対する血種除去術は科学的根拠がない（グレードC2）」とされている．

被殻出血に関しては「神経学的所見が中等度，血種量が31 mL以上でかつ血種による圧迫所見が高度な被殻出血では手術適応を考慮しても良い（グレードC1）．特に，JCS20〜30程度の意

表2-1　被殻出血のCT分類

I	Ex.C. without IVH	内包外側に限局
II	Ca without IVH	内包前脚に伸展
IIIa	Cp. without IVH	内包後脚に伸展（脳室内出血なし）
IIIb	Cp. with IVH	内包後脚に伸展（脳室内出血あり）
IVa	Ca+Cp without IVH	内包前後脚に伸展（脳室内出血なし）
IVb	Ca+Cp with IVH	内包前後脚に伸展（脳室内出血あり）
Va	Th without IVH	視床または視床腹側部に伸展（脳出内出血なし）
Vb	Th with IVH	視床または視床腹側部に伸展（脳出内出血あり）

IC：内包，Ca．：内包前脚，Cp．：内包後脚，Th．：視床，IVH：脳室内出血

識障害を伴う場合は，定位的脳内血種除去術が勧められ（グレードB），開頭血種除去術を考慮してもよい（グレードC）」とされている．

American Heart Association/American Stroke Association（AHA/ASA）の2015年のガイドライン[3]においては，テント上の脳出血に関しては有効性が証明されいないとされ，血種除去術についてはあくまで生命予後の改善を見込んで行うものであるとしている．

脳卒中データバンク2015の被殻出血のデータ解析においては，JCSが一桁の軽症例に対する穿頭術は，開頭術や保存術に比較してJapan Stroke Scale（JSS）の改善は有意に高かった．JCS100～200の重症例ではやはり手術群のJSSの有意な改善を認めた．JCS100～200においては視床出血，小脳出血でも同様に有意な改善を認めた．

脳出血急性期の早期手術の有用性を検討した国際多施設無作為比較対照試験であるInternational Surgical Trial in Intracerebral Hemorrhage（STICH研究）では皮質下出血以外の脳出血については外科的治療の機能予後に対する有用性は否定された[4]．

低侵襲手術として内視鏡下血種除去術が普及してきており，既存治療との比較が今後の課題と考えられる．1989年に発表されたAuerらの内視鏡下血種除去術と保存治療を比較した無作為化比較対象試験では，皮質下出血においては，保存的治療に比較して内視鏡下血種除去術は有意な生命予後と機能予後の改善を認めたものの，視床出血や被殻出血では有意差を認めなかった[5]．

Nishiharaらの内視鏡下血種除去術27例（うち被殻出血17例）と定位的血種吸引術20例（うち被殻出血11例）とを比較した後方視研究では，内視鏡下血種除去術において有意差をもって，手術時間が短縮し，血種除去率は上がり，集中治療室滞在時間が短く，1週間後と6ヵ月後の神経学的症状の改善を認めた[6]．

被殻出血のみについては，山本らが内視鏡下血種除去術，開頭血種除去術，保存的治療の3群を後方視的に比較している[7]．年齢，性別，血腫量，重症度は3群で有意差は認めなかった．退院時のmodified Rankin Scale（mRS）1～3を予後良好とした場合の，予後良好群の割合は内視鏡下血種除去術で27.3％，開頭血種除去術0％，保存的治療4.8％と有意差をもって高かった．また，発症30日後の死亡率は内視鏡下血種除去術4.5％，開頭血種除去術7.1％，保存的治療23.8％で内視鏡下血種除去術で有意差をもって低値であった．あくまで後方視的研究であり，今後，エビデンスの確立のために無作為化対照試験が望まれる．

文献

1) Gotoh S, Hata J, Ninomiya T, et al. Trends in the incidence and survival of intracerebral hemorrhage by its location in a Japanese community. Circ J. 78（2）: 403-9. 2014.
2) 金谷春之, 湯川英機, 伊藤善太郎, ほか: 高血圧性脳出血における新しいNeurological GradingおよびCTによる血腫分類とその予後について. 脳卒中の外科研究会講演集 7: 265-273, 1978.
3) Hemphill JC 3rd, Greenberg SM, Anderson CS, et al.: Guidelines for the Management of Spontaneous Intracerebral Hemorrhage: A Guideline for Healthcare Professionals From the American Heart Association/American Stroke Association. Stroke 46: 2032-2060, 2015.
4) Mendelow AD, Gregson BA, Fernandes HM, etal.: Early surgery versus initial conservative treatment in patients with spontaneous supratentorial intracerebral haematomas in the International Surgical Trial in Intracerebral Haemorrhage（STICH）: a randomised trial. Lancet 365: 387-397, 2005.
5) Auer LM, Deinsberger W, Niederkorn K, et al.: Endoscopic surgery versus medical treatment for spontaneous intracerebral hematoma: a randomized study. J Neurosurg 70: 530-535, 1989.
6) Nishihara T, Morita A, Teraoka A, et al.: Endoscopy-guided removal of spontaneous intracerebral hemorrhage: comparison with computer tomography-guided stereotactic evacuation. Childs Nerv Syst 23: 677-683, 2007.
7) 山本拓史, 中尾保秋, 徳川城治, ほか: 被殻出血に対する神経内視鏡の有効性. 脳卒中の外科 41: 183-186, 2013.

（長田高志）

Ⅱ. 脳出血

Case 3 アルツハイマー型認知症で通院中に発症した皮質下出血発症の症例

86歳，女性

主訴 左半身麻痺

概 要

▶**現病歴**：1年前から記銘力障害を認めていたため，半年前に当院認知症専門外来を受診した．神経心理検査では，Mini Mental State Examination（MMSE）にて22/30点と認知機能障害を認めた．頭部MRI，脳血流シンチなどの画像検査を施行し，アルツハイマー型認知症と診断されたが無投薬で経過観察されていた．

某月某日昼食後，トイレに行くときに左半身の動かしにくさを自覚した．様子をみていたが改善せず，救急隊要請して当院を受診した．頭部CTを施行し，右頭頂葉皮質下出血を認め同日入院となった．

▶**既往歴**：子宮筋腫術後，腸閉塞（入院の既往あり）．腰椎圧迫骨折．アルツハイマー型認知症．

▶**内 服**：ベリチーム®配合顆粒3g，ラニチジン150mg，酸化マグネシウム0.5g

一般身体所見

血圧139/61 mmHg[*1]，脈拍74／分　整，体温　36.6℃，SpO₂ 97%（室内気吸入時），眼瞼結膜：貧血（−），眼球結膜：黄疸（−），甲状腺腫なし，肺野：清，心音；Ⅲ，Ⅳ音聴取せず，心雑音なし，下腿浮腫なし．

神経学的所見

意識：Ⅰ-1，GCS　E4V5M6
視野正常，眼球運動制限なし，複視なし，眼振なし，瞳孔両側3mm，対光反射正常，顔面感覚正常，額のしわ寄せ対称，閉眼正常，鼻唇溝対称，聴力正常，構音障害なし，カーテン徴

[*1] 来院時の血圧も低く，高血圧の既往もない高齢者の皮質下出血の症例は，脳アミロイドアンギオパチーが鑑別となる．詳細は解説1（p.198）を参照．

症例

候陰性，軟口蓋挙上対称，舌偏倚なし．

　上肢バレー徴候左陽性，下肢ミンガチーニ徴候左陽性，指鼻指試験正常，回内回外運動正常，踵膝試験正常，上腕三頭筋反射＋/＋，上腕二頭筋反射＋/＋，膝蓋腱反射＋/＋，アキレス腱反射＋/＋，ホフマン，トレムナー反射なし，バビンスキー，チャドック反射なし，感覚障害を認めず．歩行は評価できなかった．

検査所見

採血

明らかな異常所見なし．

心電図

HR76 洞調律　心室性期外収縮単発認める．

胸部レントゲン

明らかな異常所見なし．

CT・MRI

頭部単純 CT では，右中心溝深部に縦 2.3 cm×横 1.4 cm×高さ 2.5 cm（推定血種量[*2] 4.0 mL）の皮質下出血を認める（図 3-1）．

頭部単純 MRI では，右前頭頭頂葉に皮質下出血を認める（図 3-2）．他の部位に明らかな microbleeds[*3] は認めない（図 3-3）．

[*2] 推定血種量 (mL) は，縦 (cm)×横 (cm)×高さ (cm)×1/2 で出すことができる

[*3] 脳アミロイドアンギオパチーの鑑別のためには T_2*強調画像や susceptibility weighted imaging での microbleeds の評価が重要である．詳細は解説 4（p.199）を参照．

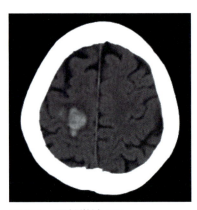

図 3-1　頭部単純 CT

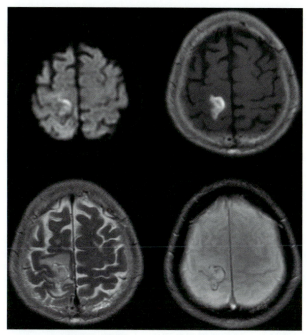

図 3-2　頭部単純 MRI ①

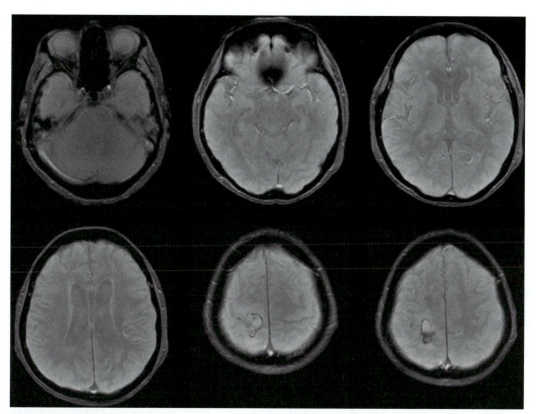

図 3-3　頭部単純 MRI ②

症例

入院後の経過

　頭部CTで皮質下出血を認めたが，出血量は10 mL以下であり，意識レベルの低下はなく，神経症状は軽微であることから，手術適応はないと判断した[*4]．血圧および全身管理を行う方針となった．皮質下出血であるが，発作は認めないことから予防的抗てんかん薬投与[*5]は行わず経過観察とした．経過中，てんかん発作を認めることはなかった．

　入院後，左上下肢はMMT4レベルで推移し，食事も経口摂取可能となった．原因精査をしながらリハビリテーションを進めた．

　頭部MRI[*6]を行ったが，明らかな血管奇形，脳腫瘍などの2次性脳出血の所見を認めなかった．微小出血の多発の所見も認めず，精査の結果Boston Criteriaに基づいて[*7] Possible cerebral amyloid angiopathy（CAA）と診断した．治療方針として血圧管理をしていく方針とした．

　経過中に38℃台の発熱を認め，検尿で膿尿を認め，レボフロキサシンでの加療を開始した．尿培養で大腸菌を認め，薬剤耐性の結果からレボフロキサシンからST合剤に処方を変更して，炎症反応の陰転化を認めた．リハビリテーションの結果歩行は可能になったが，介助が必須であり，自宅退院に向けてよりADLを上げるためにリハビリテーション病院へと転院した．

[*4] 皮質下出血の手術適応については，解説2を参照．

[*5] 脳出血における抗てんかん薬の予防投与は意味がないとされている．詳細は解説3を参照．

[*6] アルツハイマー型認知症を先行しており，アミロイドβという共通項をもち高齢発症の皮質下出血であることから，脳アミロイドアンギオパチーを鑑別の中心として考えて評価した．詳細については解説4を参照．

[*7] 脳アミロイドアンギオパチーの診断にはBoston Criteriaが通常使われる．詳細は解説4を参照．

本症例の解説

　高齢発症の皮質下出血の症例．高齢発症，皮質下出血であり，アルツハイマー型認知症があることから脳アミロイドアンギオパチーによる出血が疑われた．T_2^*画像では，単発の皮質下出血を認めるのみであった．頭部造影CTや頭部MRIなどから他の病態が除外されたことからBoston Criteriaに基づいてPossible cerebral amyloid angiopathyと診断した．脳アミロイドアンギオパチー特有の治療はなく，降圧を図り再発予防を行った．後遺症が残ったためリハビリテーション目的で転院となった．

解説

1. 皮質下出血の疫学と臨床

　脳卒中データバンク2015によると脳出血の部位別の頻度では，皮質下出血は，登録された急性期脳出血17,723例中，被殻出血（29%），視床（26%）に続いて3番目（19%）に多かった．皮質下出血の主な原因としては，高血圧，脳アミロイドアンギオパチー，脳腫瘍，脳動静脈奇形，海綿状血管腫，脳静脈性血管腫，硬膜動静脈ろう，もやもや病，出血性梗塞，脳動脈瘤，感染に伴う偽性動脈瘤（感染性心内膜炎など），血液凝固異常，薬剤性（抗凝固薬，抗血小板薬，

経口避妊薬など）などがある．

　脳卒中データバンク2015から脳出血の原因別でみると，その他の部位出血では90.3％が高血圧性出血であることと比べて，皮質下出血では49.8％と有意差をもって低かった（P＜0.001）．また，高血圧の既往歴についてもその他の部位の出血群では82.3％に高血圧の既往があったのに対して，皮質下出血群では62.5％と有意差をもって既往のある割合が低かった（p＜0.001）．また，皮質下出血群で優位に高齢であり，皮質下出血については脳アミロイドアンギオパチーの関与が推察されている．

　血種の部位としては，頭頂葉に最も多く，ついで側頭葉，後頭葉に発症する傾向にある．これも脳アミロイドアンギオパチーの好発部位が頭頂葉から後頭葉であることとの関連が考えられる．

　皮質下出血の症状としては，発症部位に一致した巣症状を呈する．運動野であれば，対側運動障害，言語野であれば運動あるいは感覚性失語，後頭葉では対側の同名半盲を呈する．ただし，皮質下の小出血においては軽度の頭痛，活動性低下，失認，精神症状もしくはてんかん発作のみで発症することもあり注意が必要である．

2. 皮質下出血の手術適応

　脳卒中治療ガイドライン2015によると，脳出血の手術一般については，「脳出血の部位に関係なく，血種量10 mL未満の小出血または神経学的所見が軽度な症例は手術を行わないように勧められる（グレードD）．また，意識レベルが深昏睡（Japan Coma Scale（JCS）300）の症例に対する血種除去術は科学的根拠がない（グレードC2）」とされていて，皮質下出血については，「脳表から深さが1 cm以内のものでは，特に手術の適応を考慮してもよい（グレードC1）」としている．

　また，American Heart Association/American Stroke Associationの2015年のガイドライン[1]においては，テント上の脳出血に関しては有効性が証明されいないとしており，血種除去術についてはあくまで生命予後の改善を見込んで行うものであるとしている．

3. 皮質下出血と痙攣

　脳出血では，4〜18％に痙攣発作を合併し，皮質下出血での痙攣発作の合併は15〜23％と高率であるが，他の部位での合併は少ない．脳卒中治療ガイドライン2015においては，「手術例以外では抗てんかん薬の予防的使用は科学的根拠がないので勧められない（グレードC）」としている．また「急性期に投与された抗てんかん薬が予防目的である場合も，痙攣発作を生じていなければ漫然とした投与を行うことは，科学的根拠がないので，勧められない（グレードC2）」としている．

4. 脳アミロイドアンギオパチーについて

　脳アミロイドアンギオパチーは髄膜と皮質の小血管にアミロイドβタンパクが沈着する脳小血管病である．前述の通り脳アミロイドアンギオパチーは高齢者の脳出血の原因として頻度が高いとされる．

　アミロイドβタンパクの沈着により脆弱化した血管壁が破綻することで，脳葉，皮質および皮質下の脳内出血，およびくも膜下出血，脳表ヘモジデローシスをきたす．これらを病理もしくは画像所見で診断するために作られたのが改変版Boston Criteria（表3-1）であり，現在広く使われている診断基準[2]である．この診断基準の特徴は病理所見を得ることができなくても，画像所見で診断をくだすことが可能である点である．脳アミロイドアンギオパチーの脳出血における画像診断としては，MRIのグラディエントエコー法によるT_2^*強調画像もしくはsusceptibility

症　例

表 3-1　脳アミロイドアンギオパチーの改変版 Boston criteria

Definite CAA
剖検で以下の3点を示す.   1. 脳葉，皮質あるいは皮質下出血   2. CAA に関連する高度の病理学的変化   3. 他に脳出血の原因がないこと
Probable CAA with supporting pathology
臨床データおよび病理組織（血腫吸引あるいは皮質生検標本）が以下の3点を示す.   1. 脳葉，皮質あるいは皮質下出血   2. CAA の病理学的変化（程度は問わない）   3. 他に脳出血の原因がないこと
Probable CAA
臨床データおよび MRI/CT が以下の3点を示す.   1. 脳葉，皮質あるいは皮質下に限局する多発性出血（小脳出血があってもよい）あるいは，上記に限局する単発性出血および脳表ヘモジデローシス   2. 55歳以上   3. 他に脳出血の原因がないこと
Possible CAA
臨床データおよび MRI/CT が以下の3点を示す.   1. 脳葉皮質あるいは皮質下に限局する単発性出血（小脳出血があってもよい）あるいは，脳表ヘモジデローシス   2. 55歳以上   3. 他に脳出血の原因がないこと

weighted imaging（SWI）を用いることで，高感度で微小出血を検出することができる．

　脳卒中データバンク2015によると脳アミロイドアンギオパチーが脳出血全体に占める割合は，2007年から2008年が1.76％であったのに対して，2009年から2013年では2.93％と増加している．その内訳としては，平均年齢80歳と高齢者が中心で，女性が63.8％を占めている．ただデータバンクでの定義の問題もあり，実際には脳アミロイドアンギオパチーに伴う脳出血はもっと多い可能性がある．

　脳卒中治療ガイドライン2015では，「グラディエントエコー法やSWIといった高感度MRIで皮質，皮質下微小出血が多数みられた例，アミロイドPETにて後頭葉に集積が高い例では，脳アミロイドアンギオパチーの可能性を考慮する」との記載がある．

　脳アミロイドアンギオパチーに伴う脳出血の手術治療については，脳卒中治療ガイドライン2015に，「脳アミロイドアンギオパチーに関連する脳出血に対する血腫吸引術が保存的療法よりも転機が良いという十分な科学的根拠はない（グレードC1）」「脳アミロイドアンギオパチーが疑われ，高血圧を呈する患者では降圧療法を行うように勧められる（グレードB）」との記載があるのみであり，実際としては通常の皮質下出血に準じて治療していると考えられる．

　同じくアミロイドβタンパクが沈着するアルツハイマー型認知症については合併することが報告されている．死後病理診断のついたアルツハイマー型認知症の患者117例の報告[3]では83％に脳アミロイドアンギオパチーの病理所見の合併を認めたとのことである．しかし，中等度から重度の脳アミロイドアンギオパチーの所見を認めたのは25.6％程度であった．その中でも脳出血もしくは脳虚血性変化を認めたのは43.4％であり，かならずしもアルツハイマー型認知症患者が脳アミロイドアンギオパチーによる脳出血きたすとは限らない．また，Smithらの報告[4]によると脳アミロイドアンギオパチーの症例において認知症を先行する頻度は対照群と変わりなかったと

あり，アルツハイマー型認知症であるから脳出血リスクが高いとはいえないと考えられる．

しかし，アルツハイマー型認知症診断時の頭部 MRI で脳アミロイドアンギオパチーを示唆する所見を認めていた症例が診断 1 ヵ月後に皮質下出血をきたしたとの報告[5]があり，認知症精査のための画像検査で，脳アミロイドアンギオパチー合併が疑われる場合には治療を開始したほうがよいと考えられる．脳アミロイドアンギオパチーに対する治療法としては，疾患特異的なものは現在のところはない．脳卒中治療ガイドライン 2015 では，「脳アミロイドアンギオパチーが疑われ，高血圧を呈する患者では降圧療法を行うように勧められる（グレード B）」とあり，高血圧合併例では積極的に降圧を図ることなどが考えられる．

文　献

1) Hemphill JC 3rd, Greenberg SM, Anderson CS, et al.：Guidelines for the Management of Spontaneous Intracerebral Hemorrhage：A Guideline for Healthcare Professionals From the American Heart Association/American Stroke Association. Stroke 46：2032-2060, 2015.

2) Linn J, Halpin A, Demaerel P, et al.：Prevalence of superficial siderosis in patients with cerebral amyloid angiopathy. Neurology 74：1346-1350, 2010.

3) Ellis RJ, Olichney JM, Thal LJ, et al.：Cerebral amyloid angiopathy in the brains of patients with Alzheimer's disease：the CERAD experience, Part XV. Neurology 46：1592-1596, 1996.

4) Smith EE, Gurol ME, Eng JA, et al.：White matter lesions, cognition, and recurrent hemorrhage in lobar intracerebral hemorrhage. Neurology 63：1606-1612, 2004.

5) 野中俊宏，藥師寺祐介，井手俊宏，ほか：発症前に多彩な脳アミロイドアンギオパチー関連 MRI 所見が描出されていたアルツハイマー病合併脳葉型出血の 1 例．臨床神経 56：338-343, 2016.

〈長田高志〉

II. 脳出血

Case 4 抗血栓薬内服中の高血圧性脳内出血　70歳代，男性

主訴　右上下肢脱力

概要

▶**現病歴**：冬期某日，夕食飲酒後入浴するため脱衣中に倒れる*1．意識がもうろうとしており，発語が乏しく，右上下肢の力が入らない．頭痛を訴え，呂律も回らないが呼びかけで開眼，名前と年齢は言える．救急車で発症40分後に搬送される．
▶**既往歴**：高血圧，心房細動で3年前より内服治療を受けているが，薬名不明*2．

*1 日本の一戸建ての廊下，お風呂やトイレは，居室と比較して温度差があり，いわゆるヒートショックが循環器・脳卒中の発症に寄与すると思われる．また，夏場の夜間，エアコンを切って，熱中症からの脳卒中発症も問題になっている．

*2 救急車には家族同伴であるが，現地出発前にお薬手帳持参を確認することが推奨される．

一般身体所見

　身長168 cm，体重62 kg，血圧180/112 mmHg，脈拍77／分　不整，呼吸14／分，SpO_2 98％，体温36.2℃．結膜横染や蒼白なし，頸部血管雑音なし．心音清音ラ音なし．腹部平坦かつ柔，腫瘤触知なし．下腿浮腫なし．

神経学的所見

　右利き，意識呼びかけですぐ開眼，JCS10，年齢と月日正答，瞳孔3 mm左右差なく対光反射俊敏かつ完全，眼球正中位で運動制限なし．視野欠損なし．右鼻唇溝浅く，右上肢挙上10秒で20 cm下垂，右下肢挙上5秒で15 cm下垂，感覚鈍麻なく，右上下肢協調運動拙劣も麻痺相応，失構音あるも言語理解良好．半側空間無視や消去現象なし．National Institute of Health Stroke Scale（NIHSS）スコア6．

II. 脳出血

検査所見

搬送後経過

意識障害，右上下肢不全麻痺，運動性失語および心房細動を認め，左前頭葉皮質を含んだ病変，急性発症から心原性脳塞栓症を考えた[*3]．生理食塩水で血管確保，採血項目提出した．心電図は心房細動70〜80/分であった．胸部レントゲンでは左4弓突出，肺野に異常はなかった．

来院15分後の頭部単純CTでは左被殻に直径2 cmの高吸収域を認めた（図4-1）．救急外来に戻り，経静脈的微量持続点滴による降圧薬開始した[*4]．来院20分に報告された血液検査ではPT値の延長を確認した．

WBC	6,400/μL	Cr	0.8 mg/dL
Hb	14.4 g/dL	Na	144 mEq/L
Ht	44.4%	K	4.4 mEq/L
Plt	180,000/μL	Cl	110 mEq/L
APTT	30秒	血糖	122 mg/dL
PT-INR	2.1	血液型	A Rh（+）
UN	12 mg/dL		

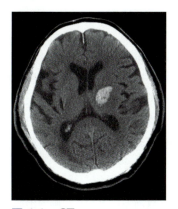

図4-1　CT

治療

内服薬はワルファリン3 mgを夕食後内服していること，直近の血圧値が130/80 mmHgであり，またPT-INR1.9であったことをかかりつけ医に電話問い合わせで判明．3日前の血液検査でPT-INR 1.8であったことを確認した[*5]．血液製剤投与の目的と副作用説明後，濃縮プロトロンビン製剤を来院25分から点滴開始した[*6]．投与終了5分後血圧は138/78 mmHg，血液検査でPT-INR 1.3に復した．ダビガトラン内服に備えたイダルシズマブを返却した[*7]．症状進行や血腫拡大はなく，

[*3] 心房細動を有し，急性発症の意識障害と巣サインから，つまり患者背景と病歴，神経診察だけで臨床診断を頻度の多い順にあげることが救急の現場の基本であろう．心原性脳塞栓症の超急性期，左中大動脈領域の閉塞と考える．アルテプラーゼ（rt-PA）やその後の機械的血栓回収術のためカテーテル室とスタッフ，術者の手配を開始を始めている．

[*4] 降圧療法の実際は次の通りである．
1. ニカルジピン塩酸塩（ニカルジピン 25 mg，ペルジピン®注射），血圧上昇時は収縮期血圧値160 mmHg未満を目標に5分間隔で測定し1〜3 mL投与，その後1〜10 mL/時間で投与する．
2. 塩酸ジルチアゼム（塩酸ジルチアゼム 50 mg，ヘルベッサー®），生理食塩水 50 mLに3バイアル 150 mgを溶解，体重 50 kgに対して時間 1 mLで開始，1〜10 mL/時間で調整する．
ニトログリセリン（ミオコール®点滴静注，ミリスロール®注 50 mg/100 mL）0.5〜5 μg/kg/分の投与量で調整する．

[*5] 救急医療において，患者情報として既往，内服，疾病発症状況とその後の状態変化，病歴と神経診察とともに非常に重要である．

症例

SCUに急性期治療のため入室した．来院3時間で神経学的所見に変化なく，頭部単純CTで血腫拡大がないことを確認し，手術適応にないことを確認した*8．収縮期血圧は140 mmHg未満を維持，抗潰瘍薬とビタミンK製剤を静脈投与した．

本症例の解説

本症例は神経学的所見はNIHSS10未満，意識障害JCS10，血腫量4 mLであった．脳卒中治療ガイドライン2015（追補2017）によると，脳出血の部位に関係なく血腫量10 mL未満の小出血，または神経学的所見が軽微な症例は手術を行わないよう勧められている（グレードD）．被殻出血に限定すると，神経学的所見が中程度，血腫量が31 mL以上でかつ血腫による圧迫所見が高度な場合手術を考慮してもよい（グレードC1）．特に意識障害がJCS20〜30程度の場合，開頭血腫除去術（グレードC1）や定位的脳内血腫除去術（グレードB）が推奨されている．

解説

1. 抗血栓療法中の脳内出血血腫拡大

脳内出血急性期での症状進行，すなわち意識レベル低下や片麻痺進行などの神経学的重症化は発症して数時間から24時間以内，特に6時間以内に持続的または断続的に観察されることが多い．これは血腫拡大，すなわち止血が完成していないため断続的に出血または再出血することによるものとされている．特に発症3時間以内に搬入された症例・重症例・血腫量が多い症例・抗血栓薬治療中の症例に高頻度で起きる．また搬入後24時間以内の症状進行は血腫拡大や脳室への血腫穿破によるとされている．さらに発症1〜3日に血腫の周囲に発生する脳浮腫による第2相の症状進行がある．血腫拡大による大血腫は長期転帰不良・死亡に直結するため，できるだけ早く速く確実に止血することが治療の基本原則である．本項では，高血圧性脳内出血における機能転帰を主眼とせず，その主因とされる血腫拡大を制御する観点で一般的に行われている治療を説明する．

2. 血腫拡大の予測

病歴は経過が十分情報として得られないこともしばしばあることから，脳内出血超急性期においてこの症例は血腫拡大するかどうか，CTだけで判断できると次のステップに迅速に進めることができ有利である．血腫拡大を予測させるCT画像所見として，造影剤の血腫内への漏れ（CTA spot sign），血腫の二層化（blend sign），血腫内の低吸収域（black hole sign），血腫周囲の離れ島サイン（island sign）などがある[1〜5]．しかし，これらのサインが陽性であれば必ず血腫拡大するものではない．破綻した脳実質穿通枝動脈からの出血は持続的もしくは断続的であることを示すCTA spot signの信頼度は他のサインより高いと思われる[1]．しかし，造影CTを脳出血全例行う必要はなく，少なくとも血管病変による，皮質下出血ないし典型的な部位でない脳出血，くも膜下出血合併例，非高血圧性症例または若年症例への造影CTにおいて得られた症例においては参考にすると良いであろう．

3. 血腫拡大を抑制する観点からみた降圧療法

高血圧に対する治療について，現時点での脳卒中治療ガイドライン2015（追補2017）による

と，「できるだけ早期に収縮期血圧を 140 mmHg 未満に降下させ，7 日間維持することを考慮しても良い」となっており，推奨グレードは C1（行うことを考慮しても良いが十分な科学的根拠がない）とされている．これは INTERACT2 研究の，降圧目標を 180 mmHg 未満の標準治療と比較して 140 mmHg 未満の強化治療群が機能転帰のシフト解析で統計学的に優位に改善させたという結果を軸に記載されているからである[6]．またわが国のニカルジピン静脈投与により迅速に 160 mmHg 未満に降圧させた SAMURAI-ICH 研究においても厳格降圧が神経徴候悪化，有害事象において有益であること，副次項目の血腫拡大，3ヵ月後の死亡・機能不良においても有益であったことからも再確認されているエビデンスといえる[7,8]．以上から，1 時間以内に収縮期血圧を 180 mmHg 以上の場合 160 mmHg 未満まで，150 mmHg 以上の場合 140 mmHg 未満に低下させ，その後発症 24 時間の収縮期血圧を 130～139 mmHg に目標設定し，発症 7 日まで 24 時間にわたる安定的な降圧療法を経口降圧薬へ調整することが実践的であると考えている．

血腫拡大抑制の観点に着目すると，大規模で国際的に多施設共同でなされた INTERACT2 研究[6]・ATACH-2 研究[9]を含む 5 つのランダム比較試験のメタ解析によれば，少なくとも副次項目においてであるが，レベル 2 で再現性良く有用性が示されており[10,11]，抗血栓薬中の脳内出血で前述の基準血圧を超えている場合に応用できるであろう．また，降圧強化療法における安全性において，血腫周囲の脳血流量にペナンブラ様の低灌流の危惧は ICH ADAPT 試験により否定されている[12]．確かに，出血が止まっていないと思われる CTA spot sign 陽性の症例に限定して強化降圧療法を施しても血腫拡大を予防できなかったと報告されたことからも[13]，脳内出血における高血圧への降圧療法の効果は絶対的ではなく，部分的と理解したほうがよいであろう．しかし，現実的には抗血栓薬治療中の脳出血は出血の量が多く，またその速度も速いため，現時点では止血凝固異常のない高血圧性脳出血と同様にせず，速やかに降圧療法を開始，早く目標値に達し，安定的に血圧値を維持することが推奨されると考えられる．

4．抗血栓薬の中和療法

通常の高血圧性脳出血急性期で血液凝固系に異常がない場合，血液凝固因子を含めた血液製剤の投与は行わない．血液製剤リコンビナント第Ⅶ因子投与の臨床試験の有用性がないことが示され，むしろ血栓症が増加し有用性を打ち消したためである[14]．血管強化薬（カルバゾクロムスルホン酸ナトリウム）を科学的に評価した大規模臨床研究はなく，また抗プラスミン薬（トラネキサム酸）は機能および生命予後を改善させなかったと報告された[15]．しかし，抗血栓薬内服中の脳出血超急性期においての報告ではないため，これらの薬剤を投与することは否定されるものではないと考えられる．

抗血栓療法中に合併した脳内出血は，原則抗血栓薬の中止を指示する．ワルファリンは凝固外因系の第Ⅶ因子を抑制しているため，血管外に漏出した出血を止血する凝固因子の量自体が抑制され少なくなっており，止血に間に合わなくなっている．ワルファリンの中和作業に対してはこの第Ⅶ因子および第Ⅱ，Ⅸ，Ⅹ因子を含んだ新鮮凍結血漿に比べて，これらの因子が濃縮されたプロトロンビン複合体投与は，直後に PT-INR を 1.35 ないし 1.2 未満まで復するように一気に補充ができ，血腫拡大や死亡率の頻度を低下させることができる[16]．輸液量増加による心負荷や感染症の危惧があり，解凍時間および点滴絶対量の多さから治療完了までの時間の遅延という点が不利だが，新鮮凍結血漿も第 2 選択として位置する．両者ともこの中和療法の翌日に起きうる PT-INR リバウンド再上昇現象を予防すべく，必ずビタミン K を併用する．

直接経口抗凝固薬でトロンビン阻害薬ダビガトランには抗ダビガトラン中和抗体療法イダルシ

ツマブが投与される[17]．内服4時間以内の症例，また血腫拡大が停止していると保証されない限り投与される．Xa阻害薬（リバーロキサバン，アピキサバン，エドキサバン）に対してデコイ療法アンデキサネットαは2018年秋の時点で未承認であり，現時点では新鮮凍結血漿が考慮される．プロトロンビン複合体によるワルファリン中和治療は来院後早ければ早いほど成績がよいことが示されていることからも，中和治療は時間との勝負である[18]．また，添付文書上ダビガトランとリバーロキサバン内服後早期の場合には経口活性炭（クレメジン）による除去も考慮する．一方，アスピリン，クロピドグレル，ジピリダモールなどの抗血小板療法中の脳内出血の止血のため，血小板輸血を行い補充された血小板が止血して，生命予後や機能転帰を改善させるのではないかと調べるランダム化試験PATCH研究では，機能的な転帰も含めて有用性が乏しく，むしろ血栓症などの安全性が担保されないとされたため，推奨されない[19]．

5．抗血栓薬再開のタイミング

抗凝固療法中の頭蓋内出血後，血栓・塞栓症予防のため，ワルファリンないし直接経口抗凝固薬をどのタイミングで再開するかは，ランダム化臨床研究がなく十分な科学的根拠はないといえる．少なくも塞栓症のリスクを考慮する必要があり，人工弁の場合中止後1～2日以降再開せざるを得ない．下肢深部静脈血栓症による肺塞栓症は脳内出血症例，特に強い片麻痺を呈している症例で想定範囲内である．NIHSS下肢スコアが3～4の場合，麻痺側に間欠的下肢空気圧迫法を予防的に行い，肺塞栓血栓症出現場合は脳出血2～7日以降開始している．低分子ヘパリンのブリッジングも考慮しながら直接経口抗凝固薬を開始している．また，心房細動による脳全身塞栓症既往の場合は7～8週間の待機が，再出血と塞栓症の総合的利点の点からスウェーデン脳卒中登録から示された[20]．現実的には，個々の症例の塞栓症のリスクに参考となる$CHADS_2$スコアと全身状態を参考にして，中止後1～4週間の再開がされている．ワルファリンよりも直接経口抗凝固薬が，出血性合併症が少ないため選択されている．これにより総合的には脳梗塞再発予防がなされ，生命転帰が抗凝固薬を再開しなかった，またはできなかった患者群よりも良好であったとRETRACE研究などから報告されている[18]．一方，抗血小板薬が虚血性心疾患や脳卒中予防に対して処方されていた場合，その再開の是非や時期は十分証明されていない[20]．抗血栓薬の再開は虚血性疾患と出血性合併症の頻度を天秤にかけて行うが，MRIのT_2^*強調画像で検出できる微小出血の有無や多寡が参考になるのではないか，抗血小板薬でもアスピリンよりはシロスタゾールが安全であるとPICASSO研究が[21]，また微小出血が多いほど抗凝固薬による脳出血が多いことをCROMIS-2研究が報告している[22]．今後，症例の虚血性および出血性イベントのリスクの層別化ができると抗血栓薬再開の判断に役に立つのではないかと期待される．

6．抗凝固薬中和の実際

①新鮮凍結血漿-LR「日赤」240（血液400 mL相当に由来する血漿1袋＝2単位）：ワルファリンによりPT-INRが1.6以上および2.6以上の延長があれば，それぞれ5～6，10単位投与する．解凍時間による治療の遅延，感染症や容量負荷による心房細動基盤の拡張障害型の心不全悪化の危惧がある．2単位を少なくとも15～30分かけて投与している．うっ血性心不全の危惧があれば，頭部挙上，酸素投与，ループ利尿薬を240 mLあたりフロセミド10～20 mg静脈投与を併用している．

②濃縮プロトロンビン製剤（ケイセントラ®静注用500単位・1000単位）：PT-INR2.0以上4.0未満は25単位/体重kg，例えば体重60 kgで1500単位，体重100 kg超え症例は2500単位投与する．また，INR4～6の場合35単位/kg，INR6以上の場合50単位/kg投与する．治療

の目的は脳出血の止血であるが，目標はPT-INRを1.2～1.3に復することである．1500単位投与予定であっても，まず1000単位急速点滴，5分後1分で結果を得ることができるPT-INR迅速キットで目標に達すれば，追加投与しない．1.4以上であれば500単位追加して5分後効果判定する．2000単位投与の場合，1000単位を先行投与し，PT-INRが2.0を超えている場合1000単位追加投与，2.0未満1.4以上の場合500単位追加して，再度効果判定する．迅速キットの準備が必要である．高齢者循環器疾患を有する症例での過凝固による虚血性脳卒中や冠動脈疾患，下肢深部静脈疾患から肺塞栓の報告もあり，安全な治療を心がけている．

③メナテトレノン・ビタミンK(ケイツー® N静注10 mg)：10～20 mgを点滴静注する．ショックを起こさないようにゆっくり投与するべきである．

④遺伝子組み換えイダルシツマブ(プリズバインド® 静注液2.5 g)：ダビガトラン(プラザキサ®)内服症例における止血していることが断定できない急性期において，1バイアル2.5 g/50 mLを含有，2バイアルを10分かけて点滴静注する．APTT延長度や体重による量調整はしない．

7. 救急の現場では常に最悪に備えよ

"Prepare the worst."を肝に銘じて動くとよいだろう．救急外来で常備されていない治療薬は薬剤師の協力を得て，準備を怠らないようにしている．脳塞栓症で動いていたが脳出血であった，ワルファリンによる頭蓋内出血と想定してたがダビガトラン内服中であった，血圧に低い血行力学的脳梗塞は大動脈解離からの頸動脈波及であった，救急搬送症例の病態生理を想定してもしばしば裏をかかれる．

抗血栓療法中の脳出血の治療原則は，生体の止血凝固システムが抑制されているために，高頻度になる致命的血腫拡大を停止させ，神経徴候進行を防ぎ，生命機能転帰をよくすることである．まず，血腫拡大の予防には，高度の高血圧があれば降圧療法を行う．次に，凝固止血系異常がある症例への最適止血治療を施す．止血完了後，血腫の部位と血腫量，神経学的所見から，発症8時間以内の適正な手術のタイミングと適応を逸さないように外科医にコンサルテーションを行う．また，投与されていた抗血栓薬をいつから再開するべきかを考える．

文　献

1) Demchuk AM, Dowlatshahi D, Rodriguez-Luna D, Molina CA, et al.：Prediction of haematoma growth and outcome in patients with intracerebral haemorrhage using the CT-angiography spot sign (PREDICT)：a prospective observational study. Lancet Neurol 11：307-314, 2012.

2) Sporns PB, Schwake M, Schmidt R, et al.：Computed tomographic blend sign is associated with computed tomographic angiography spot sign and predicts secondary neurological deterioration after intracerebral hemorrhage. Stroke 48：131-135, 2017.

3) Li Q, Zhang G, Xiong X, et al.：Black hole sign. Novel imaging marker that predicts hematoma growth in patients with intracerebral hemorrhage. Stroke 47：1777-1781, 2016.

4) Boulouis G, Morotti A, Brouwers HB, et al.：Association between hypodensities detected by computed tomography and hematoma expansion in patients with intracerebral hemorrhage. JAMA Neurol 73：961-968, 2016.

5) Li Q, Liu QJ, Yang WS, et al.：Island Sign：An Imaging Predictor for Early Hematoma Expansion and Poor Outcome in Patients With Intracerebral Hemorrhage. Stroke 48：3019-3025, 2017.

6) Anderson CS, Heeley E, Huang Y, et al.：Rapid blood-pressure lowering in patients with acute intracerebral hemorrhage. N Engl J Med 368：2355-2365, 2013.

7) Koga M, Toyoda K, Yamagami H, et al.：Systolic blood pressure lowering to 160 mmHg or less using nicardipine in acute intracerebral hemorrhage：a prospective, multicenter, observational study（the Stroke Acute Management with Urgent Risk-factor Assessment and Improvement-Intracerebral Hemorrhage study）. J Hypertens 30：2357-2364, 2012.

8) Sakamoto Y, Koga M, Yamagami H, et al.：Systolic blood pressure after intravenous antihypertensive treatment and clinical outcomes in hyperacute intracerebral hemorrhage：the stroke acute management with urgent risk-factor assessment and improvement-intracerebral hemorrhage study. Stroke 44：1846-1851, 2013.

9) Qureshi AI, Palesch YY, Barsan WG, et al.：Intensive Blood-Pressure Lowering in Patients with Acute Cerebral Hemorrhage. N Engl J Med 375：1033-1043, 2016.

10) Boulouis G, Morotti A, Goldstein JN, et al.：Andreas C. Intensive blood pressure lowering in patients with acute intracerebral haemorrhage：clinical outcomes and haemorrhage expansion. Systematic review and meta-analysis of randomised trials. J Neurol Neurosurg Psychiatry 88：339-345, 2017.

11) Lattanzi S, Cagnetti C, Provinciali L, et al.：How Should We Lower Blood Pressure after Cerebral Hemorrhage? A Systematic Review and Meta-Analysis. Cerebrovasc Dis 43：207-213, 2017.

12) Butcher KS, Jeerakathil T, Hill M, et al.：The Intracerebral Hemorrhage Acutely Decreasing Arterial Pressure Trial. Stroke 44：620-626, 2013.

13) Morotti A, Brouwers H, Romero JM, et al.：Intensive Blood Pressure Reduction and Spot Sign in Intracerebral Hemorrhage：A Secondary Analysis of a Randomized Clinical Trial. JAMA Neurol 74：950-960, 2017.

14) Mayer SA, Brun NC, Begtrup K et al.：Efficacy and safety of recombinant activated factor Ⅶ for acute intracerebral hemorrhage. N Engl J Med 358：2127-2137, 2008.

15) Sprigg N, Flaherty K, Appleton JP, et al.：Tranexamic acid for hyperacute primary IntraCerebral Haemorrhage（TICH-2）：an international randomised, placebo-controlled, phase 3 superiority trial. Lancet 391：2107-2115, 2018.

16) Steiner T, Poli S, Griebe M, et al.：Fresh frozen plasma versus prothrombin complex concentrate in patients with intracranial haemorrhage related to vitamin K antagonists（INCH）：a randomised trial. Lancet Neurol 15：566-573, 2016.

17) Pollack CV Jr, Reilly PA, Eikelboom J, et al.：Idarucizumab for Dabigatran Reversal. N Engl J Med 373：511-520, 2015.

18) Kuramatsu JB, Gerner ST, Schellinger PD, et al.：Anticoagulant reversal, blood pressure levels, and anticoagulant resumption in patients with anticoagulation-related intracerebral hemorrhage. JAMA 313：824-836, 2015.

19) Baharoglu MI, Cordonnier C, Al-Shahi Salman R, et al.：Platelet transfusion versus standard care after acute stroke due to spontaneous cerebral haemorrhage associated with antiplatelet therapy（PATCH）：a randomised, open-label, phase 3 trial. Lancet 387：2605-2613, 2016.

20) Pennlert J, Overholser R, Asplund K, et al.：Optimal timing of anticoagulant treatment after intracerebral hemorrhage in patients with atrial fibrillation. Stroke 48：314-320, 2017.

21) Kim BJ, Lee EJ, Kown SU, et al.：Prevention of cardiovascular events in Asian patients with ischaemic stroke at high risk of cerebral haemorrhage（PICASSO）：a multicentre, randomised controlled trial. Lancet Neurol 17：509-518, 2018.

22) Wilson D, Ambler G, Shakeshaft C, et al.：Cerebral microbleeds and intracranial haemorrhage risk in patients anticoagulated for atrial fibrillation after acute ischaemic stroke or transient ischaemic attack（CROMIS-2）：a multicentre observational cohort study. Lancet Neurol 17：539-547, 2018.

（大槻俊輔）

II. 脳出血

Case 5　透析患者の脳出血　61歳，女性

主訴　しゃべりにくい

概　要

▶**現病歴**：某月某日午後8時に家族とともに夕食を取り，入浴後に座っていた．家族が見ていると，急に眼が虚ろとなって，しゃべらなくなった．そのまま崩れるように床に倒れたため，家族が救急要請し，当院へ搬送となった．

▶**既往歴**：高血圧症（発症時期不詳，コントロール不良），脂質異常症（発症時期不詳），甲状腺機能低下症（27歳時より），2型糖尿病（50歳時よりインスリン導入），糖尿病性腎症（51歳より血液透析中）．

▶**内　服**：炭酸ランタン水和物750 mg分3毎食後，クエン酸第2鉄水和物750 mg分3毎食後，シナカルセト塩酸塩12.5 mg分1夕食後，カンデサルタン8 mg，アムロジピン5 mg配合錠1錠夕食後，プラバスタチン10 mg分1夕食後，ランソプラゾールOD錠15 mg分1夕食後，沈降炭酸カルシウム錠500 mg分1夕食後，レボチロキシンナトリウム50 μg分1眠前，速効型インスリン　朝2単位，昼3単位，夕3単位皮下注．

▶**家族歴**：特記すべきことなし．

一般身体所見

身長：148 cm，体重：54 kg，BMI：25，血圧180/90 mmHg，脈拍96/分　整，体温36.8℃，SpO$_2$ 96%（室内気吸入時），眼瞼結膜に貧血なく，眼球結膜に黄染なし．表在リンパ節触知せず．甲状腺腫大なし．心音は雑音認めず．呼吸音は清．腹部は軟らかく，聴診では腸雑音あり．亢進なし．打診は濁音．圧痛なし．肝臓脾臓触知せず．両側下肢に浮腫を認める．

症例

神経学的所見

意識レベル：呼びかけで開眼，JCS10，GCS12（E3M6V3）

瞳孔：右白内障にて観察不可，左瞳孔4 mm，直接，間接対光反射迅速かつ完全，眼球運動制限なし，眼振なし．視野欠損なし．顔面神経：右鼻唇溝浅く，右閉眼困難，額のしわ寄せは左右差なし．提舌正中．

上肢バレー試験は行えず，右上肢は体幹幅寄せ腹上まで挙上可能，左上肢は挙上保持可能．下肢ミンガチーニ試験行えず．右下肢は膝立て可能，挙上しても5秒で落ちる．左下肢は挙上保持問題なし．失調：指鼻指試験，回内回外試験，膝かかと試験は施行できず，評価不能．

感覚：温痛覚触覚とも左右差なし，言語：呼称不可（時計，眼鏡），復唱可，言語理解可，構音障害：あり，半側空間無視や消去現象を認めず．固縮，振戦なし．

National Institute of Health Stroke Scale（NIHSS）8

上肢腱反射 2+/+，膝蓋腱反射2+/+，アキレス腱反射+/+−，ホフマン+/−トレムナー+/−，バビンスキー+/−，チャドック+/−．

検査所見

採血

WBC	6,600/μL	CRP	0.05 mg/dL	AST	17 U/L
Hb	10.7 g/dL	TP	7.8 g/dL	ALT	9 U/L
Ht	34.7%	Alb	3.8 g/dL	Amy	182 U/L
MCV	93.8 fl	T-Bil	0.2 mg/dL	CK	45 U/L
MCH	28.9 pg	UN	70 mg/dL	血糖	124 mg/dL
MCHC	30.8%	Cr	9.49 mg/dL	HbA1c	6.3%
Plt	105,000/μL	Na	37 mmol/L	HDL-C	46 mg/dL
APTT	23.6 秒	K	5.7 mmol/L	LDL-C	133 mg/dL
PT-INR	0.92	Cl	100 mmol/L	T-Cho	190 mg/dL
Fib-C	288 mg/dL	Ca	9 mmol/L	TG	181 mg/dL
Dダイマー	1.1 μg/mL	IP	5.6 mg/dL		
TAT	1.7 ng/mL	LDH	222 U/L		

翌日，血液維持透析を予定していたため，クレアチニン，BUN，K値の高値を認めていた．

貧血を認めており，腎性貧血と考えた．凝固系ではDダイマーの高値を認めた．

心電図・心電図モニター

洞調律，心房細動なし，心筋虚血を疑う所見なく，正常範囲内であった．

頸動脈エコー

動脈硬化性病変を認めるが，有意狭窄なし．椎骨動脈の血流所見から右椎骨動脈は後下小脳動脈後閉塞が疑われた．

CT・MRI

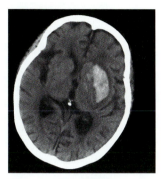

図 5-1　来院時単純 CT
左被殻出血（推定血腫量 12 mL）

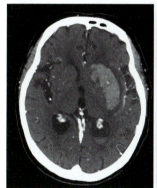
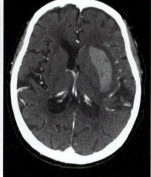
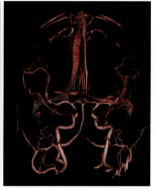

図 5-2　来院時造影 CT
black hole sign，island sign，spot sign，swirl sign を認める．
頭蓋内血管に出血の原因となるような動脈瘤や動静脈奇形といった血管の異常は認めない．

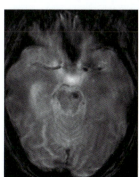
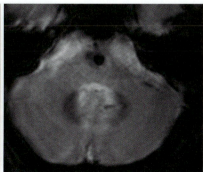
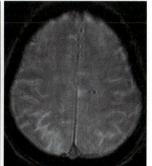

図 5-3　MRI
$T_2{}^*$ にて中脳，橋，半卵円中心に microbleeds[*1] を認める．
体幹部 CT では，可視範囲内臓器に悪性腫瘍を示唆する所見なし．肝胆膵異常を認めず．

症例

入院後の経過

▶左被殻出血：意識障害，構音障害，失語，右上下肢の不全麻痺から脳卒中を疑い，頭部 CT を施行．右被殻出血（血腫量 12 mL）を認め CTA で spot sign および blak hole sign, island sign, swirl sign 陽性を認め血腫の拡大が予想された．来院時血圧は収縮期 170〜180 mmHg 拡張期 90〜100 mmHg と高値であった．血腫拡大を防ぐため，目標血圧を 140/80 mmHg 未満として，塩酸ジルチアゼムの微量点滴での持続投与による降圧療法を開始したが，すぐには十分な降圧を得られず，亜硝酸薬を追加したが収縮期血圧は 160 mmHg 前後で推移した．来院 30 分で症状は進行し，右上下肢の弛緩性不全麻痺の進行（上肢は重力に逆らっての挙上ができなくなり，下肢は膝立てできなくなった）を認めたため頭部 CT を再検．血腫拡大（推定血腫量 17 mL）と脳室穿破を認めた．その後来院 1.5 時間後，3.5 時間後に CT の再検を繰り返したが，血腫の拡大は認めなかった．症状，血腫量から手術適応はないと判断し，保存的加療を継続した．翌日以降，脳浮腫の進展とともに右上下肢麻痺は徐々に悪化を認め一時的に弛緩性の完全麻痺となっていたが，脳浮腫の軽減とともに不全麻痺となり，リハビリテーションにより改善．転院時の ADL は経介助下での車いす移動となった．右上肢は手指の巧緻運動障害があり，全介助での食事摂取となっていた．構音嚥下障害は重度残存し，嚥下訓練とともに継続的にリハビリテーションが必要と判断した．第 20 病日にリハビリテーション病院へ転院となった．

▶高血圧：来院時より塩酸ジルチアゼムでの降圧に対し反応が悪く，亜硝酸薬を追加し，降圧薬を増量しながら対応したが，目標血圧である 140/80 mmHg に達したのは来院 6 時間後であった．以降も第 3 病日に透析を施行するまでは血圧の上昇を認め，収縮期血圧は 130〜190 mmHg と幅広く変動推移した．透析での徐水によって体液量が減少すると血圧は低下し，108/72 mmHg と，過度な降圧を認めた．以降も，降圧薬を増量していったが，透析直前まで体液量の増大とともに血圧は上昇し，透析によって体液量が減少すると血圧の低下を認める傾向があった．第 2 病日に経鼻チューブを挿入し，以降は徐々に内服内容を増量した．第 7 病日に静脈投与していた亜硝酸薬を終了，第 10 病日に塩酸ジルチアゼムを終了．最終的に経鼻チューブよりアムロジピン 10 mg 分 2，オルメサルタン 80 mg 分 2，ニトログリセリン 5 mg 貼付，ビソプロロール 4 mg 貼付，非透析日のみスピロノラクトン 25 mg を使用することにより安定した降圧を得て，収縮期血圧 110〜150 mmHg, 拡張期血圧 65〜80 mmHg で維持できた．

▶糖尿病性腎症：糖尿病性腎症で週 3 回血液透析を受けていた

---

*1 慢性血液透析と脳出血の発症リスク：MRI T_2^* 強調画像では，撮像領域の磁場の均一性がきわめて敏感にとらえられ，均一性に影響を与える脳内のヘモジデリンが低信号病変として鋭敏に描出される．この低信号病変は，病理学的に動脈硬化を伴った小血管周囲へのヘモジデリン沈着が主体であることから，易出血性微小血管床からの出血と考えられ，microbleeds（MBs）と称される．MBs の有無は脳出血の発症に影響することが示唆されている[9]．
長期高血圧例や脳血管障害既往例で高頻度に MBs を認めるが，透析患者で MBs を有する頻度（19〜35％）が一般住民（数％）と比較して極めて高いことが報告されている[10]．慢性血液透析患者における MRI の T_2^* 画像では microbleeds と陳旧性脳出血との相関を認めるが，透析期間との相関は認めない[11]．本例でも T_2^* 画像で，今回の出血部位とは別に微小出血を認めている．
2016 年に報告された，10,745 例の透析患者を対象とし 10 年間追跡した，オーストラリアでのコホート研究[12]では女性は男性の 1.85 倍脳出血を起こしやすく，腎移植を受けた患者では透析治療を継続した患者と比較して脳出血リスクは 65％ 低減した．喫煙は脳梗塞のリスクを増大するが，脳出血のリスクを増大はさせなかった．腹膜透析と維持透析では脳出血の発症リスクに差はなかった．年齢の上昇，脳血管障害の既往も脳出血発症のリスクであった．

*2 急性期の腎不全管理：脳出血発症後 24 時間以内は血腫増大のリスクが高いため，抗血栓薬を使用する血液透析を避けるほうが望ましい[21]．血液透析による溶質除去と除水によって頭蓋内圧亢進が増強するので，透析施行が必要と判断される場合には頭蓋内圧への影響が極力小さい方法を選択することが望ましい．Krane ら[22]は，脳出血例において頭蓋内圧変動の程度を血液透析と腹膜透析とで比較し，前者では頭蓋内圧が急激に上昇するのに対し，後者では上昇なく安定して経過したと報告した．また，北村ら[23]は，間欠的血液透析と持続的血液透析濾過を比較し，前者では頭蓋内圧は上昇したが，後者ではほとんど上昇しなかったことを報告した．間欠的血液透析においても，血流を低く保って透析効率を下げることで頭蓋内圧亢進は抑制される[24]．これらのことより，急性期には腹膜透析か持続的血液透析濾過，あるいは透析効率を低下させた短時間の連日血液透析を行うことが推奨されている[18]．また，渡部らは，死亡例では，透析療法開始前の尿素窒素や血清クレアチニン値が高かったことを報告し[25]，これらの数値が高い患者では脳浮腫の増悪を予防するために，透析中のグリセロール投与が望ましいと提唱している．

ので，第 3 病日，発症から 24 時間経過してから維持透析を継続した*2．

透析液としてはナファモスタットメシル酸塩を用い，透析前後の体液量の変動による血圧の変動に難渋したが，最終的には非透析日のみスピロノラクトンを追加することにより血圧は安定した．

▶ 2 型糖尿病：来院時より朝食前/昼食前/夕食前/眠前 296/450/121/136 mg/dL と食前高血糖を認めていたため，インスリンスライディングスケールを用いて血糖コントロールを行った．第 9 病日より遅効型インスリンを眠前 6 単位皮下注で開始．最終的に 10 単位投与で 88/110/111/290 mg/dL と安定し退院となった．

透析時に使用する抗凝固薬としてはナファモスタットがヘパリンに比し半減期が短いため回路内に影響が限局し，全身の凝固時間に及ぼす影響が小さく，出血合併症が少ないとされている[26]．同薬を使った血液透析ろ過により合併症なく定位的血腫吸引術を行えたとする報告[27]もあるが，手術例での術後出血の危険性も指摘されている[19]．

退院後の経過

退院後，リハビリテーション病院にてリハビリテーションを継続し，ADL は自立歩行，右手指の巧緻運動障害が残存するも，食事摂取は自立し，ほぼ問題なく入院前の生活を行えるようになった．

本症例の解説

糖尿病性腎症による慢性腎不全があって定期的に血液透析を行っている，コントロール不良の高血圧を背景とした高血圧性脳内出血の患者である*3．体液量の増減によって血圧が大きく変動し，脳出血発症時も透析治療の前日であったことから，体液量増加による血圧上昇が出血の原因となった可能性が示唆される*4．

*3 疫学：eGFR 低値（eGFR＜60 mL/分/1.73 m^2）で定義した慢性腎臓病 chronic kidney disease（CKD）は出血性脳卒中の独立した危険因子であり，CKD を有さない者と比較し約 3 倍の危険性があるという報告[1]や，女性のみで eGFR の低下に伴い発症リスクが増加するという報告がある[2]．
慢性血液透析の患者では，年間 0.6〜1.0%が脳出血を発症し，健常人と比較して 5〜10 倍の危険性がある[3]．また心房細動を合併した慢性血液透析患者にワルファリン治療を行うと，未治療患者と比較して出血性脳卒中の発症リスクは有意に 2.3 倍上昇する[4]．
好発部位は非透析患者の脳出血と同様に基底核が最も多く[5] 50〜80%を占めるが，皮質下出血の頻度も 2 番目に高いとの報告もみられる[6]．大部分が高血圧を原因とする脳出血で，非透析患者より血腫が大きく，転帰不良であるのが特徴である．死亡率は 27〜83%（平均 53%）と一般住民（久山町研究）の 19%より高く[7]，特に，血腫量が 50 mL 以上の例や脳室穿破例，入院翌日に血腫の増大が認められる例では予後が極めて不良となる[8]．

*4 急性期の血圧管理：脳出血急性期では，できるだけ早期に収縮期血圧 140 mmHg 未満に降下させ，7 日間維持することが望ましいとされている[13]．透析患者では，体液量過剰により血圧管理に難渋することが多い．カルシウム拮抗薬あるいは亜硝酸薬の微量点滴静注による降圧が脳卒中ガイドライン 2015 では推奨されている．カルシウム拮抗薬では特にニカルジピンを適切に用いることを考慮してもよいとされており，本症例でもニカルジピンを使用し，後に亜硝酸塩を追加している．可能であれば早期のカルシウム拮抗薬，アンジオテンシン変換酵素（ACE）阻害薬，アンジオテンシンⅡ受容体拮抗薬，降圧利尿薬を用いた経口治療へ切り替えることを考慮してもよい[14]．

解説

1. 急性期の脳浮腫管理

　頭蓋内圧亢進を伴う大きな脳出血の急性期治療において，グリセロールの静脈内投与が救命に有効であったというわが国の報告があり[15]，臨床現場で使用されている．欧米のRCTでは転帰に差がないとの結果が出ている[16]ため，脳卒中治療ガイドライン2015ではエビデンスレベルはグレードC1[17]である．日本透析医学会の血液透析患者における心血管合併症のガイドラインでは，透析患者では尿の排泄が期待できないので，グリセロール投与は体液量への過剰負荷となるので除水による排泄が期待できる透析日投与が望ましいとしている[18]．本症例では出血による脳浮腫は軽微で症状悪化も著明でないためグリセロールは用いていない．

　透析例での開頭手術の成績は不良であり[19]，被殻出血に対する定位的血種吸引術では，血種量が50 mL以上での救命は困難であるが，30～50 mLでは非透析例に対する外科手術と比較して死亡率や機能転帰に差はないとする報告もある[20]．

2. 透析患者における心血管疾患の一次二次予防に対して抗血栓薬内服中の場合の再開時期

　本症例においては抗血栓薬の内服はなかったが，脳出血発症時，心血管疾患に対して，一次もしくは二次予防として抗血栓薬を内服している場合がある．急性期治療を終了し，状態が安定したのちに，抗血栓薬を中止するのか，もしくは再開するならどの時期にするのか，ということがしばしば問題となる．透析患者を対象とした明確な指針は現在のところはないが，非透析患者においては血栓症および塞栓症発症の危険性が高い場合には止血完了後に抗血栓療法の再開を考慮してもよいが，再開のタイミングについては十分な科学的根拠は現時点ではない[34]．抗血小板療法は，冠動脈疾患の合併などを考慮に入れて検討すべきである[35]．抗凝固療法中の脳出血に際し1～2週間のワルファリン休薬を行った場合，脳梗塞の発症率は5％未満と報告されている[36]．また，出血性脳卒中患者における早期抗凝固療法は，肺塞栓症の発症リスクを37％低下させるが，血腫増大や死亡率に有意な差を認めなかったとしている[37]．血栓症ハイリスク患者では72時間以内[38]，機械弁患者では7～14日以内[39]に抗凝固療法を再開すべきとする報告がみられる一方で，ワルファリン関連脳出血234例の検討から抗凝固療法再開の至適タイミングを10～30週後とする報告もみられている[40]．なお，欧州のガイドラインでは，脳梗塞発症と脳出血増悪再発のリスクを鑑みながら10～14日後の抗凝固療法の再開[35]，American Heart Association (AHA)のガイドラインでは静脈血栓の可能性が高い症例では1～4日後にヘパリンによる抗凝固療法再開を考慮してもよいとしている[41]．

　透析患者においては出血のリスクとなる高血圧コントロール*5,6を十分に行い，上記の知見を参考に抗血栓療法の再開にあたっては，本人，家族への充分な説明を行ってから，再開，中止を決断する必要があると考える．

---

*5 透析治療中の脳出血患者における二次予防としての血圧管理：脳出血の二次予防としての血圧管理は極めて重要である．血圧コントロール不良例では再発率が高く，再発予防のためには，拡張期血圧を90 mmHg以下に，可能であれば130/80 mmHg未満にコントロールするように勧められている[28]．74例の高血圧性脳出血患者（非透析例）を対象とした検討で，拡張期血圧90 mmHg以上の患者の再発率が10％と高かったのに対し，拡張期血圧90 mmHg未満の患者の再発率は1.5％未満と著明に少なかったことが報告されている[29]．また，PROGRESS (Perindopril Protection Against Recurrent Stroke Study) 研究[30]でも，積極的な降圧治療によって脳出血の発症および再発が半減したことが報告されている．
透析症例において同様の降圧管理が脳出血の再発予防に効果があるかどうかは不明である．血液透析患者における心血管合併症の評価と治療に関するガイドライン[18]が日本透析医学会によって作成されており，透析患者における血圧測定法，降圧目標値，降圧薬投与のタイミング，降圧薬の選択について示されており，治療にあたっては参考にするとよい．

*6 透析患者における脳出血一次予防としての血圧管理：日本透析医学会の統計調査委員会の解析では，透析患者における脳出血の新規発症リスクとして血圧が強く影響することが明らかにされた[31]．透析前収縮期血圧と脳出血の発症リスクとの相関は糖尿病患者では有意ではなかったが，非糖尿病患者では，収縮期血圧が 180 mmHg 以上で有意にリスクが増大した．一方，拡張期血圧に関しては，糖尿病，非糖尿病ともに低値で脳出血のリスクが減少した．Iseki ら[32]も，収縮期血圧と脳出血の関係について検討し，160 mmHg 以上では 140 mmHg 未満と比べて発症率が 3 倍高かったと報告した．また，Kawamura ら[33]は，透析前収縮期血圧と血腫量が有意に正相関し，収縮期血圧の値自体が脳出血の程度に影響すると報告した．透析症例における高血圧に対する降圧療法の脳出血の発症予防効果をみた臨床研究はないが，疫学調査から血圧管理の重要性は高いことが示されている．

文　献

1) Bos MJ, Koudstaal PJ, Hofman A, et al.：Decreased glomerular filtaration rate is a risk factor for hemorrhagic but not for ischemic stroke：the Rotterdam Study. Stroke 38：3127-3132, 2007.

2) Holzmann MJ, Aastveit A, Hammar N, et al.：Renal dysfunction increase the risk of ischemic and hemorrhagic stroke in the general population. Ann Med 44：607-615, 2012.

3) Seliger SL, Gillen DL, Longstreth WT Jr, et al.：Elevated risk of stroke amang patients with end-stage renal disease. Kidney Int 64：603-609, 2003.

4) Lee M, Saver JL, Hong KS, et al.：Warfarin Use and Risk of Stroke in Patients With Atrial Fibrillation Undergoing Hemodialysis：A Meta-Analysis. Medicine (Baltimore) 95：e2741, 2016.

5) Toyoda K, Fujii K, Fujimi S, et al.：Stroke in patients on maintenance hemodialysis：a 22-year single-center study. Am J Kidney Dis 45：1058-1066, 2005.

6) Onoyama K, Kumagai H, Miishima T, et al.：Incidence of strokes and its prognosis in patients on maintenance hemodialysis. Jpn Heart J 127：685-691, 1986.

7) Ueda K, Hasuo Y, Kiyohara Y, et al.：Intracerebral hemorrhage in a Japanese community, Hisayama：incidence, changing pattern during long-term follow-up, and related factors. Stroke 19：48-52, 1988.

8) Miyahara K, Murata H, Abe H：Predictors of intracranial hematoma enlargement in patients undergoing hemodialysis. Neurol Med Chir 47：47-51, 2007.

9) Naka H, Nomura E, Takahashi T, et al.：Combinations of the presence or absence of cerebral microbleeds and advanced white matter hyperintensity as predictors of subsequent stroke types. AJNR Am J Neuroradiol 27：830-835, 2006.

10) Yokoyama S, Hirano H, Uomizu K, et al.：High incidence of microbleeds in hemodialysis patients detected by T2*-weighted gradient-echo magnetic resonance imaging. Neurol Med Chir 45：556-560, 2005.

11) Watanabe A：Cerebral microbleeds and intracerebral hemorrhages in patients on maintenance hemodialysis. J Stroke Cerebrovasc Dis 16：30-33, 2007.

12) Masson P, Kotwal S, Kelly PJ, et al.：Risk Factors for Stroke in People with End-Stage Kidney Disease：A Cohort Study. Cerbrovasc Dis 42：428-438, 2016.

13) Anderson CS, Heeley E, Huang Y, et al.：Rapid blood-pressure lowering in patients with acute intracerebral hemorrhage. N Engl J Med 368：2355-2365, 2013.

14) 日本脳卒中学会脳卒中ガイドライン委員会（編）：脳卒中治療ガイドライン 2015（追補 2017 対応）．p.145-146, 協和企画，2017.

15) 福内靖男，平井秀幸，伊藤圭史，ほか：高張グリセロール静脈内投与による神経疾患の治療-1. 10%（W/V）グリセロール加生理食塩液（CG-A2P）の臨床効果について．臨牀と研究 55：929-937, 1978.

16) Yu YL, Kumana CR, Lauder IJ, et al.：Treatment of acute cerebral hemorrhage with intravenous glycerol. A double-blind, placebo-controlled randomized trial. Stroke 23：967-971, 1992.

17) 日本脳卒中学会脳卒中ガイドライン委員会（編）：脳卒中治療ガイドライン 2015（追補 2017 対応）．p.148-149, 協和企画，2017.

18) 社団法人日本透析医学会：血液透析患者における心血管合併症の評価と治療に関するガイドライン．第 7 章　脳血管障害　Ｉ．脳出血．日本透析医学会雑誌 44：400-404, 2011.

19) 権藤学司，山中祐路，藤井聡，ほか：腎不全を合併した脳卒中患者の治療戦略．脳卒中の外科 28：248-253, 2000.

20) 鶴嶋英夫，亀崎高夫，山部日出子，ほか：慢性腎不全患者における被殻出血の検討．脳神経外科 26：897-901, 1998.

21) Kazui S, Naritomi H, Yamamoto H, et al.：Enlargement of spontaneous intracerebral hemorrhage. Incidence and time course. Stroke 27：1783-1787, 1996.

22) Karne NK：Intracranial pressure measurement in a patient undergoing hemodialysis and peritoneal dialysis. Am J Kidney Dis 13：336-339, 1989.

23) 北村伸哉，平澤博之：腎不全を伴う脳神経外科疾患急性期に対する血液浄化法．救急医学17：207-209，1993．

24) Yoshida S, Tajika T, Yamasaki N, et al.：Dialysis disequilibrium syndrome in neurosurgical patients. Neurosurgery 20：716-721, 1987.

25) 渡邊紳一郎，副島一晃，町田二郎，ほか：脳出血を生じた慢性透析患者の急性期管理および予後の検討．ICUとCCU 26：S273-S275，2002

26) Akizawa T, Koshikawa S, Ota K, et al.：Nafamostat mesilate：a regional anticoagulant for hemodialysis in patients at high risk for bleeding. Nephron 64：376-381, 1993.

27) 安森良吉，渡部純郎，明石光伸，ほか：維持血液透析患者の脳出血に対しCT定位血種吸引術を施行した2症例．日本透析医学会雑誌27：123-128，1994

28) 日本脳卒中学会脳卒中ガイドライン委員会（編）：脳卒中治療ガイドライン2015（追補2017対応）．p.153-154, 協和企画，2017．

29) Arakawa S, Saku Y, Ibayash S, et al.：Blood pressure control and recurrence of hypertensive brain hemorrhage. Stroke 29：1806-1806, 1998.

30) Chapman N, Huxley R, Anderson C, et al.：Effects of a perineopril-based blood pressure-lowering regimen on the risk of reccurent stroke according to stroke subtype and medical history：the PROGRESS Trial. Stroke 35：116-121, 2004.

31) 日本透析医学会統計調査委員会：図説 わが国の慢性透析療法の現況（2001年12月31日現在）．日本透析医学会，2002．

32) Iseki K, Fukiyama K：Predictors of stroke in patients receiving chronic hemodialysis. Kdiney Int 50：1672-1675, 1996.

33) Kawamura M, Fijimoto S, Hisanaga S, et al.：Incidence, outcome, and risk factor of cerebrovascular events in patients undergoing maintenance hemodialysis. Am J Kidney Dis 31：991-996, 1998.

34) 日本脳卒中学会脳卒中ガイドライン委員会（編）：脳卒中治療ガイドライン2015（追補2017対応）．p.175-179, 協和企画，2017．

35) Steiner T, Kaste M, Forsting M, et al.：Recommendations for the management of intracranial haemorrhage-part Ⅰ：spontaneous intracerebral haemorrhage. The European Stroke Initiative Writing Committee and the Writing Committee for the EUSI Executive Committee. Cerbrovascular Disease 22：294, 2006.

36) Phan TG, Koh M, Wijdicks EF：Safety of discontinuation of anticoagulation in patients with intracranial hemorrhage at high thromboembolic risk. Arch Neurol 57：1710-1713, 2000.

37) Paciaroni M, Agneli G, Venti M, et al：Efficacy and safety of anticoagulants in the prevention of venous thromboembolism in patients with acute cerebral hemorrhage：a meta-analysis of controlled studies. J Thromb Haemost 9：893-898, 2011.

38) Hawryluk GW, Austin JW, Furlan JC, et al：Management of anticoagulation following central nervous system hemorrhage in patients with high thromboembolic risk. J Thromb Haemost 8：1500-1508, 2010.

39) Marsh EB, Gottesman RF：Brain hemorrhage：restaring anticoagulation after intracranial hemorrhage. Nat Rev Neurol 7：130-132, 2011.

40) Majeed A, Kim YK, Roberts RS, et al.：Optmal timing of resumption of warfarin after intracranial hemorrhage. Stroke 41：2860-2866, 2010.

41) Morgenstern LB, Hemphill JC 3rd, Anderson C, et al：Guidelines for the management of spontaneous intracerebral hemorrhage：a guideline for healthcare professionals from the American Heart Association/American Stroke Association. Stroke 41：2108-2129, 2010.

（松本真林）

II. 脳出血

Case 6 妊娠12週に脳室内出血で発症したもやもや病の症例　30歳, 女性

主訴　頭痛, 嘔気

概要

▶**現病歴**：経産婦で第3児を妊娠中であった．妊娠12週目の某月某日に頭痛，嘔気を自覚したためかかりつけの産婦人科を受診．症状からは妊娠悪阻が疑われたが，頭蓋内疾患の検索のために当院脳神経外科を紹介[*1]された．

▶**既往歴**：なし（小児期より吹奏楽の演奏後に右上肢の脱力発作を繰り返していた[*2]が，受診していなかった．）

▶**出産歴**：2経妊2経産（自然分娩）

▶**内服**：なし

▶**家族歴**：母親と叔母が脳梗塞

*1 妊娠による生理的変化により，頭蓋内出血のリスクが上昇することがいわれており，脳卒中を疑う症状を有する場合には，頭部画像検査を積極的に行うべきである．

*2 成人になってからもやもや病と診断された症例でも，詳細な病歴聴取により，小児期の発症を確認できる場合がある．本例では小児期から左前頭葉の虚血症状を呈していたことが推察された．

一般身体所見

身長156 cm，体重61 kg，血圧156/88 mmHg，脈拍88／分　整，体温36.8℃，SpO$_2$ 99%．

神経学的所見

意識清明，言語障害なし，瞳孔両側3.5 mm，対光反射正常，眼球運動正常，複視なし，閉眼良好で左右差なし，口角下垂なし，舌偏倚なし，上肢バレー徴候陰性，下肢ミンガチーニ徴候陰性，感覚障害なし，失調症状なし．

症例

検査所見

入院時画像所見

妊娠12週のため，胎児への被爆の観点からCT検査は施行しなかった[*3]．

脳MRIでは，両側脳室内に，T_1強調画像で高信号，T_2^*画像で低信号の所見あり，脳室内出血[*4]と考えられた（図6-1）．

脳MRAでは，両側頭蓋内内頸動脈終末部に狭窄がみられ，以降の両側中大脳動脈および前大脳動脈がほとんど描出されなかった．左後大脳動脈の狭窄も認められた．また，両側大脳基底核部に異常血管網が認められた[*5]（図6-2）．

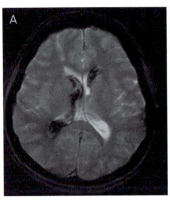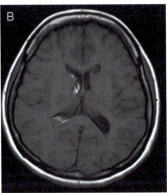

図6-1　MRI
A：T_2^*画像，B：T_1強調画像

図6-2　MRA

入院後の経過

画像所見より，もやもや病による脳室内出血の診断で入院となった．安静臥床，血圧管理による保存治療を行い，出血の増大なく経過した[*6]．2週間後に無症状で自宅退院した．

[*3] 一般的に，胎児へ奇形や精神発達遅滞などの影響を与える放射線被曝のしきい線量は100 mGyといわれている．頭部CTによる胎児線量は平均0.05 mGy未満であり，問題ないものと考えられる．しかしながら，放射線被曝による小児がん発生は確率的影響に分類され，しきい値はなく，被曝線量の上昇とともにわずかながら発生率が増加するのも事実である．正しい知識をもって，不必要な被爆を避けることが大切である．

[*4] 妊娠関連の脳卒中は重篤化しやすいことがいわれている．また，頭蓋内出血の原因として器質的な脳血管疾患を有する可能性が高いため，出血の原因となる脳血管疾患の存在を念頭に置いて脳血管系の精査を行い，適切な治療を開始することが重要である．

[*5] もやもや病の厚生労働省診断基準では，MRIおよびMRAの所見により，確定診断が可能である（Ⅱ-Case 7〈p.222〉を参照）．本症例では，頭蓋内内頸動脈終末部の狭窄と大脳基底核部の異常血管網が両側性に認められるため，もやもや病と診断できる．

[*6] 妊産婦の頭蓋内出血の治療は，まず母体の安全が優先されるが，胎児への影響も考慮する必要がある．産婦人科と連携して，薬剤投与についても慎重に行う必要がある．

本症例の解説

妊娠初期に脳室内出血で発症したもやもや病の症例である．症状が頭痛と嘔気のみで，比較的軽症であったため，産婦人科では妊娠悪阻を一番に疑ったが，念のために頭蓋内疾患の検索を行ったところ病変が発覚し，早期診断，治療につながった．一般に，妊娠に伴う母胎の生理的変化により，頭蓋内出血のリスクが上昇することがいわれており，脳卒中を疑う症状を有する場合には，CT や MRI などの頭部画像検査を行うべきである．また，妊娠に合併した頭蓋内出血は重症化しやすく，致死率も高いことがいわれており，積極的な画像検査で原因を特定した上で，適切な治療を行うことが重要である．

退院後の経過

定期的に外来で血圧管理を継続し，妊娠 38 週目に帝王切開にて無事に出産した．出産から約 1 年後，授乳が終了した時期に，もやもや病に対する複合血行再建術（浅側頭動脈中大脳動脈吻合および側頭筋と骨膜，硬膜を用いた間接血行再建）を施行した[*7]．まず，術前の脳血流 SPECT 画像（図 6-3）にて，脳循環低下がより顕著であった左側に対して手術を施行し，1 ヵ月後に右側の手術を実施した．術後経過は良好で，新たな神経脱落症状は出現しなかった．また，脳卒中の再発なく経過している（図 6-4）．

[*7] 脳卒中の原因疾患に対する外科的治療が必要な場合は，そのタイミングが重要である．胎児分娩まで待つことができるのであれば，通常は予定の時期に帝王切開で出産後に，母体に対して外科治療を行う．

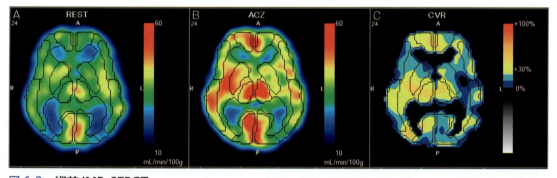

図 6-3　術前 IMP-SEPCT
A：安静時 CBF，B：アセタゾラミド負荷 CBF，C：CVR

症例

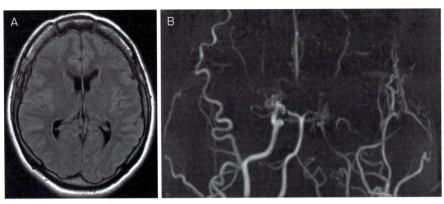

図 6-4　術後 MRI（A），MRA（B）

解説

1. 周産期の脳卒中

　周産期の脳卒中は，まれではあるが，発症した場合は重症化しやすく，死に至る可能性もあるため，重要な問題である．わが国において，脳卒中は妊産婦死亡原因の約14%を占め，産科出血による死亡に次いで2番目に多い[1,2]．Yoshida らによると，2012年から2013年の2年間で，日本脳卒中学会が全国736施設を調査した結果，妊娠関連脳卒中の発生率は，10万分娩あたり10.2件であった[2]．脳卒中の内訳は，出血性脳卒中が73.5%，虚血性脳卒中が24.5%，混合型が2.0%であった．なお，2011年の米国からの報告[3]では，妊娠関連脳卒中の発生率は48.4%，出血性脳卒中は29%であり，米国と比べてわが国の妊娠関連脳卒中の発生率は低く，出血性脳卒中の割合が高いことが示された．出血性脳卒中の原因疾患としては，脳動脈瘤19.8%，脳動静脈奇形17.1%，妊娠高血圧11.7%，HELLP症候群8.1%，海綿状血管腫7.2%，可逆性脳血管攣縮症候群 reversible cerebral vasocontriction syndrome（RCVS）4.5%，もやもや病1.8%などであった．虚血性脳卒中は，動脈性梗塞が75.7%，静脈性梗塞が24.3%であり，動脈性梗塞の原因としては，RCVSが最も多く，凝固異常がそれに次いで多かった[2]．

　妊娠中に脳卒中を発症する機序についてはさまざまな報告があるが，妊娠に伴う循環血漿量と心拍出量の増加，妊娠末期のエストロゲン上昇による血管拡張作用，陣痛などの苦痛による血圧上昇，血液凝固系の亢進などが脳卒中の原因と考えられている．

　わが国では，脳卒中治療ガイドライン2015[4]に妊娠分娩に伴う脳出血についての管理指針が示されている．妊娠関連の脳出血は，重篤化しやすく，致死率も高いことから，「1. 妊娠中，分娩時，産褥期に脳卒中を疑う症状を有する場合は，頭部CTやMRIなどによる画像診断を行う（推奨グレードC1）．十分な科学的根拠は乏しいが，頭蓋内出血を確定した場合は，専門的治療が可能な医療施設で治療することが望ましい」とされている．また，頭蓋内出血の原因として器質的な脳血管疾患を有する可能性が高いため，「2. 妊娠に関連した頭蓋内出血においては，出血の原因となる脳血管疾患の存在を念頭に置いて脳血管系の精査を行い，適切な治療を開始する」と記載されている．

　治療については，まず母体の安全が優先されるが，胎児への影響も考慮する必要がある．脳卒

中の原因疾患に対する外科的治療が必要な場合は，そのタイミングが重要である．胎児分娩まで待つことができるのであれば，通常は予定の時期に帝王切開で出産後に，母体に対して外科治療を行う．急を要する場合は，胎児が分娩後に体外で生存可能な時期であれば，緊急帝王切開で分娩を行い，その後速やかに母体の治療を行う．胎児が体外で生存可能な週数でなければ，胎児への影響が少ない治療を検討することになる．

2. もやもや病患者の妊娠および分娩

高橋ら[5]によると，全国産科施設へのアンケート調査の結果，もやもや病患者における周産期の脳卒中イベントは5.1%に発生し，永続的症状は1.7%に認められた．妊娠前から診断されているもやもや病患者の周産期の脳卒中発症率はそれほど高くなく，予後も良好との報告があるが，脳卒中をきたす可能性があることを認識して，慎重にモニタリングする必要がある．また，妊娠時に診断されていなかったもやもや病患者においては，頭蓋内出血などの重篤な脳卒中をきたす可能性があるといわれている．もやもや病患者の妊娠および分娩については一定の指針は定まっていないが，産科医と脳神経外科医が連携して管理を行い，安定した脳循環と血圧を維持することが重要である[6]．脳卒中を発症していない場合は，必ずしも帝王切開でなくてもよいとされている[6]が，実際には3分の2以上の患者で帝王切開が選択されている[5]．脳出血発症例では，血圧変動による再出血を防ぐために，一般的には帝王切開が選択される[5〜7]．

文 献

1) Takahashi JC, Iihara K, Ishii A, et al.：Pregnancy-associated intracranial hemorrhage：Results of a survey of neurosurgical institutes across japan. J Stroke Cerebrovasc Dis 23：e65-71, 2014.

2) Yoshida K, Takahashi JC, Takenobu Y, et al.：Strokes associated with pregnancy and puerperium：A nationwide study by the japan stroke society. Stroke 48：276-282, 2017.

3) Kuklina EV, Tong X, Bansil P, et al.：Trends in pregnancy hospitalizations that included a stroke in the united states from 1994 to 2007：Reasons for concern? Stroke 42：2564-2570, 2011.

4) 日本脳卒中学会脳卒中ガイドライン委員会（編）：妊娠分娩に伴う脳出血．脳卒中治療ガイドライン 2015. pp.179-180, 協和企画，2015.

5) Takahashi JC, Ikeda T, Iihara K, et al.：Pregnancy and delivery in moyamoya disease：Results of a nationwide survey in japan. Neurol Med Chir（Tokyo）52：304-310, 2012.

6) Komiyama M, Yasui T, Kitano S, et al.：Moyamoya disease and pregnancy：Case report and review of the literature. Neurosurgery 43：360-368；discussion 368-369, 1998.

7) Mehrkens JH, Steiger HJ, Strauss A, et al.：Management of haemorrhagic type moyamoya disease with intraventricular haemorrhage during pregnancy. Acta Neurochir（Wien）148：685-689；discussion 689, 2006.

（黒田　敏，齋藤久泰）

II. 脳出血

Case 7　脳室内出血で発症したもやもや病の症例　43歳，女性

主訴　突然の頭痛

概要

▶**現病歴**：某月某日，清掃の作業中に突然強い頭痛[*1]が出現し，当院に救急搬送された．
▶**既往歴**：高血圧，アレルギー性鼻炎，乳がん（3年前に手術），子宮筋腫（6年前に手術）
▶**内　服**：アムロジピン5 mg 1T1×，オロパタジン5 mg 2T2×
▶**家族歴**：特記事項なし

[*1] 突然の強い頭痛を認める症例では，たとえ神経症状が軽微，あるいは認められなくても，頭蓋内出血の可能性を念頭に置いて検査をすすめる必要がある．

一般身体所見

身長158 cm，体重60 kg，血圧163/92 mmHg，脈拍82／分　整，体温36.9℃，SpO_2 97％．

神経学的所見

意識はやや傾眠（JCS10，E3V5M6），言語障害なし，瞳孔両側4.0 mm，対光反射正常，眼球運動正常，複視なし，両側閉眼可能，口角下垂なし，舌偏倚なし，上肢バレー徴候陰性，下肢ミンガチーニ徴候陰性，感覚障害なし，失調症状なし．

検査所見

入院時画像所見

CTでは両側脳室および第三脳室内に出血を認めた[*2]（図7-1）．MRIでは左大脳半球に陳旧性脳梗塞が認められた（図7-2A）．MRAでは両側頭蓋内内頸動脈が終末部で閉塞し，両側中大

[*2] もやもや病の発症年齢は，小児と若年成人の二峰性パターンを示す．また男性より女性に多く発症するため，女児もしくは若年女性の脳卒中では，もやもや病を念頭に置いた検査が必要である．

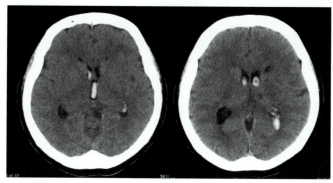

図 7-1　初診時 CT

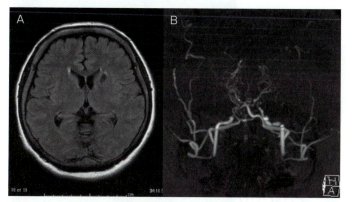

図 7-2　MRI（A），MRA（B）

脳動脈および前大脳動脈の描出がみられなかった．また，両側後大脳動脈の狭窄を認めた．両側基底核部に微少血管網が認められ，もやもや血管と考えられた*3（図 7-2B）．

入院後の経過

　もやもや病を原因疾患とした脳室内出血の診断で入院保存治療を開始した．安静臥床，血圧管理を行い，出血増大なく経過したが，入院 3 日目に昏睡状態となった．CT を確認すると，著明な水頭症を呈していた*4（図 7-3）ため，緊急脳室ドレナージ術を施行した．術後は徐々に水頭症は改善し，それに伴い意識状態も改善した（図 7-4）．術後 1 週間目に，脳室ドレーンを抜去．高次脳機能障害に対して約 1 ヵ月のリハビリを施行した後，無症状でいったん，自宅退院した．
　その後，改めてもやもや病に対する治療のため再入院した．術前 IMP-SPECT では，両側大脳半球の著明な CBF 低下，CVR 低下を認めた*5（図 7-5 上段）．まず，脳虚血がより顕著だった左側の複合脳血行再建術*6 を施行した．その 1 ヵ月後に，右側の脳血行再建術を施行した．術後の経過は良好であり，脳卒

*3 もやもや病の厚生労働省診断基準では，脳血管撮影は必ずしも必須ではなく，次の 3 項目を満たしていれば MRI および MRA のみで診断可能である．1）MRA で頭蓋内内頸動脈終末部を中心とした領域に狭窄または閉塞がみられる，2）MRA で大脳基底核部に異常血管網がみられる，3）1）と 2）の所見を両側性に認める．
ただし，片側例の確定診断には脳血管撮影が必須であること，手術を前提とした場合には，脳血管撮影を行うことが推奨されていることに留意する必要がある．

*4 脳室内出血の症例では，発症時に脳室拡大がなくても，数時間〜数日の経過で閉塞性機序による（多くの場合は中脳水道の閉塞）急性水頭症を呈することがあるため，慎重に経過観察を行うことが重要である．

*5 もやもや病における脳血流 SPECT や PET を用いた脳循環動態の評価は，脳虚血病態の診断，重症度の評価，外科的治療介入の適応決定，適切な周術期管理（特に術後過灌流の術前予測および術後診断）に有用である．

*6 もやもや病の外科治療には，1）浅側頭動脈-中大脳動脈吻合術を代表とする直接血行再建術，2）脳表に硬膜，筋肉，動脈，骨膜などを接着させる間接血行再建術，3）両者を組み合わせた複合血行再建術がある．

症　例

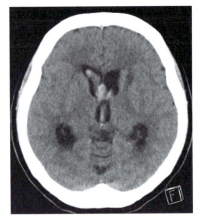

図 7-3　入院 3 日目の CT

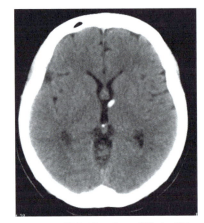

図 7-4　脳室ドレナージ後の CT

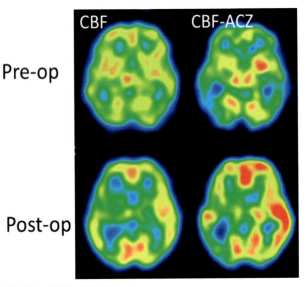

図 7-5　IMP-SPECT
上段が術前，下段が術後 4 ヵ月．
左列が CBF，右列がアセタゾラミド負荷 CBF．

中の再発なく経過した．術後 4 ヵ月目の脳血管撮影では，手術による側副血行路の発達が確認できた（図 7-6）．術後 SPECT では両側大脳半球における CBF および CVR の改善が認められた（図 7-5 下段）．

本症例の解説

　脳室内出血で発症したもやもや病の症例である．急性期は出血に対する保存的治療と急性水頭症に対する脳室ドレナージ治療を行い良好な経過を得た．慢性期に，出血の原因疾患であるもやもや病に対しての治療を行った．詳細は後述するが，出血発症のもやもや病に対して，両側の脳血行再建術を施行することで，再出血率を低下させるという報告があり，わが国のガイドライン上も手術治療を推奨している．本例でも両側の脳血行再建術を施行し，その後，脳卒中の再発なく良好な経過をたどっている．

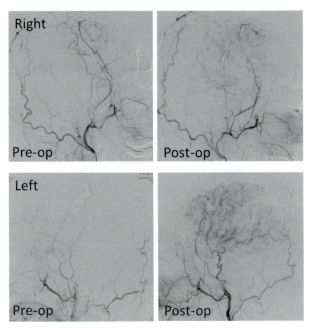

図 7-6　脳血管撮影（外頸動脈造影）
上段が右側撮影，下段が左側撮影．
左列が術前，右列が術後 4 ヵ月目．

解説

1．もやもや病の概論

　もやもや病は，両側内頸動脈終末部に慢性進行性の狭窄を生じ，側副血行路として脳底部に異常血管網（もやもや血管）が形成されることを特徴とした，アジアに多発する脳血管疾患である．1957年に特異な脳血管撮影所見としてわが国から初めて報告され[1]，1960年代に疾患としての概念が確立された[2]．2011年にわが国の研究グループにより17番染色体長腕上（17q25.3）に位置する*RNF213*遺伝子が，もやもや病の感受性遺伝子として初めて同定され[3,4]，その後の病因・病態研究は大きく発展したが，いまだ原因，病態について未解明の点が多い．本疾患の有病率は人口10万人当たり6.03人で，年間の発生率は10万人当たり0.54人と報告されている[5]．男女比は1：1.8と女性に多く，発症の年齢は二峰性を示し，10歳以下を中心とする若年型と30～40歳を中心とする成人型に区別される[5]．若年発症の一過性脳虚血発作，脳梗塞，頭蓋内出血の原因として留意するべき疾患である．

2．出血発症のもやもや病に対する治療

　小児例ではほとんどの場合が虚血症状で発症するが，成人例では約半数は出血で発症すると報告されている[6]．もやもや病における頭蓋内出血発作は生命予後，機能予後を悪化させる最大の因子である[7]．拡張した側副血行路血管の血行力学的負荷による破綻や，側副血行路血管上に形成される末梢性動脈瘤の破裂などが推測されている．出血型もやもや病における再出血率は7.09%/年という報告がある[8]．虚血型については直接血行再建術ならびに間接血行再建術が有効で，脳血流の改善による虚血発作の抑制，脳梗塞再発の予防が期待できることが以前より報告されてきたが，出血型にお

ける，再出血を防止するための治療法は長い間未確立であった．直接血行再建術の再出血予防効果を検証するための randomized controlled trial（Japan Adult Moyamoya Trail）がわが国で行われ，2014年にその結果が報告された．出血型もやもや病に対して，両側大脳半球へ直接血行再建術を行う群と内科的治療のみを行う群とに無作為に割り付けされ，その後5年間の主要エンドポイント（再出血発作を含むすべての医学的有害事象）は，手術群で3.2％/年，非手術群で8.2％/年であり，外科治療群において有意な低下がみられた[9]．さらに，その後のサブ解析により，後方出血例では非手術群の再出血率が著しく高く（後方出血例17.1％，前方出血例2.0％/年），手術の再出血予防効果も後方出血例で優位に高いことが示された[10]．これらの結果を受けて，2018年に改訂されたわが国のもやもや病（ウィルス動脈輪閉塞症）診断・治療ガイドライン（改訂版）では，「出血型もやもや病において，頭蓋外内血行再建術が再出血率を低下させるという報告があり，特に予後不良である後方出血例に対しては手術が勧められる（推奨グレードB）」とされている[6]．

文献

1) Takeuchi K：Hypogenesis of bilateral internal carotid arteries. No To Shinkei 9：37-43, 1957.
2) Suzuki J, Takaku A：Cerebrovascular "moyamoya" disease. Disease showing abnormal net-like vessels in base of brain. Arch Neurol 20：288-299, 1969.
3) Kamada F, Aoki Y, Narisawa A, et al.：A genome-wide association study identifies rnf213 as the first moyamoya disease gene. J Hum Genet 56：34-40, 2011.
4) Liu W, Morito D, Takashima S, et al.：Identification of rnf213 as a susceptibility gene for moyamoya disease and its possible role in vascular development. PLoS One 6：e22542, 2011.
5) Kuriyama S, Kusaka Y, Fujimura M, et al.：Prevalence and clinicoepidemiological features of moyamoya disease in japan：Findings from a nationwide epidemiological survey. Stroke 39：42-47, 2008.
6) 富永悌二，鈴木則宏，宮本享，ほか：もやもや病（ウイルス動脈輪閉塞症）診断・治療ガイドライン（改訂版）．脳卒中の外科 46：1-24, 2018.
7) Han DH, Kwon OK, Byun BJ, et al.：A co-operative study：Clinical characteristics of 334 korean patients with moyamoya disease treated at neurosurgical institutes（1976-1994）. The korean society for cerebrovascular disease. Acta Neurochir（Wien）142：1263-1273；discussion 1273-1274, 2000.
8) Kobayashi E, Saeki N, Oishi H, et al.：Long-term natural history of hemorrhagic moyamoya disease in 42 patients. J Neurosurg 93：976-980, 2000.
9) Miyamoto S, Yoshimoto T, Hashimoto N, et al.：Effects of extracranial-intracranial bypass for patients with hemorrhagic moyamoya disease：Results of the japan adult moyamoya trial. Stroke 45：1415-1421, 2014.
10) Takahashi JC, Funaki T, Houkin K, et al.：Significance of the hemorrhagic site for recurrent bleeding：Prespecified analysis in the japan adult moyamoya trial. Stroke 47：37-43, 2016.

（黒田　敏，齋藤久泰）

II. 脳出血

Case 8　出血で発症した脳動静脈奇形の症例　11歳，男児

主訴　突然の頭痛，嘔吐

概要

▶**現病歴**：某月某日，朝食後に突然の頭痛，嘔吐[*1]が出現した．その数分後に全身性痙攣発作を起こし夜間救急当番病院へ搬送された．頭部CT検査で脳出血が認められたため，同日，当院へ紹介搬送された．
▶**既往歴**：なし
▶**内　服**：なし
▶**家族歴**：特記事項なし

一般身体所見

身長138 cm，体重36 kg，血圧128/78 mmHg，脈拍92／分　整，体温37.2℃，SpO_2 99%．

神経学的所見

当院到着時には痙攣発作は消失していた．意識清明，言語障害なし，瞳孔両側3.0 mm，対光反射正常，眼球運動正常，複視なし，左閉眼不全，左口角下垂あり，舌偏倚なし，上肢バレー徴候陽性（わずかに左回内），下肢ミンガチーニ徴候陽性（わずかに左低下）[*2]，感覚障害なし，失調症状なし．

*1 突発する頭痛，嘔吐を認める症例では，例え神経徴候を伴っていない場合でも，くも膜下出血や脳出血などの中枢性疾患の鑑別が必要である．

*2 痙攣発作後の片麻痺の原因として，中枢疾患に伴う巣症状とトッド麻痺の可能性を念頭に置く．

検査所見

入院時画像所見

頭部CTでは右頭頂葉に2 cm大の高吸収域と脳溝に沿った高吸収域が認められ，脳出血およびくも膜下出血[*3]と考えられ

*3 脳動静脈奇形の出血は，高血圧性脳出血や脳動脈瘤破裂の症例よりも若年者の割合が高いため，若年者の頭蓋内出血では，脳動静脈奇形を疑い検査を進める必要がある．

症例

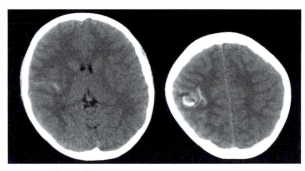

図 8-1　初診時 CT

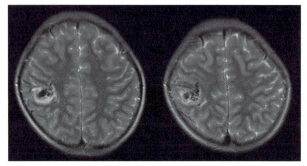

図 8-2　初診時 MRI

た（図 8-1）．

　脳 MRI では T$_2$強調画像で，右頭頂葉病変に異常な flow void が多数認められ[*4]，脳動静脈奇形からの出血が考えられた（図 8-2）．

入院後の経過

　まずは安静臥床，血圧管理による保存治療を行った[*5]．出血の増大なく経過した．発症 3 日目に脳血管撮影[*6]を施行した．右中大脳動脈から anterior parietal branch と思われる動脈が main feeder となり，頭頂葉に 2.5 cm 大の nidus を形成し，drainer は主に上矢状静脈洞へ流入していた．feeder から nidus へ流入する部位に aneurysm を形成しており出血源と考えられた（図 8-3）．main feeder にマイクロカテーテルを挿入し 2％ キシロカイン® 1.5 mL，ラボナール® 1 mL（25 mg）を動注し provocation test を行ったが，新たな神経症状は認められなかった．塞栓術は施行しなかった．Spetzler–Martin 分類 grade 2 の脳動静脈奇形の診断で，発症 8 日目に開頭摘出術を施行した．

[*4] 脳動静脈奇形の MRI 所見は，蛇行した nidus や feeder および drainer を反映して，T$_2$強調画像で flow void の集簇が認められることが特徴である．

[*5] 脳出血が認められた場合は，原因にかかわらず，再出血防止のために速やかに安静を保ち，降圧治療を開始することが重要である．緊急性がある（血腫が大きく頭蓋内圧亢進症状や重度の巣症状を認める）場合は，必要最低限の検査の後，速やかに開頭血腫除去術を行う必要がある（その場合，動静脈奇形の処置は，後日改めて行うことも少なくない）．緊急性がない（血腫が小さく症状が軽微）場合は，入念な術前検査を行い，十分に方針を検討した上で，動静脈奇形に対する適切な治療を行う．

[*6] 脳動静脈奇形の診断には，脳血管撮影が必須である．feeder, nidus, drainer を確定し，それぞれの位置関係を把握することが，治療方針の決定および外科治療を安全に遂行するために不可欠である．

Ⅱ．脳出血

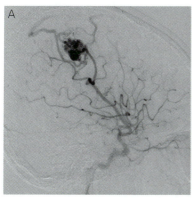
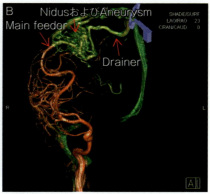

図 8-3　右内頸動脈撮影側面像（A），3D-DSA（B）

本症例の解説

　出血で発症した小児脳動静脈奇形の症例である．3 cm 未満の大きさで，eloquent area に存在し，drainer は表在性であることから，Spetzler-Martin 分類（表 8-1）の grade 2 となる．動脈瘤を合併した出血発症例であり，Spetzler-Martin 分類の low grade であることから，一般的に外科的手術の適応と考えられる．本例は，病変が頭頂葉感覚野皮質に隣接しており，運動野皮質も近傍にあることから，新たな神経脱落症状を出現させることなく摘出するためには，より慎重な手術操作が要求される．入念な術前画像の読影，血管撮影時の provocation test の結果を踏まえた上で，安全に feeder 処理および nidus の摘出が可能という判断の下，手術を施行するに至った．

表 8-1　Spetzler-Martin 分類

特徴		点数
大きさ	小（<3 cm）	1
	中（3〜6 cm）	2
	大（>6 cm）	3
周囲脳の機能的重要性	重要でない（non-eloquent）	0
	重要である（eloquent）	1
導出静脈の型	表在性のみ	0
	深在性	1

重症度（grade）＝（大きさ）＋（機能的重要性）＋（導出静脈の型）
1986 年に Spetzler RF と Martin NA により報告された脳動静脈奇形の分類である．表に示すとおり，大きさ，周囲脳の機能的重要性，導出静脈（drainer）の型により，grade 1 から 5 に分類される．グレードが高いほど開頭摘出術の難易度が高いことを示している．本分類が確立してから 30 年以上が経っているが，現在も，治療方針を決定する上で，非常に重要な分類である．（解説 2．脳動静脈奇形の治療方針〈p.230〉を参照）

術後の経過

　術後，新たな神経脱落症状は認めなかった．術後の脳血管撮影では脳動静脈奇形の残存は認められなかった（図 8-4）．術

229

症例

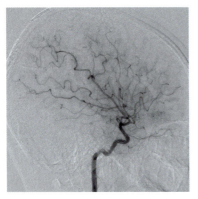

図 8-4　右内頸動脈撮影側面像（術後）

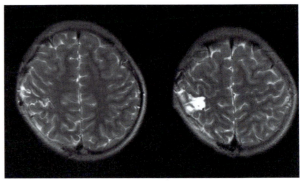

図 8-5　MRI（術後 1 年）

後経過は良好であり，リハビリで左片麻痺は改善した．術後 20 日目に，ごく軽度の左顔面麻痺を残し自宅退院となった．退院後，外来で経過観察中に左顔面麻痺も消失し無症状となった．1 年後の MRI で脳動静脈奇形の再発は認められなかった（図 8-5）．

解　説

1. 脳動静脈奇形の疫学

　これまでの報告で，脳動静脈奇形の有病率は 15～18 人/10 万人，自然発生率は 12.4 人/100 万人/年，そのうち出血発症が 50～70％といわれている[2〜4]．出血部位はくも膜下 30％，脳実質内 23％，脳室内 16％，複合型 31％という報告がある[5]．疫学に関する論文のメタアナリシスでは，出血率は年間 3.0％で，初回の出血率が 2.2％，再出血は 4.5％であった[4]．出血例における再出血率は，最初の 1 年が 6～32.9％と非常に高く，その後は徐々に低下して，5 年以降は年間 2.0％程度の出血率を有するといわれている[6〜9]．出血のリスク因子としては，出血の既往，深部局在，深部静脈のみへの流出，脳動脈瘤の合併などが報告されている[4]．初回出血による死亡率は 10％前後であり[10]，初回出血，再出血問わず他疾患に起因する脳出血と比較して永続的な神経脱落症状を遺することは少ないとされているが，長期にわたる死亡率や予後については十分に解明されていない[11]．

2. 脳動静脈奇形の治療方針

　わが国では，脳卒中治療ガイドライン 2015[12]に脳動静脈奇形の治療指針が示されている．その中では，「脳動静脈奇形に対して手術，定位放射線治療，塞栓術などの外科的治療を考慮しても良い（推奨グレード C1）」とされており，前述の文献の内容を踏まえて，「脳動静脈奇形からの脳出血例は再出血が多く，特に深部局在，深部静脈への流出，脳動脈瘤の合併例では再発の危険性が高いため，外科的治療を考慮しても良い（推奨グレード C1）」と記載されている．外科的手術，定位放射線治療，塞栓術についての文献報告を紹介する．

　外科的手術による術後の神経学的脱落症状発生率は，Spetzler-Martin 分類の grade 1：0〜

8%，grade 2：5～36%，grade 3：16～32%，grade 4：21.9～65%，grade 5：16.7～33%と報告されており，high grade のもの，すなわち，eloquent area，大きな病変，深部静脈への流出などで術後の障害，合併症が多く，死亡率は0～3%と報告されている[1,13,14]．ただし，Spetzler-Martin 分類 grade 4 や 5 の症例でも，出血例や症状悪化例では手術が勧められるとする報告もある[15]．

　定位放射線治療での完全閉塞率は，病変のサイズと放射線量に依存するとされている．小さいほど完全閉塞率が高く，4 mL 未満では 76～88%，4～10 mL では 52～74% との報告がある[16,17]．出血発症例においては，治療後閉塞するまでの期間の出血率は 1.8～5.0%/年で治療前と有意差がないという報告[17〜19]と，閉塞までの潜伏期間でも出血リスクは 65% 減少するが，脳動静脈奇形が消失してからもわずかな出血リスクが残存する[20]という報告がある．副作用としては，遅発性放射線障害による画像変化が 24～38.2%に，神経症候が 4.4～9.9%に，そのうち永続性が 0.9～2.1%に認められたとされている[16,21]．

　カテーテル塞栓術単独での完全消失率は 6～40% とされており[22〜24]，外科的手術や放射線治療と組み合わせて行うことが多い．塞栓物質は NBCA と Onyx が一般的に用いられている．Spetzler-Martin 分類の high grade 症例において，塞栓術と外科的手術の組み合わせにより，完全摘出率を上昇させ，術後の神経脱落症状を減少させたとする報告がある[25,26]．塞栓術後の合併症率は，9.5～14%で，そのうち永続性と死亡率はそれぞれ 2～9%，0.3～2% と報告されている[27〜29]．

　これらの知見を踏まえて，脳卒中治療ガイドライン 2015[12]では，「Spetzler-Martin 分類の grade 1 および 2 では外科的切除を考慮しても良い（推奨グレードC1）．Spetzler-Martin 分類 grade 3 では外科的手術または塞栓術後外科的手術の併用を考慮しても良い（推奨グレードC1）．Spetzler-Martin 分類 grade 4 および 5 では，出血例，動脈瘤合併例，症状が進行性に悪化する例以外は保存治療を考慮しても良い（推奨グレードC1）」とされている．また，「病巣部位や流入血管の状況，合併症の有無などにより外科的手術の危険性が高く病巣が小さい場合（10 mL 以下または最大径 3 cm 以下）は定位放射線治療を考慮しても良い（グレードC1）」とされており，外科的手術が困難で，なおかつ病変が小さい症例に限り，定位放射線治療を検討することを勧めている．また，てんかん発症の症例に対する外科的手術後の発作コントロールは良好であり，定位放射線治療においても，発作消失が高率で得られたという報告[30]があることから，「痙攣を伴った脳動静脈奇形では，てんかん発作を軽減するために外科的手術のみならず，定位放射線治療を含めた積極的治療を考慮しても良い（推奨グレードC1）」としている．

　未破裂脳動静脈奇形の治療については，経過観察，あるいは外科的治療，放射線治療，塞栓術の単独または組み合わせによる治療が考慮される．現時点では，経過観察と治療介入後の予後比較，各治療の効果比較に関する高いエビデンスは存在しない．唯一のランダム化対照試験である ARUBA trial の中間報告[31]では，内科治療群と介入治療を行った群とが比較検討された．総死亡，症候性脳卒中の発生を主要エンドポイントとした．平均 33.3 ヵ月の追跡期間では，主要エンドポイントの発生は内科治療群 10.1% に対して，介入治療群は 30.7% であり，内科治療群の方が有意にイベント発生率は低かった．長期予後については不明であり，さらに 5 年の長期追跡結果が待たれる．また，この研究の study design や解釈・結論が不適当であることが指摘されていることも事実であり，わが国の脳卒中治療ガイドライン 2015[32]では，「未破裂脳動静脈奇形の治療方針について，1 つの randomized controlled trial（RCT）の平均追跡期間 33 ヵ月の中

間解析で，症候に対する内科治療群が何らかの侵襲的治療群より死亡ないし症候性脳卒中の危険性が低いとされたが，長期の効果は不明である．治療方針の決定においては，個々の症例におけるリスクと治療のリスクを短期的かつ長期的に考慮した上で専門医と相談し判断する（推奨グレード C1）」としている．

文献

1) Spetzler RF, Martin NA：A proposed grading system for arteriovenous malformations. J Neurosurg 65：476-483, 1986.
2) Hillman J：Population-based analysis of arteriovenous malformation treatment. J Neurosurg 95：633-637, 2001.
3) Morris Z, Whiteley WN, Longstreth WT Jr, et al.：Incidental findings on brain magnetic resonance imaging：Systematic review and meta-analysis. BMJ 339：b3016, 2009.
4) Gross BA, Du R：Natural history of cerebral arteriovenous malformations：A meta-analysis. J Neurosurg 118：437-443, 2013.
5) Hartmann A, Mast H, Mohr JP, et al.：Morbidity of intracranial hemorrhage in patients with cerebral arteriovenous malformation. Stroke 29：931-934, 1998.
6) Brown RD Jr, Wiebers DO, Forbes G, et al.：The natural history of unruptured intracranial arteriovenous malformations. J Neurosurg 68：352-357, 1988.
7) Mast H, Young WL, Koennecke HC, et al.：Risk of spontaneous haemorrhage after diagnosis of cerebral arteriovenous malformation. Lancet 350：1065-1068, 1997.
8) Halim AX, Johnston SC, Singh V, et al.：Longitudinal risk of intracranial hemorrhage in patients with arteriovenous malformation of the brain within a defined population. Stroke 35：1697-1702, 2004.
9) Yamada S, Takagi Y, Nozaki K, et al.：Risk factors for subsequent hemorrhage in patients with cerebral arteriovenous malformations. J Neurosurg 107：965-972, 2007.
10) Wilkins RH：Natural history of intracranial vascular malformations：A review. Neurosurgery 16：421-430, 1985.
11) Choi JH, Mast H, Sciacca RR, et al.：Clinical outcome after first and recurrent hemorrhage in patients with untreated brain arteriovenous malformation. Stroke 37：1243-1247, 2006.
12) 日本脳卒中学会脳卒中ガイドライン委員会（編）：脳動静脈奇形．脳卒中治療ガイドライン 2015. pp.160-164, 協和企画, 2015.
13) Hamilton MG, Spetzler RF：The prospective application of a grading system for arteriovenous malformations. Neurosurgery 34：2-6；discussion 6-7, 1994.
14) Hartmann A, Stapf C, Hofmeister C, et al.：Determinants of neurological outcome after surgery for brain arteriovenous malformation. Stroke 31：2361-2364, 2000.
15) Nozaki K, Hashimoto N, Miyamoto S, et al.：Resectability of spetzler-martin gradeⅳ and ⅴ cerebral arteriovenous malformations. J Clin Neurosci 7 Suppl 1：78-81, 2000.
16) Lunsford LD, Kondziolka D, Flickinger JC, et al.：Stereotactic radiosurgery for arteriovenous malformations of the brain. J Neurosurg 75：512-524, 1991.
17) Pollock BE, Flickinger JC, Lunsford LD, et al.：Hemorrhage risk after stereotactic radiosurgery of cerebral arteriovenous malformations. Neurosurgery 38：652-659；discussion 659-661, 1996.
18) Steiner L, Lindquist C, Adler JR, et al.：Clinical outcome of radiosurgery for cerebral arteriovenous malformations. J Neurosurg 77：1-8, 1992.
19) Karlsson B, Lax I, Söderman M：Risk for hemorrhage during the 2-year latency period following gamma knife radiosurgery for arteriovenous malformations. Int J Radiat Oncol Biol Phys 49：1045-1051, 2001.
20) Maruyama K, Kawahara N, Shin M, et al.：The risk of hemorrhage after radiosurgery for cerebral arteriovenous malformations. N Engl J Med 352：146-153, 2005.
21) Starke RM, Yen CP, Ding D, et al.：A practical grading scale for predicting outcome after radiosurgery for arteriovenous malformations：Analysis of 1012 treated patients. J Neurosurg 119：981-987, 2013.
22) Deruty R, Pelissou-Guyotat I, Morel C, et al.：Reflections on the management of cerebral arteriovenous malforma-

tions. Surg Neurol 50 : 245-255 ; discussion 255-246, 1998.
23) Valavanis A, Yasargil MG : The endovascular treatment of brain arteriovenous malformations. Adv Tech Stand Neurosurg 24 : 131-214, 1998.
24) Wikholm G, Lundqvist C, Svendsen P : The göteborg cohort of embolized cerebral arteriovenous malformations : A 6-year follow-up. Neurosurgery 49 : 799-805 ; discussion 805-806, 2001.
25) Spetzler RF, Martin NA, Carter LP, et al. : Surgical management of large AVM's by staged embolization and operative excision. J Neurosurg 67 : 17-28, 1987.
26) DeMeritt JS, Pile-Spellman J, Mast H, et al. : Outcome analysis of preoperative embolization with n-butyl cyanoacrylate in cerebral arteriovenous malformations. AJNR Am J Neuroradiol 16 : 1801-1807, 1995.
27) Hartmann A, Pile-Spellman J, Stapf C, et al. : Risk of endovascular treatment of brain arteriovenous malformations. Stroke 33 : 1816-1820, 2002.
28) Taylor CL, Dutton K, Rappard G, et al. : Complications of preoperative embolization of cerebral arteriovenous malformations. J Neurosurg 100 : 810-812, 2004.
29) Kondo R, Matsumoto Y, Endo H, et al. : Endovascular embolization of cerebral arteriovenous malformations : Results of the japanese registry of neuroendovascular therapy (JR-NET) 1 and 2. Neurol Med Chir (Tokyo) 54 : 54-62, 2014.
30) Englot DJ, Young WL, Han SJ, et al. : Seizure predictors and control after microsurgical resection of supratentorial arteriovenous malformations in 440 patients. Neurosurgery 71 : 572-580 ; discussion 580, 2012.
31) Mohr JP, Parides MK, Stapf C, et al. : Medical management with or without interventional therapy for unruptured brain arteriovenous malformations (ARUBA) : A multicentre, non-blinded, randomised trial. Lancet 383 : 614-621, 2014.
32) 日本脳卒中学会脳卒中ガイドライン委員会(編) : 未破裂脳動静脈奇形. 脳卒中治療ガイドライン 2015. pp.225-226, 協和企画, 2015.

(黒田　敏, 齋藤久泰)

III. くも膜下出血

Case 1　頭痛を自覚した2日後に，意識障害で発症したくも膜下出血の症例　59歳，女性

主訴　意識障害

概要

▶**現病歴**：2日前に突然の後頭部痛を自覚したが[*1]，鎮痛薬を内服して様子をみていた．
　前夜，就寝時は変わりなかったが，翌朝，大きないびきをかいて意識を失っていることに家人が気付き，救急要請となる．
▶**既往歴**：緑内障
▶**家族歴**：脳卒中家族歴なし
▶**生活歴**：飲酒1～2合×2～3回／週，喫煙10本×32年だが8年前より禁煙[*2]

*1 頭痛が先行した場合は警告発作と呼ばれ，小出血と考えられている．嘔気，嘔吐，意識消失などの症状を随伴することが多い．若年に多く，警告発作からくも膜下出血subarachnoid hemorrhage (SAH) までの期間は，2～7日が多い．

*2 喫煙，大量飲酒（週150g以上）と高血圧はSAHの危険因子である．

一般身体所見

血圧191/101 mmHg，脈拍92／分　整，体温36.4℃，呼吸27／分[*3]，SpO₂ 100％（酸素投与下）．

*3 高血圧，頻呼吸は頭蓋内圧亢進に対するクッシング兆候と中枢神経性過呼吸と考えられる．

神経学的所見

Japan Coma Scale (JCS) III-200，瞳孔3.5 mm/3.5 mm，対光反射－／－，右片麻痺徒手筋力検査manual muscle testing (MMT) 2-3/5．

検査所見

採血

LDLコレステロール203 mg/dL，血糖178 mg/dLと高値を認めたが，HbA1cは5.8％と正常だった[*4]．

*4 重症SAHでは高血糖，低カリウム血症を認めることがある．SAHに伴い視床下部が一過性に障害され，交感神経系の興奮が起きるためと考えられている．

III. くも膜下出血

心電図・胸部レントゲン（図1-1）

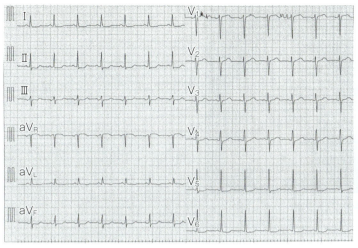
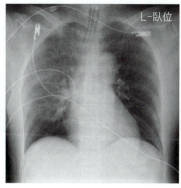

図1-1　入院時心電図・胸部レントゲン
十二誘導：V_{4-6}でST低下を認める．胸部レントゲン：右上肺野に透過性の低下を認める．

　心電図ではV_{4-6}でST低下を認めた[*5]．
　胸部レントゲンでは，右上肺野の透過性低下を認め，痰つまりによる無気肺が疑われた[*6]．

頭部単純CT（図1-2）

　左側頭葉を中心に皮質下出血を認めた．血腫は左側脳室に穿破し，中脳水道に達していた．また脳幹周囲脳槽にはSAHははっきりしないが，脳実質を間に挟んで皮質下出血と連続しない左シルビウス裂にSAHを認めた[*7]．

> [*5] SAH急性期では，交感神経系の興奮で心電図異常を50％に認めるとの報告もある．QT時間延長，ST-T変化が多く，洞性頻脈例では予後不良といわれている．また，まれにたこつぼ型心筋症を呈する場合もある．
>
> [*6] 重症SAHでは，交感神経系の興奮により，中枢性肺水腫を合併することがある．ただし，意識障害患者では誤嚥に伴う無気肺，肺炎にも注意が必要である．
>
> [*7] SAHを伴う皮質下出血の場合は，脳動脈瘤破裂や脳動静脈奇形からの出血をまず考えねばならない．

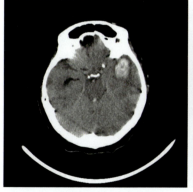
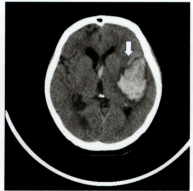
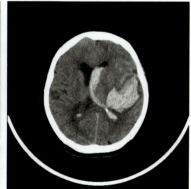

図1-2　入院時頭部単純CT
左側頭葉に皮質下出血，左シルビウス裂にSAH（矢印），左側脳室に脳室内出血を認める．

235

頭部造影 CT（図 1-3）

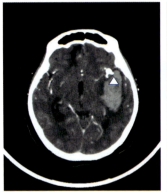
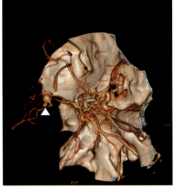

図 1-3　頭部造影 CT と CT アンギオグラフィ
左中大脳動脈分岐部に動脈瘤を認め，皮質下出血に連続したブレブ（矢頭）を認める．

造影 CT では，血腫に連続する動脈瘤陰影を認め，CT アンギオグラフィではブレブを伴う左中大脳動脈瘤[*8]を認めた．

入院後の経過

救急外来で，再出血予防のため，ニカルジピン持続点滴による降圧とプロポフォールによる鎮静をただちに行い[*9]，緊急で開頭血腫除去術と脳動脈瘤クリッピング術，外減圧術を行った[*10]．術後 2 週間は，頭蓋内圧コントロールのため，プロポフォール鎮静下，人工呼吸器管理，ブランケットによる平温管理[*11]．また，脳血管攣縮予防のため，オザグレルナトリウムと塩酸ファスジルの投与，容量負荷による循環血液量の維持を行った．

術後 7 日目に灌流 CT と MRI を施行した（図 1-4）．CT 灌流画像では，左頭頂葉の血流低下を認め，脳血管攣縮による低灌流と考えられた[*12]．

術後 18 日目に人工呼吸器を離脱したが，喀痰が多く，意識障害も遷延していたため，気管切開施行．術後 1 ヵ月目の頭部 CT で水頭症の所見を認めたため（図 1-4），腰椎腹腔 lumbo-peritoneal（LP）シャント術と頭蓋形成術を施行した．その後は徐々に意識レベルは改善し，JCS3，右麻痺 MMT3/5，気管切開，経管栄養の状態で術後 48 日目に回復期リハビリ病院へ転院した．

[*8] ブレブとは動脈瘤の一部が膨隆しているところを指すが，破裂部位であることが多い．

[*9] 初期対応で一番重要なことは，再出血の予防である．発症 6 時間以内に再出血が多く，SAH と診断されたら，適切な降圧と鎮静・鎮痛が重要である．至適血圧のエビデンスはないが，140 mmHg 前後を目標にすることが多い．

[*10] 頭蓋内圧亢進症例では，頭蓋内圧コントロールのため，骨弁を外す外減圧術が行われる．

[*11] 脳低温療法や平温療法の重症 SAH に対する有効性は示されていないが，高熱は脳損傷を悪化させるため，少なくとも高熱は避けるべきである．

[*12] 鎮静下では，脳血管攣縮の評価が難しいため，SPECT や灌流画像による脳血流検査，脳血管撮影，経頭蓋ドプラ血流計などによる評価が必要となる．

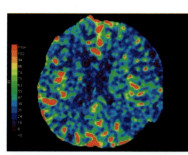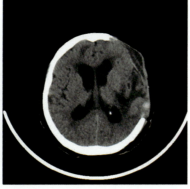

図 1-4　術後 7 日目の CT 灌流画像と術後 1 ヵ月目の頭部 CT
CT 灌流画像：左側頭葉皮質下出血部位以外の左頭頂葉にも血流低下を認める
術後 1 ヵ月目の頭部 CT：脳室拡大，脳室周囲低吸収域 periventricular lucency (PVL) と外減圧部の皮下髄液貯留を認める．

退院後の経過

発症 1 年後には，軽度の換語困難，手指失認，左右失認を認めるも，書字，計算は可能．右片麻痺は改善し，包丁でみじん切りも可能となり，自宅内 ADL は自立していた．

本症例の解説

　先行する頭痛発作の後に意識障害で発症した重症 SAH の症例である．現在でも，初回の頭痛発作で病院を受診する機会を逃し，再出血で重症化して来院する例は少なからず存在する．また初回発作で脳動脈瘤の破裂部位が脳軟膜と癒着し，再出血した場合には SAH をあまり伴わないで脳内血腫を形成することがあるといわれている．本例では，皮質下出血や脳室内出血に気を取られやすいが，左シルビウス裂の SAH を見落とさぬように注意が必要である．またそのような所見を認めれば，高血圧性以外の脳動脈瘤や脳動静脈奇形の破裂が鑑別診断としてあがり，出血源検索のために速やかに画像検査を追加する必要がある．患者ストレス軽減と検査の簡便化のため，初期診断には CT アンギオグラフィが用いられている．
　重症 SAH の転帰は，血管内治療が進んで来た現在においても予後は不良であるが，脳内出血を伴う SAH では，緊急の血腫除去術を併用することで，転帰の改善が期待できるといわれている．また，血管内治療が進歩している現状でも，血腫を伴う破裂中大脳動脈瘤の場合は開頭クリッピング術が第一選択となることが多く，本例でも緊急開頭術となった．
　動脈瘤治療後の大きな山が，脳血管攣縮である．攣縮予防のために本例でもさまざまな治療を行ったが，攣縮に伴う脳梗塞を生じた．いまだ脳血管攣縮は完全には克服できていない病態といえる．また SAH では発症 1～2 ヵ月後に水頭症の合併も多いが，シャント術で治療可能である．重症 SAH でも，血腫型で緊急手術とその後の積極的治療が適切に行われれば，完全回復には至らずとも日常生活復帰が期待できることを示した症例であった．

1. SAHの重症度と予後

SAHの重症度分類にはHunt and Hess分類と，World Federation of Neurological surgeons（WFNS）分類[1]が用いられる（表1-1, 2）．いずれも転帰との関連性が高い．脳卒中データバンク2015によると，入院時WFNS IからVまでの死亡率は，各々4.1％, 9.0％, 14.3％, 26.1％, 65.2％であった[2]．初診時重症例の予後は依然として厳しいものといわざるを得ない．

表1-1 SAHの重症度分類（Hunt and Hess分類）

Grade	臨床症状
I	無症状か，最小限の頭痛および軽度の項部硬直をみる
II	中途度から強度の頭痛，項部硬直をみるが，脳神経麻痺以外の神経学的失調はみられない
III	傾眠状態，錯乱状態，または軽度の巣症状を示すもの
IV	昏迷状態で，中等度から重度な片麻痺があり，早期除脳硬直および自律神経障害を伴うこともある
V	深昏睡状態で除脳硬直を示し，瀕死の様相を示すもの

表1-2 SAHの重症度分類（WFNS分類）

Grade	GCS score	主要な局所神経症状（失語あるいは片麻痺）
I	15	なし
II	14-13	なし
III	14-13	あり
IV	12-7	有無は不問
V	6-3	有無は不問

GCS：Glasgow Coma Scale

2. 治療法の選択

血管内治療の進歩に伴い，脳動脈瘤根治術に占める脳血管内手術の症例が増加している．わが国の脳卒中治療ガイドライン2015においては，血管内治療が有利とされるものとして，後方循環，高齢者をあげているが[3]，米国のガイドラインでは，50 mL以上の血腫を伴った例や中大脳動脈瘤がクリッピングの適応で，それ以外の両方できる症例であれば，血管内治療を優先すると記載されている[4]．

3. 脳血管攣縮

脳血管攣縮はSAH発症後数日を経て，遅発性に主幹動脈に生じる可逆的持続的な血管内腔の狭小化である．SAHの量と血管攣縮の重症度が相関しているといわれており，攣縮が高度になると神経脱落症状を呈する．症候性血管攣縮は数％から20％前後に起きるといわれている．そのメカニズムは血腫から持続的に髄液腔に放出されるオキシヘモグロビンなどの攣縮誘発物質の存在と，血管自体の反応性の2つの要素が関与しているといわれている．しかしながら最近では，SAH発症時の頭蓋内圧亢進に伴って起きる一過性全脳虚血によるearly ischemic injuryや，脳微小循環障害，さらには皮質拡延性抑制cortical spreading depressionなどの関与が指摘されており，さらなる展開が期待されている[5]．

文 献

1) 日本脳卒中学会脳卒中ガイドライン委員会（編）：Ⅳくも膜下出血．脳卒中治療ガイドライン 2015．p.182-183，協和企画，2015．
2) 井川房夫，加藤庸子，小林祥泰：本邦の破裂脳動脈瘤の疫学と統計データ．未破裂脳動脈瘤 Japan standard，嘉山孝正（監），井川房夫，森田明夫（編著），p.10-18，中外医学社，2015．
3) Spetzler RF, McDougall CG, Albuquerque FC, et al.：The Barrow Ruptured Aneurysm Trial：3-year results. J Neurosurg 119：146-157, 2013.
4) Connoly ES Jr, Rabinstein AA, Carhuapoma JR, et al.：Guidelines for the management of aneurysmal subarachnoid hemorrhage：A guideline for healthcare professionals from the American Heart Association/American Stroke Association. Stroke 43：1711-1737, 2012.
5) 吉川雄一郎：脳血管攣縮の病態と治療：最新の知見．脳神経外科速報 28：1100-1107，メディカ出版，2018．

〈菅　貞郎〉

III. くも膜下出血

Case 2 クリッピング術23年後, 再発動脈瘤破裂によるくも膜下出血　70歳, 女性

主訴　意識障害, 失禁

概要

▶**現病歴**：脳卒中後にて左不全片麻痺あり, ADL は屋内を伝い歩き, 食事は経口摂取, 排泄は自立, 会話は簡単な受け答えはできる状態だった. 某月某日 21 時頃に同居の娘が帰宅したところ, 嘔吐, 失禁の痕があり, 声をかけても発語なく反応が悪いため救急要請となった. 最終安否確認は, 前日 23 時頃. 要介護 2.

▶**既往歴**：高血圧内服治療. 23 年前にくも膜下出血（左中大脳動脈瘤破裂にて脳動脈瘤クリッピング術後）, 未破裂脳動脈瘤術後（前交通動脈瘤, 右中大脳動脈瘤に対して脳動脈瘤クリッピング術後）, 13 年前に脳出血（右被殻出血, 保存的治療）, 左不全片麻痺が後遺, 5 年前に脳梗塞, 3 年前に前額部基底細胞がん, 腫瘍切除術, 植皮術後終診, 1 年前に胃癌, 十二指腸乳頭部がん, 膵頭十二指腸切除後再発なし, 半年前に左大腿骨転子部骨折, 手術後

▶**内服歴**：アムロジピン 5 mg, ファモチジン 10 mg, 硫酸鉄 105 mg, ドネペジル塩酸塩 10 mg, カンデサルタン 12 mg, クロピドグレル 75 mg

▶**家族歴**：特になし

一般身体所見

身長, 体重不明（入院中の測定で身長 161 cm, 体重 52 kg）, 血圧 176/77mgHg, 脈拍 55／分 整, 体温 38.6℃, SpO$_2$ 96%（室内気吸入時）, 聴診にて肺野 整.

神経学的所見

Japan Coma Scale（JCS）II-20, Glasgow Coma Scale

（GCS）E2V2M4，瞳孔 右 4.2 mm 左 3.5 mm，対光反射 正常，眼瞼下垂なし，眼位正中．共同偏視なし．鼻唇溝対称，痛み刺激で上下肢の屈曲あり（左は弱い），疼痛部へ上肢が到達することはない．

検査所見

採血

WBC	9,300/μL
CRP	1.04 mg/dL
Cre	0.62 mg/dL
HbA1c	5.2%

心電図・心電図モニター

洞調律．

CT・CTA

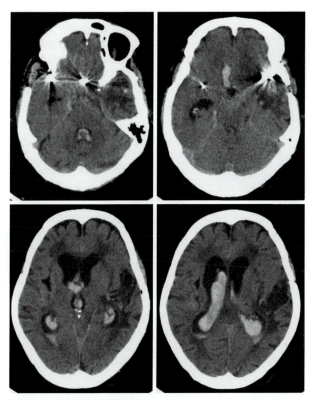

図 2-1　搬送時の頭部 CT

頭部 CT[*1] では脳室内出血（両側側脳室，第 3 脳室，第 4 脳室）が目立つ．右前頭葉下面[*2] の脳内血腫[*3]，脳底槽や両側シルビウス裂にくも膜下出血を認める．脳室周囲低吸収域 periventricular lucency（PVL）を伴う脳室拡大を認め急性水頭症の可能性が考えられる．

[*1] くも膜下出血の既往があると，癒着のため新規くも膜下出血が CT 上描出されにくいことがある．少量でもくも膜下出血を認める場合には，CTA や MRI・MRA にて脳動脈瘤の有無を明らかにする必要がある．

[*2] 前頭葉下面の脳出血を合併したくも膜下出血は前交通動脈瘤破裂の可能性が高い．脳梁前部の前頭葉に脳出血を合併した場合には，前大脳動脈末梢 A2A3 動脈瘤破裂を疑う．中大脳動脈瘤破裂によるくも膜下出血では側頭葉の脳出血を合併することが多い．

[*3] 脳内血腫，脳室内血腫とくも膜下出血が併存する場合，脳出血がくも膜下に漏出してくも膜下出血を呈する場合と，脳に嵌入した脳動脈瘤が破裂して脳出血を呈するくも膜下出血の 2 通りが考えられる．脳動脈瘤破裂の場合には，クリッピング術あるいはコイル塞栓術など動脈瘤の処置が必要になるため，CTA，MRA，脳血管撮影による動脈瘤検索が必ず必要となる．

症　例

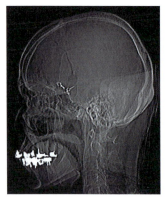

図 2-2　CTのスカウト view
CT上の金属アーチファクトは，単純レントゲンやCTのスカウトviewにて同定することができる．動脈瘤用のクリップが描出されている．開頭時の骨切開線があるが骨弁を固定するチタンプレート*4 が描出されていない．

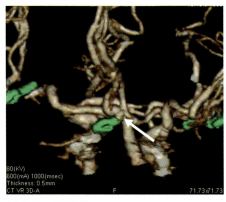

図 2-3　CTA*5
両側中大脳動脈瘤と前交通動脈瘤に対するクリップが描出されている．前交通動脈瘤の再発（矢印）が認められ今回の出血源と判断される．

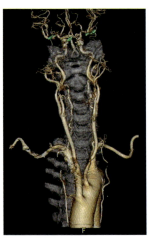

図 2-4　大動脈弓から頭蓋内のCTA*6
大動脈弓から頭蓋内頸動脈に蛇行や狭窄病変は認めない．無名動脈の起始部は低位（いわゆるType Ⅲ arch）であり，脳血管内手術施行の際にはガイディングカテーテルの誘導に難渋する可能性がある．CTAを撮影する場合，上行大動脈から頭頂部まで撮影することが望ましい．筆者の施設では，大腿動脈から頭頂部まで撮影してカテーテルのアプローチルートを確認することもある．

入院後の経過

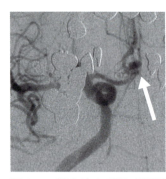 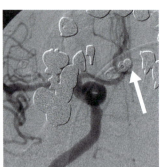

図 2-5　脳血管内手術（脳動脈瘤コイル塞栓術）
右内頸動脈撮影 LAO5 CAU28．
術前：以前のクリップと前交通動脈の間から再増大した動脈瘤が描出されている（左）．
術後：脳動脈瘤内にプラチナコイルが充填され動脈瘤は描出されなくなった（右）．

　発症前 modified Rankin Scale（mRS）3．Hunt and Hess 分類 grade Ⅳ，WFN grade Ⅳ．発症前の要介護状態，現症が重症であることから，経過観察したところ，第3病日にE4V3M6へ回復したため，同日脳血管撮影，第4病日に全身麻酔下で脳血管内手術（コイル塞栓術）を施行した．手術は右大腿動脈穿刺，9 Frシースを挿入し9 Frバルーンガイディングカテーテルを右頸部内頸動脈へ留置，ガイディングカテーテルには動脈瘤頸部形成用のバルーンアシストカテーテルと distal accsess catheter（DAC）を使用して coaxial system としたコ

*4 頭蓋骨固定用のチタンプレートは，1994年頃から使用されるようになった．チタンプレートの描出がないということから，開頭術がそれ以前に施行されたであろうと推測することができる．

*5 くも膜下出血の出血源検索には，CTAが行われることが多い．金属と造影剤のCT値の違いを利用して，クリッピング手術後やコイル塞栓術後であっても診断しやすくなった．金属アーチファクト低減技術の進歩により鮮明な画像が提供されるようになった．

*6 脳動脈瘤コイル塞栓術など脳血管内手術を行う際には，穿刺部（大腿動脈あるいは上腕動脈）からカテーテルを誘導するアプローチルートの確保が必要である．

イル挿入用のマイクロカテーテルを挿入した．コイル挿入用のマイクロカテーテルをマイクロガイドワイヤーを用いて瘤内へ誘導し，プラチナコイルを挿入，合計5本のコイルを留置した．

退院後の経過

術後は抜管[*7]して帰室．術後，クロピドグレル[*8]は続行した．脳血管攣縮予防のため，オザグレルナトリウムと塩酸ファスジルを2週間投与した．脳血管攣縮では左中大脳動脈領域に梗塞を生じた．頭部CT上，水頭症と診断して第32病日にVPシャント手術を施行した．

簡単な指示に従うことができる，介助で車椅子に乗車する，経鼻経管栄養の状態で，第52病日に回復期リハビリテーション病院へ転院した．

[*7] くも膜下出血のコイル塞栓術後には，1～数日間，全身麻酔を続行して人工呼吸器管理として動脈瘤への刺激を避けることもある．

[*8] 脳動脈瘤のコイル塞栓術後には，血栓形成予防のために抗血小板剤を投与する．アスピリン，クロピドグレルのうち1～2剤を投与することが多い．血管拡張作用を期待してシロスタゾールを併用するこもある．

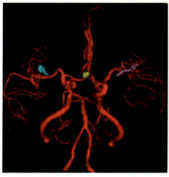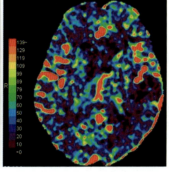

図 2-6 4D-CTA
第9病日，術後5日目に 4D-CTA[*9]，perfusion CT[*10] を撮影して，脳動脈瘤の描出が消失していること，脳血管攣縮により左中大脳動脈領域の血流低下[*11]ありと診断した．

[*9] 3D-CTAに時間軸を加えた撮影で，脳圧亢進や脳血管攣縮による循環時間の遅延も確認できる．

[*10] 4D-CTA撮影時に合わせて撮影し，CBF，CBV，MTT，TTPの各パラメーターを評価している．

[*11] 元来虚血性変化のある部位であるが，既存の梗塞巣より広範囲の虚血であった．経時的なCTでは無症候ではあるものの出血性梗塞を呈した．頭部MRI (DWI) でも高信号を呈し，脳血管攣縮による新規虚血であると確認した．

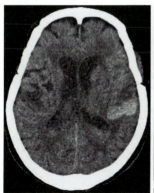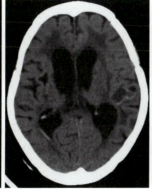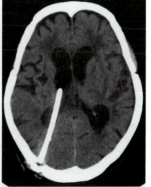

図 2-7 正常圧水頭症
第9病日：くも膜下出血が残存している．
第30病日：脳室拡大傾向にあり，PVLが増強している．
第51病日：VPシャント術後19日．右側脳室後角からVPシャントが挿入されており，脳室拡大，PVLは改善傾向にある．

症例

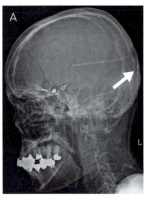
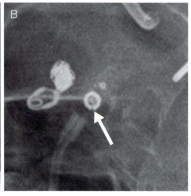

図 2-8　VP シャント術後
A：頭部レントゲンではシャントチューブが確認される．矢印は，シャント圧調節デバイス*12．
B：シャント圧調節デバイスがよく見える角度での頭部レントゲン：矢印の切れ目の位置でシャント圧設定を確認している．

*12 くも膜下出血後の正常圧水頭症は交通性水頭症である．外科的治療として，LP シャント（腰椎-腹腔短絡術），VP シャント（脳室-腹腔短絡術）が行われる．シャントチューブにはシャントバルブと呼ばれる圧可変式器具を介在していることが多い．シャントバルブの圧調整はレントゲンで確認することができるが，レントゲン撮影せずに圧設定が確認できる製品も発売されている．また，患者が立ち上がるとシャントチューブ内の，髄液が過剰に排泄される（サイフォン効果）ことを防ぐためサイフォンガード付きの製品もある．圧設定は，磁場で変更されるため強い磁場を避ける必要がある．磁場を発生する MRI 撮影する場合には，撮影前後の圧設定を確認してもし撮影後に圧設定が変更されていた場合には速やかに撮影前の圧設定へ戻す必要がある．MRI 撮影で圧設定が変更されない工夫がされたシャントバルブも販売されている．

本症例の解説

　くも膜下出血にてクリッピング術（左中大脳動脈瘤），未破裂脳動脈瘤（前交通動脈瘤）クリッピング術を施行され，23 年後に前交通動脈瘤再発，破裂によるくも膜下出血をきたした症例である．頭部 CT では，脳出血，脳室内出血に加えて少量のくも膜下出血を認めた．脳出血とくも膜下出血が画像上併存する場合，1）脳出血がくも膜下腔へ漏れてくも膜下出血を合併した場合と，2）脳内に嵌入した脳動脈瘤が破裂して脳出血をきたしている 2 通りが想定される．脳動脈瘤破裂の場合には脳動脈瘤の処置（クリッピング術やコイル塞栓術）が必要となるため，CTA，MRA，脳血管撮影による脳動脈瘤の検索が必要である．クリッピング術後の脳動脈瘤再発，再増大，新生の場合，クリッピングを行うためには前回の手術の影響で癒着している脳動脈を剥離する必要があり手術の難易度，合併症の可能性が通常よりも高い．コイル塞栓術施行困難な解剖学的事情がない場合には，コイル塞栓術を選択したほうが得策である．術後，脳血管攣縮による軽度の脳梗塞をきたした．脳室拡大が次第に進行し，正常圧水頭症と診断，VP シャント術を行った．

解説

1. くも膜下出血の診断

　くも膜下出血を疑った場合，頭部 CT 撮影は必須である．脳底槽，シルビウス裂，大脳縦裂，迂回槽，橋前槽などペンタゴン型と称されるくも膜下腔の高吸収が特徴的である．MRI FLAIR は少量のくも膜下出血検出に優れ，亜急性期から慢性期では単純 CT より感度が高いとされる[1]．

2. 脳内血腫を合併したくも膜下出血

　脳内血腫とくも膜下出血が併存する場合，脳出血がくも膜下に漏出してくも膜下出血を呈する場合と，脳に嵌入した脳動脈瘤が破裂して脳出血を呈するくも膜下出血の 2 通りが考えられる．脳動脈瘤破裂の場合には，クリッピング術あるいはコイル塞栓術など動脈瘤の処置が必要になるため CTA，MRA，脳血管撮影による動脈瘤検索が必ず必要となる．前頭葉下面の脳出血を合併

したくも膜下出血は前交通動脈瘤破裂の可能性が高い．脳梁前部の前頭葉に脳出血を合併した場合には，前大脳動脈末梢 A2A3 動脈瘤破裂を疑う．中大脳動脈瘤破裂によるくも膜下出血では側頭葉の脳出血を合併することが多い[2]．

3. 破裂脳動脈瘤に対するコイル塞栓術

デバイスや技術の進歩によりコイル塞栓術の適応は広がっている．コイル塞栓術の適応は，1) アクセスルートが確保されること，2) 動脈瘤と分枝動脈を分離する working angle が確保されることである．たとえば，破裂内頸動脈瘤近位に頸動脈狭窄があればコイル塞栓術は難しい[4]．逆にこの 2 点がクリアされれば，3 mm 以下の小さな脳動脈瘤であっても技術的にはコイル塞栓術は可能である．脳卒中治療ガイドライン 2015 によると，椎骨脳底動脈瘤系の脳動脈瘤，前床突起近傍の内頸動脈瘤，高齢者の脳動脈瘤など開頭術困難症例，開頭術・全身麻酔リスクの高い症例，多発脳動脈瘤で破裂瘤同定が困難な症例ではコイル塞栓術を選択することが多いと記載されている[3]．本症例のように，クリッピング手術後では脳血管，脳，脳動脈瘤，クリップの癒着が強く開頭手術に難渋することが予想されるために，コイル塞栓術が選択される可能性が高い．技術的にはクリッピング術，コイル塞栓術いずれも可能な脳動脈瘤が増えている．術式の選択は，施設の治療方針や術者の経験・技量によって最良の選択が変わると考えてよい．

4. 破裂脳動脈瘤に対するクリッピング術とコイル塞栓術を比較した大規模臨床試験

International Subarachnoid Aneurysm Trial (ISAT) では，1 年後の mRS 3〜6（つまり，要介助あるいは死亡）はクリッピング術 30.6％，コイル塞栓術 23.7％とコイル塞栓術の治療成績が良好であった[5,6]．The Barrow Ruptured Aneurysm Trial (BRAT) では，1 年後の mRS 3〜6 はクリッピング術 33.9％，コイル塞栓術 20.4％と同じくコイル塞栓術の治療成績が良好であった[7]．一方，ISAT 5 年後評価，BRAT 3 年後評価では，無障害生存率に有意差は認めなかった[8,9]．根治性，再出血率は，治療後 1 年以内の治療病変からの再出血率が，ISAT クリッピング術 0.9％，コイル塞栓術 2.4％，BRAT クリッピング術 0.81％，コイル塞栓術 0％であった．The Cerebral Aneurysm Rupture After Treatment (CARAT) において術後 4 年間で治療病変からの再出血率はクリッピング術 1.3％，コイル塞栓術 3.4％とコイル塞栓術で高い傾向があったが有意差はなかった[10]．

文献

1) da Rocha AJ, da Silva CJ, Gama HP, et al.：Comparison of magnetic resonance imaging sequences with computed tomography to detect low-grade subarachnoid hemorrhage：Role of fluid-attenuated inversion recovery sequence. J Comput Assist Tomogr 30：295-303, 2006.
2) Silver AJ, Pederson ME Jr. Ganti SR, et al.：CT of subarachnoid hemorrhage due to ruptured aneurysm. AJNR Am J Neuroradiol 2：13-22, 1981.
3) 日本脳卒中学会脳卒中ガイドライン委員会（編）：Ⅳ くも膜下出血．3 脳動脈瘤—治療方法の選択．脳卒中治療ガイドライン 2015．p.191-193，協和企画，2015．
4) 菅田真生：第 2 章 くも膜下出血診療．6 破裂脳動脈瘤の治療：直達手術と血管内治療の使い分け：豊田一則，高橋淳（編著），脳出血・くも膜下出血診療読本．p.274-287，中外医学社，2016．
5) Molyneux A, Kerr R, Stratton I, et al.：International Subarachnoid Aneurysm Trial (ISAT) of neurosurgical clipping versus endovascular coiling in 2143 patients with ruptured intracranial aneurysms：randomized trial. Lancet 360：1267-1274, 2002.
6) Molyneux A, Kerr RS, Yu LM, et al.：International Subarachnoid Aneurysm Trial (ISAT) of neurosurgical clipping versus endovascular coiling in 2143 patients with ruptured intracranial aneurysms：a randomized comparison of

effects on survival dependency, seizures, rebleeding, subgroups, and aneurysm occlusion. Lancet 366：809-817, 2005.
7) McDougall CG, Spetzler RF, Zabamski JM, et al.：The Barrow Ruptured Aneurysm Trial. J Neurosurg 116：135-144, 2012.
8) Molyneux AJ, Kerr RS, Birks J, et al.：Risk of recurrent subarachnoid hemorrhage, death, or dependence and standardized mortality rations after clipping or coiling of an intracranial aneurysm in the International Subarachnoid Aneurysm Trail (ISAT)：long-term follow-up. Lancet Neurol 9：427-433, 2009.
9) Spetzler RF, McDougall CG, Albuquerque FC, et al.：The Barrow Ruptured Aneurysm Trial：3-year results. J Neurosurg 119：146-157, 2013.
10) Johnston SC, Dowd CF, Higashida RT, et al.：Predictors of rehemorrhage after treatment of ruptured intracranial aneurysms：the Cerebral Aneurysm Rupture After Treatment (CARAT) study. Stroke 39：120-125, 2008.

〔片山正輝〕

Index

日本語索引

●あ
悪性腫瘍　136
悪性中大脳動脈梗塞　51, 52
アスピリン　102
アテローム血栓症　119, 120
アテローム血栓性脳梗塞
　　2, 16, 46, 81, 87, 90, 113
　　──慢性期治療　95
アテローム硬化症　69
アドヒアランス　45
アミロイドβタンパク　199
アルガトロバン　17, 88, 93, 102
アルコール摂取　81
アルツハイマー型認知症　195

●い
意識障害　38, 46, 90, 190, 234, 240
異常血管網　218
イダルシズマブ　19, 207
一過性脳虚血発作　2, 113, 180
遺伝子組み換えプラスミノーゲン
　　アクチベーター　15
飲酒　234

●う・え・お
ヴァルサルヴァ効果　138
ウィリス動脈輪閉塞症　226
埋め込み型心電図モニター　174
運動障害　113
エストロゲン　166
エダラボン　18, 102
エノキサパリンナトリウム　161
遠位塞栓防止デバイス　70
円蓋部くも膜下出血　163
嚥下障害　142
塩酸ジルチアゼム　203
塩酸ドネペジル　179
塩酸ロメリジン　182

延髄外側症候群　148
嘔気　122, 217
嘔吐　227
お薬手帳　90, 202
オザグレル　16, 86, 88, 20

●か
外頸動脈　115
外傷　46
開頭外減圧術　51, 54
カイロプラクティック　147
過灌流症候群　60
可逆性脳血管収縮症候群　162
拡散強調画像　11
下肢静脈超音波　136
下肢脱力　63
カテーテル塞栓術　231
カテーテル治療　149
カルシウム拮抗薬　168, 188
感覚障害　170, 177
眼球運動障害　4
眼球共同偏倚　123
顔面神経麻痺　4
灌流画像　12, 24

●き
奇異性脳塞栓症　133, 140
機械的血栓回収療法　33
喫煙　234
機能障害 vs 救命　53
急性脳血管症候群　118
救命 vs 機能障害　53
凝固能亢進機序　158
共同偏視　164
胸部レントゲン　9
緊急帝王切開　221

247

Index

●く
くも膜下出血　3, 13, 234, 240
　　──，円蓋部　163
　　──の診断　244
グラディエントエコー法　199
繰り返すめまい　78
グリセロール　130, 214
クリッピング術　240
クロピドグレル　16, 99, 102, 243

●け
頸動脈エコー　12
頸動脈ステント留置術　70
頸動脈的選択的局所血栓溶解療法　36
頸動脈内膜剝離術　59, 70
経皮的脳血管形成術　70, 75, 78
頸部 MRI プラークイメージ　57
頸部頸動脈狭窄症　55
頸部頸動脈高度狭窄　63
痙攣　122, 199
血圧　22
　　──管理　188, 215
血液透析　213
血管造影　65
血腫拡大　204
血腫内の低吸収域　204
血腫の二層化　204
血栓回収デバイス　35
血栓除去療法　15
血栓溶解療法　15, 149
　　──，頸動脈的選択的局所　36
ケルニッヒ徴候　162
検査手順　8
原発性中枢神経系血管炎　167
腱反射　4

●こ
コイル塞栓術　245
抗 Xa 薬　38
降圧療法　203
構音障害　55, 170
抗凝固薬　44
抗凝固療法　38, 43, 184
後頸部痛　142

高血圧　212
　　──性脳内出血　202
抗血小板薬　102, 111
　　──併用療法　16, 88
抗血栓薬再開　206
抗血栓療法　16, 149
高次脳機能障害　105
後大脳動脈　6
高張グリセロール　18
高度狭窄　57
抗トロンビン薬　102
項部硬直　123
抗浮腫薬　130
後方可逆性白質脳症候群　163
硬膜静脈洞血栓症　127
古典的ラクナ症候群　105, 109
混合性失語　22

●さ
採血検査　9
左心耳血流速度　135
左房径　135
　　──拡大　42
三叉神経　4
3 次元脳表再構成画像　116

●し
四肢の麻痺　4, 90
視床出血　194
視床症候群　6
失禁　240
失語　4, 22
　　──，混合性　22
失神　120
脂肪抑制 T_2 強調画像　58
脂肪抑制プロトン密度強調画像　57
視野障害　4
シャント圧調節デバイス　244
周産期の脳卒中　220
重症 SAH　237
手術療法　19
出血性梗塞化　17
症候性頸動脈狭窄症　61
硝酸薬　188
上肢血圧の左右差　29

小児脳動静脈奇形　229
小脳梗塞　7, 54
小脳出血　184, 194
　　──手術適応　187
シロスタゾール　16, 18, 86, 102, 182
心エコー　12
心原性脳塞栓症　2, 17, 29, 38, 121
新鮮凍結血漿　206
身体所見　3
心電図　9
　　──モニター　173
深部静脈血栓症　137
心房細動　39, 203
　　──,非弁膜症性　44
　　──,弁膜症を伴った　45
心房中隔瘤　135, 139

● す・せ・そ ──────────
推定血種量　191
水頭症　54
髄膜刺激症状　162
頭痛　122, 217
　　──,前兆　167
　　──,突然の　222, 227
　　──,片　177
　　──,雷鳴　162
ステント挿入術　117
ステントリトリーバー　34
ステント留置術　67, 76
舌咬傷　122
切迫脳卒中　2
前交通動脈瘤破裂　241
前大脳動脈　6
前兆頭痛　167
前頭葉眼球運動野　193
造影剤　204
総頸動脈高度狭窄　113
塞栓症のリスク　79
塞栓性脳梗塞　138

● た・ち ──────────
対光反射　4
大動脈内血栓　48
唾液貯留　146
脱水　127

脱力　96, 133, 202
　　──,下肢　63
ダビガトラン　19, 33, 205
チタンプレート　242
遅発性脳血管攣縮　20
中大脳動脈　6
　　──瘤　238
中和薬の使用　43
中和療法　205
直接経口抗凝固薬　17, 121

● て・と ──────────
定位放射線治療　231
帝王切開　219, 221
低侵襲手術　194
低分子ヘパリン　160
デコイ療法アンデキサネットα　206
頭蓋内圧亢進　236
頭蓋内動脈狭窄症　78
透析　209
糖尿病合併　90
糖尿病性腎症　212
頭部挙上　86
動脈ステント留置術　59
動脈瘤　14
土管様変化　181
突然の頭痛　222, 227
ドネペジル　182
トルソー症候群　151, 156
　　──概念　158

● な・に ──────────
内頸動脈　6, 115
内視鏡下血種除去術　192
内視鏡下脳内血種除去術　190
内シャント　60
2 型糖尿病　213
ニカルジピン　168, 189, 203
ニトログリセリン　203
妊娠　217, 221

● ね・の ──────────
ネッククリッピング　20
脳幹梗塞　6
脳血管攣縮　237, 238

脳血流画像　12
脳血流量　87
脳梗塞再発予防　160
脳梗塞切迫期　2
脳室ドレナージ　54, 223
脳室内出血　218, 222, 223
濃縮プロトロンビン製剤　206
脳出血　3, 13
　——急性期の降圧目標　188
脳静脈血栓症　127
脳静脈洞血栓症　122, 127
脳塞栓症　170
　——，奇異性　133, 140
　——，心原性　2, 17, 29, 38, 121
脳卒中後のうつ状態　189
脳低温療法　236
脳底動脈　6
　——高度狭窄　94
脳動静脈奇形　227
　——治療方針　230
脳動脈解離　147
脳動脈瘤頸部クリッピング術　20
脳動脈瘤治療　20
脳内血腫　241
　——拡大　204
脳浮腫　18, 52
　——管理　214
脳ヘルニア　187
脳保護薬　18, 102

● は・ひ ——
パーキンソン病　122
白質病変　177, 178
播種性血管内凝固　152
発語困難　22
発語障害　151
バルーン付ガイディングカテーテル　76
バレー試験　82
反応低下　113
ヒートショック　202
ピオグリタゾン　95
被殻出血　190, 212
非細菌性血栓性心内膜炎　158
皮質下出血　195
　——手術適応　199

微小出血　108, 180, 200
微小栓子信号　145
ビタミンK　19, 207
左利き　46
左第3弓の突出　39
非弁膜症性心房細動　44
肥満　81
表在覚低下　177
病歴聴取　2

● ふ ——
ファイバースコープ　146
ファスジル　20
不安定プラーク　62, 64
フォンダパリヌクス　160
複視　75
浮動性めまい　184
部分てんかん　120
プラーク　60, 64
　——，不安定　62, 64
　——イメージ　88
　——内出血　79
　——破綻　78
ブレブ　236
プロトロンビン複合体　19
分枝粥腫病　2
分娩　221
平温療法　236

● へ・ほ ——
ヘパリン　16, 86
　——，低分子　160
ベラパミル　168
片頭痛　177
弁膜症を伴った心房細動　45
片麻痺　46, 55, 81, 151
傍正中橋動脈　101
傍正中橋網様体　193
泡沫細胞　61
ホーマンズ徴候　133
ホルネル症候群　148

● ま・み・む ——
マイクロバブルテスト　138
麻痺　96

慢性腎臓病　213
マンニトール　49
未破裂脳動静脈奇形　231
ムチン　158

● め・も ─────────────
メナテトレノン　207
めまい　72, 74, 142
　──，繰り返す　78
　──，浮動性　184
面積法　57
もやもや病　217, 222, 225
48 時間の心電図モニター　173

● ら・り・れ・ろ ─────────
雷鳴頭痛　162
ラクナ梗塞　2, 18, 105
卵円孔開存　135
リウマチ性心臓病　187
リバーロキサバン　38
両側橋梗塞　93
レベチラセタム　126
レンズ核線条体動脈　101
ローディング　99

● わ ─────────────
ワルファリン　17, 42, 121
　──・ジレンマ　173
ワレンベルク症候群　6, 143, 148

外国語索引

● 数字

3D Stereotactic Surface Projections
3D-CTA　**14, 243**
3D-SSP　**117**
4D-CTA　**243**

● A

ABCD^2 score　**119**
acute cerebrovascular syndrome →ACVS
ACVS　**118**
aPTTによる凝固能の評価　**43**
ASPECTS　**10, 26**
ataxic hemiparesis　**109**

● B

BAD　**2, 96, 100, 119**
Barré試験 →バレー試験
basiparallel anatomic scanning →BPAS
BBI　**57**
black blood imaging →BBI
blackhole sign　**204, 211**
blend sign　**204**
Boston Criteria　**198, 199**
BPAS　**144**
branch atheromatous disease →BAD

● C

CADASIL　**179, 180**
carotid artery stenting →CAS
carotid endarterectomy →CEA
CAS　**59, 70, 117**
　――適応　**61**
CBF　**87**
CEA　**59, 70**
　――危険因子　**61**
　――施行の至適時期　**61**
cerebral autosomal dominant arteriopathy with subcortical infarcts and leukoencephalopathy →CADASIL
cerebral blood flow →CBF
cerebral microbleeds →CMBs
cholesterol cleft　**61**

chronic kidney disease →CKD
CKD　**213**
CMBs　**30, 180**
convexity subarachnoid hemorrhage　**163**
cryptogenic stroke →CS
CS　**173, 174**
CT　**9**
CT分類　**193**
CTA　**242**
　――, 3D　**14, 243**
　――, 4D　**243**
　――spot sign　**204**
Cushing現象　**3**
CVTリスクスコア　**130**

● D

DAPT　**16, 88, 102, 120**
deep vein thrombosis →DVT
DIC　**152**
　――診断基準　**156**
diffusion weighted image →DWI
direct oral anticoagulants →DOAC
disseminated intravascular coagulation →DIC
distal protection　**67, 70**
DOAC　**17, 121**
　――服用後の経過時間　**43**
DPP4阻害薬　**95**
drainer　**228**
dual antiplatelet therapy →DAPT
dual antiplatelet therapy　**69**
DVT　**137**
DWI　**11**
　――-ASPECTS　**12**
Dダイマー　**129**

● E

earthen pipe state　**181**
ECA　**115**
ECST法　**57**
embolic protection device →EPD
embolic stroke of undetermined source →ESUS
empty delta sign　**129**

EPD 70
ESUS 137, 154, 174
external carotid artery →ECA

● F・G
feeder 228
flow void 228
frontal eyefield 193
GOM 181
granular osmiophilic material →GOM

● H・I
hemorrhagic transformation 17
Hoehn & Yahr 分類 122
Homans 徴候 →ホーマンズ徴候
Horner 症候群 →ホルネル症候群
Hunt and Hess 分類 238
HVS 24, 30
hyperintense vessel sign →HVS
ICA 115
impending stroke 2
internal caroid artery →ICA
island sign 211

● J・K・L
jolt accentuation サイン 162
Kernig 徴候 →ケルニッヒ徴候
lenticulostriate artery →LSA
leukoaraiosis 180
limb-shaking 120
LMWH 160
low molecular weight heparin →LMWH
LSA 101

● M
malignant MCA infarction 51
mean transit time →MTT
MES 145
microbleeds 108, 196, 211
microembolic signal →MES
midline shift 192
migrainous vasospasm 165
MR CLEAN 試験 34
MR venography 130
MRI 11

MRV 130
MTT 87

● N
NASCET 法 57
National Institutes of Health Stroke Scale
 → NIHSS
NBTE 158
nidus 228
NIHSS 5, 151
nonbacterial thrombotic endocarditis →NBTE

● O・P
Opalski 症候群 142, 146
PACNS 167
painful Horner syndrome 148
paramedian pontine reticular formation →PPRF
Parkinson 病 →パーキンソン病
patent foramen ovale →PFO
pearl and string sign 148
Penumbra 5MAX ACE™ 153
percutaneous transluminal angioplasty →PTA
perfusion CT 243
perfusion image 12, 26
PFO 135, 138
PHACTR1 147
pontine paramedian artery →PPA
post stroke depression 187
posterior reversible encephalopathy syndrome
 →PRES
Powers 分類 125
PPA 101
PPRF 193
Prepare the worst 207
PRES 163, 166
primary angitis of central nervous system 167
proximal protection 70
pseudo-Meigs 症候群 156
PTA 70, 75, 78
PT による凝固能の評価 43
pure motor hemiparesis 105, 109
pure sensory stroke 109

253

● R

RCVS　162, 165
recombinant tissue plasminogen activator →rt-PA
reversible cerebral vasocontriction syndrome
　　→RCVS
RNF213 遺伝子　225
RoPE スコア　139
rt-PA　15, 22
　　──投与時の血圧管理　26

● S

SAH　163, 234
　　──の重症度分類　238
sensorimotor stroke　109
sentinel headache　167
SGLT2 阻害薬　95
shaggy aorta　48
sigmoid notch sign　130
small vessel disease →SVD
spectacular shrinking deficit　2
spectacular shrinking deficit →SSD
Spetzler-Martin 分類　229
spot sign　211
SSD　118
string sign　148
subarachnoid hemorrhage →SAH
susceptibility weighted imaging →SWI
susceptilibity vessel sign →SVS

SVD　109
SVS　30
SWI　199
swirl sign　211

● T

T_1 Turbo Spine Echo 法　98
thrombolysis in cerebral infarction →TICI
TIA　2, 113, 180
　　──mimics　119
　　──定義　118
　　──病態　118
TICI　32
　　──グレード　153
TOAST 分類　101, 109, 173
transient ischemia attack →TIA
triple H　20
Trousseau 症候群 →トルソー症候群

● V・W

Valsalva 効果 →ヴァルサルヴァ効果
Virchow の 3 要素　127
VISTA 法　98
VP シャント術後　244
Wallenberg 症候群 →ワレンベルク症候群
Wells スコア　137
WFNS 分類　238

編者略歴

伊藤　義彰（いとう　よしあき）　大阪市立大学大学院医学研究科　神経内科学　教授

1991 年 3 月	慶應義塾大学医学部卒業
1991 年 4 月	慶應義塾大学大学院医学研究科博士課程（内科学専攻）入学
1994 年 3 月	慶應義塾大学大学院医学研究科博士課程（内科学専攻）修了
1994 年 11 月	医学博士（慶應義塾大学）
1994 年 4 月	慶應義塾大学医学部内科学教室（神経内科）　助手
1998 年 5 月	アメリカ合衆国 National Institutes of Health に留学
2001 年 8 月	慶應義塾大学医学部内科学教室（神経内科）　助手に復職
2005 年 7 月	永寿総合病院神経内科部長
2007 年 12 月	慶應義塾大学神経内科，脳血管障害予防医学講座　特別研究講師
2008 年 9 月	同大学神経内科専任講師
2014 年 4 月	大阪市立大学大学院医学研究科老年科・神経内科教授
	（2015 年 4 月　科名変更　神経内科となる）

資　格

神経内科専門医・指導医，内科認定医，内科専門医・指導医
日本脳卒中学会専門医，日本頭痛学会専門医，日本認知症学会専門医・指導医

所属学会

日本内科学会（評議員），日本神経学会（代議員），日本脳卒中学会（幹事・代議員）
日本脳循環代謝学会（幹事），日本微小循環学会（理事），日本神経治療学会（評議員）
日本頭痛学会，日本ニューロリハビリテーション学会（理事），
日本老年医学会（代議員），日本認知症学会，日本自律神経学会
International Society for Cerebral Blood Flow and Metabolism（Director）
World Stroke Organization　ICME（評議員）

症例から学ぶ　戦略的急性期脳卒中診断・治療

2019 年 4 月 1 日　1 版 1 刷　　　　©2019

編　者
伊藤義彰（いとうよしあき）

発行者
株式会社 南山堂　代表者 鈴木幹太
〒113-0034　東京都文京区湯島 4-1-11
TEL 代表 03-5689-7850　　www.nanzando.com

ISBN 978-4-525-24931-1　　定価（本体 5,000 円＋税）

JCOPY〈（社）出版者著作権管理機構　委託出版物〉
複製を行う場合はそのつど事前に（社）出版者著作権管理機構（電話 03-5244-5088，FAX 03-5244-5089，e-mail: info@jcopy.or.jp）の許諾を得るようお願いいたします。

本書の内容を無断で複製することは，著作権法上での例外を除き禁じられています。また，代行業者等の第三者に依頼してスキャニング，デジタルデータ化を行うことは認められておりません。